これ1冊でわかる！
大腸CT
プロフェッショナル
100のレシピ

監修 杉本英治
自治医科大学

編集 永田浩一
国立がん研究センター
がん予防・検診研究センター、
自治医科大学

MEDICAL EYE

序文

自治医科大学医学部放射線医学講座
杉本英治

　大腸CTは、大腸精密検査法の1つである。大腸CTは注腸X線検査や大腸内視鏡と比較されることがあるが、大腸CTは従来の検査法に置き換わるものではなく、全く新しいカテゴリーに分類されるべきものである。放射線医学の世界では、X線CTが登場する以前の医療を、Before CT、略してB.C.、すなわち紀元前の医療に例えることがある。これはX線CTがどれほど革命的な発明であったかをよく表しているが、この表現は大腸CT、CT Colonographyにも当てはまるのではないかと思う。大腸CTの登場と実用化により、大腸精密検査法のパラダイムは大きく変わりつつある。大腸CTはそれほど革新的な検査法なのである。

　大腸CTは、大腸内視鏡の利点をもちながら、注腸X線検査に伴うさまざまな欠点のない大腸精密検査法である。多列化、高速化といったCTの進歩、コンピュータ画像処理の進歩、研究者たち、現場の医師や診療放射線技師の弛まぬ努力と創意工夫により、本書に詳しく記載されているように、いくつかの論点は残っているものの、今日ほぼ完成形となった検査法である。大腸CTの登場により、従来の注腸X線検査が行われなくなった国もあると聞く。当院では術前検査が大半という特殊事情もあるが、大腸CTは注腸X線検査に完全に置き換わっている。

　本書は、永田浩一博士により、大腸CTに関わるすべての医療従事者に、現在望める最も信頼できる大腸CTに関するデータを提供すべく企画、編集されたものである。本書に一貫して流れているのは、大腸癌で亡くなる人を1人でも減らしたいという著者らの強い思いである。本書は、5章で構成されているが、8割以上の紙幅が検診目的の大腸CTに費やされているのはそのためである。

　本書は100項目からなるが、それぞれ最新かつ適切な文献が添付されており、著者らの感想や思い込みで書かれたものは1つもない。内容に疑問があれば、あるいはさらに詳しく知りたいことがあれば、引用されている文献を参照することができる。さらにそこから別の文献を見つけることができるであろう。

　本書は、すでに大腸CTを行っている施設、医師、診療放射線技師にとっても、また、これから大腸CTを始めようと考えている医療従事者にとっても、資するところ大なる書と考える。本書により、大腸CTについての正しい認識が広まることを期待している。

目次

序文 …… 3

Chapter 1　大腸CTのファーストステップ

RECIPE 001	大腸CTとは？	10
RECIPE 002	大腸CTに必要な設備	12
RECIPE 003	大腸CTに必要な機材、用具	14

Chapter 2　検診目的の大腸CT

●キホンのQ&A

RECIPE 004	適応と対象年齢は？	18
RECIPE 005	相対的禁忌はありますか？	20
RECIPE 006	禁忌はありますか？	22
RECIPE 007	精度はどのくらい？	23
RECIPE 008	合併症とその頻度は？ DL	25
RECIPE 009	インフォームドコンセントはどうする？	27
RECIPE 010	大腸CTの利点は？	28
RECIPE 011	大腸CTの欠点は？	30
RECIPE 012	検査直前の説明は？	32
RECIPE 013	接遇はどうする？	33
RECIPE 014	快適な検査空間のポイントは？	34

●前処置はどうすればいいの？

RECIPE 015	タギングとは？	36
RECIPE 016	タギングは必要？	38
RECIPE 017	タギングでどの造影剤を使う？	40

・通常用量腸管洗浄剤、下剤前処置

RECIPE 018	通常用量腸管洗浄剤、下剤前処置の方法	42
RECIPE 019	通常用量腸管洗浄剤、下剤前処置の利点と欠点	43
RECIPE 020	通常用量腸管洗浄剤、下剤前処置のスケジュール	44
RECIPE 021	通常用量腸管洗浄剤、下剤前処置の説明書サンプル DL	46

・低用量腸管洗浄剤、下剤前処置

RECIPE 022	低用量腸管洗浄剤、下剤前処置の方法	48
RECIPE 023	低用量腸管洗浄剤、下剤前処置の利点と欠点	49
RECIPE 024	低用量腸管洗浄剤、下剤前処置のスケジュール	50
RECIPE 025	低用量腸管洗浄剤、下剤前処置の説明書サンプル DL	52

・腸管洗浄剤、下剤を使用しない前処置

RECIPE 026	腸管洗浄剤、下剤を使用しない前処置の方法	54
RECIPE 027	腸管洗浄剤、下剤を使用しない前処置の利点と欠点	55
RECIPE 028	腸管洗浄剤、下剤を使用しない前処置のスケジュール	56
RECIPE 029	腸管洗浄剤、下剤を使用しない前処置の説明書サンプル DL	58
RECIPE 030	前処置の判断とうまくいかないときの対応は？	59
RECIPE 031	鎮痙剤は必要？	61
RECIPE 032	検査食は必要？	62
RECIPE 033	内服薬の中止は必要？	64

●腸管拡張をきわめよう

RECIPE 034	直腸カテーテルとその挿入法	66
RECIPE 035	ルームエアか炭酸ガスか？	68
RECIPE 036	手動注入法	70
RECIPE 037	自動送気	72
RECIPE 038	撮影体位の選択：側臥位も柔軟に活用しよう	75
RECIPE 039	腸管の膨らみが悪いときはどうする？	77
RECIPE 040	私がこの炭酸ガス自動送気装置を選ぶわけ〜堀井薬品工業	79
RECIPE 041	私がこの炭酸ガス自動送気装置を選ぶわけ〜エーディア	81

●撮影条件を理解しよう

RECIPE 042	管電圧	83
RECIPE 043	管電流	86
RECIPE 044	ピッチ、スライス厚、再構成関数	88
RECIPE 045	撮影時間と撮影範囲	90

●撮影線量にもこだわろう

RECIPE 046	線量はどの程度にすべきか	92
RECIPE 047	実効線量の計算法と記録のすすめ DL	94
RECIPE 048	低線量撮影をするために	96
RECIPE 049	超低線量撮影をするために	98

●画像再構成法を学ぼう

RECIPE 050	FBP (Filtered Back Projection)	100
RECIPE 051	逐次近似（応用）再構成法	101

●読影テクニックをマスターしよう

RECIPE 052	読影の基本	104
RECIPE 053	Primary 3D reading	106
RECIPE 054	Primary 2D reading	108

読者特典
DL のマークに関連するサンプルデータがダウンロードできます。
（くわしくはp207）

目次

RECIPE 055	2体位比較読影の重要性	110
RECIPE 056	病変の大きさはどう測る？	112
RECIPE 057	腸管前処置の違いによる読影の注意事項	114
RECIPE 058	特殊な3D像（仮想展開画像など）、電子クレンジングやCADについて	116
RECIPE 059	腸管外病変を診断すべきか（できるか）？	118
RECIPE 060	読影トレーニングの必要性	120
RECIPE 061	小さなポリープは拾うべきか？	122

●読影のコツとピットフォール

RECIPE 062	肉眼型（大腸癌取り扱い規約とパリ分類）	124
RECIPE 063	病変の特徴	126
RECIPE 064	残渣の特徴	128
RECIPE 065	タギングされていない残渣の特徴	130
RECIPE 066	Ip病変のピットフォール	132
RECIPE 067	ヒダの上にある病変のピットフォール	134
RECIPE 068	水没・埋没病変のピットフォール	136
RECIPE 069	バウヒン弁の特徴と診断は？	140
RECIPE 070	表面型病変の特徴と診断は？	142
RECIPE 071	LST（側方発育型腫瘍）の特徴と診断は？	144
RECIPE 072	大腸脂肪腫の特徴と診断は？	146
RECIPE 073	大腸リンパ管腫	148
RECIPE 074	腸管外臓器による圧迫	150
RECIPE 075	ヒダ裏病変や下部直腸病変（折り返し観察の重要性）	152
RECIPE 076	バルーンで隠れてしまう病変	154
RECIPE 077	内痔核	156
RECIPE 078	腸管嚢胞様気腫症（PCI）の特徴と診断は？	158

●検査が変わる！レポートの書き方

RECIPE 079	C-RADS	160
RECIPE 080	レポート作成の要	162
RECIPE 081	受診者への報告書サンプル DL	168
RECIPE 082	検査間隔はどうするのか？	170

Chapter 3　内視鏡挿入困難例に対する大腸CT

●適応

RECIPE 083	適応（内視鏡挿入困難・高度狭窄例）	172

●腸管前処置のTIPS

RECIPE 084	高度狭窄例の注意	173

> 読者特典
> [DL]のマークに関連するサンプルデータがダウンロードできます。
> （くわしくはp207）

| RECIPE 085 | ヨード造影剤の経内視鏡散布 | 174 |
| RECIPE 086 | ヨード造影剤内服による追加前処置 | 176 |

Chapter 4 術前検査

● キホンのQ&A

RECIPE 087	術前検査の目的は？	180
RECIPE 088	腸管前処置はどうする？	182
RECIPE 089	検査スケジュールをどう工夫する？	183
RECIPE 090	撮影方法はどうする？	184

● 診断に役立つ画像を知ろう

RECIPE 091	部位診断	186
RECIPE 092	深達度診断	188
RECIPE 093	転移診断	190
RECIPE 094	支配血管・切除範囲の決定	192
RECIPE 095	術前ナビゲーション	193

Chapter 5 エキスパートの目

RECIPE 096	大腸内視鏡のエキスパートが大腸CTを薦めるわけ	196
RECIPE 097	消化器科のエキスパートが大腸CTを薦めるわけ	198
RECIPE 098	放射線科のエキスパートが大腸CTを薦めるわけ	200

Chapter 6 巻末付録

| RECIPE 099 | 大腸CT説明書サンプル [DL] | 204 |
| RECIPE 100 | 大腸CT検査を受けられる方へ　問診票・同意書サンプル [DL] | 206 |

索引 ... 208

Mini Quiz
Case 01	65
Case 02	69
Case 03	76
Case 04	123
Case 05	177

執筆者一覧

監修

杉本英治
自治医科大学医学部放射線医学講座

編著

永田浩一
国立がん研究センター がん予防・検診研究センター検診開発研究部、
自治医科大学放射線科

著者（執筆順）

金澤英紀
自治医科大学放射線科

木島茂喜
自治医科大学放射線科

佐々木崇洋
自治医科大学放射線科

岩野晃明
徳島健生病院放射線科

清水徳人
まつおかクリニック

藤井裕之
自治医科大学放射線科

多田智裕
ただともひろ胃腸科肛門科

谷合麻紀子
東京女子医科大学消化器病センター

野津　聡
埼玉県立がんセンター放射線診断科

CHAPTER 1 大腸CTのファーストステップ

RECIPE 001

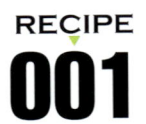

大腸CTとは？

　大腸CTは、ガス注腸によって大腸を拡張してから、CT装置で腹部の2体位撮影を行います。診断は、ワークステーションによって撮影データから大腸の2次元(2D)・3次元(3D)像を構築して読影が行われます(**図1**)。仮想大腸内視鏡とも呼ばれるように腸管内を飛んでいるような視点で観察することができ、これをfly-through(フライスルー)といいます[1]。大腸内視鏡検査のように内視鏡スコープを挿入する必要がなく、注腸X線検査のように頻回の体位変換や経肛門的にバリウムを注入する必要もありません。さらに、鎮静剤や鎮痙剤を使用せずに短時間で検査ができるといった特徴もあるため、受診者の受容性が高い検査です[2]。腸管前処置を減量できることも大きなメリットといえるでしょう[1〜3]。

　読影では内視鏡検査に類似した3D像を使用しますし、注腸X線検査のように大腸を2D像でトレースしていく手法が用いられます。検査手技も直腸カテーテルの挿入や大腸への送気を行います。このように従来の大腸検査に似た部分がありますが、大腸CTは全く新しい検査法です。従来の検査法の延長で検査を実施したり読影したりすることでは高い精度は望めません。当たり前のことですが、大腸内視鏡検査にしても注腸X線検査にしても、最初はきちんとトレーニングを受けてから開始します。大腸CTも全く同様で、新しい検査の手技・診断法を身に着けて実施しなければなりません。さらに、医療被ばくや合併症など大腸CTのデメリットに関する知識も必要不可欠です。

　けれども構える必要はありません。大腸CTは従来の大腸精密検査に比べると、比較的平易な検査技術を身につければ済みますし、トレーニングは必要ですが職人技のような読影技術は必要ありません[4〜6]。検査自体は診療放射線技師(直腸カテーテルの挿入は看護師)によって完了できることも運用上のメリットです。画像診断という特性上、読影トレー

<文献>
1) Nagata K et al：Minimum-invasive early diagnosis of colorectal cancer with CT colonography：techniques and clinical value. Expert Opin Med Diagn 2(11)：1233-1246, 2008
2) de Haan MC et al：CT colonography：accuracy, acceptance, safety and position in organized population screening. Gut 64(2)：342-350, 2015
3) Zalis ME et al：Diagnostic accuracy of laxative-free computed tomographic colonography for detection of adenomatous polyps in asymptomatic adults：a prospective evaluation. Ann Intern Med 156(10)：692-702, 2012
4) Liedenbaum MH et al：Evaluation of a standardized CT colonography training program for novice readers. Radiology 258(2)：477-487, 2011
5) 消化管先進画像診断研究会(監)：大腸CTを身につける！症例で学ぶ大腸CT診断. シービーアール, 東京, 2014
6) 消化管先進画像診断研究会(編)：大腸CTテキスト−原理・特性の基礎知識から現場で使えるセッティング, 読影法まで. 南江堂, 東京, 2015
7) Friedman AC et al：Feasibility of remote CT colonography at two rural Native American medical centers. AJR Am J Roentgenol 195(5)：1110-1117, 2010
8) Lauridsen C et al：Effect of a tele-training programme on radiographers in the interpretation of CT colonography. Eur J Radiol 81(5)：851-856, 2012
9) Lefere P et al：Teleradiology based CT colonography to screen a population group of a remote island；at average risk for colorectal cancer. Eur J Radiol 82(6)：e262-e267, 2013

ニングや精度管理、さらには読影までもが遠隔で行えるため、施設ごとの状況に合わせた柔軟な運用が可能です[7~9]。

大腸癌、大腸ポリープが増えている現在、従来の大腸精密検査の実施件数が飽和状態になっている施設が少なくありません。精度検証済みの手技・診断に基づいた大腸CTは従来の検査にはない数多くのメリットがあります。大腸内視鏡を補完する位置づけとして、是非活用していただきたい検査といえるでしょう。

（永田浩一）

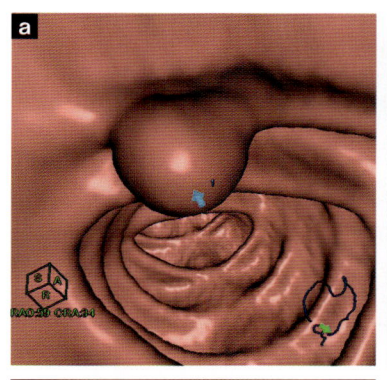

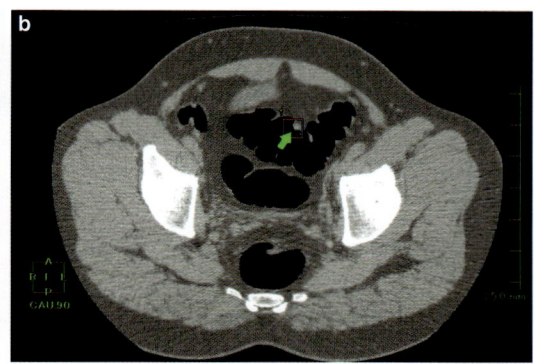

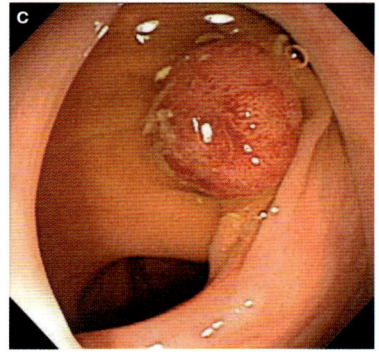

図1　大腸CTで見つかった大腸ポリープ
40歳代、男性。任意型検診として大腸CTを受診。大腸CTでS状結腸に8mmの隆起性病変を認めました。内視鏡類似像（a）で病変を拾い上げ、横断像（b）でポリープであることを確認します。続いて実施した大腸内視鏡検査で病変が確認されました（c）。

point!

- 大腸CTは全く新しい検査法です。従来の検査技術の延長では行えません。
- 精度検証が済んでいる検査方法・読影技術を身につけましょう。

RECIPE 002

大腸CTに必要な設備

　大腸CTを行うために必要な大型設備について説明します。まずは当然のことながら、CTが必要です。詳細は後述しますが、16列以上のMulti detector CTをお勧めします。次に、撮影された画像も大容量となるため、十分な容量をもつ画像サーバ、画像転送サーバが必要です。そして、各種の2次元（2D）像や3次元（3D）像を作成するワークステーション（WS）、これらデジタル画像参照に用いるPACS（Picture Archiving and Communication System）などが必要になります。従来のフィルム出力下での大腸CTは機能不足のため、診断に必要な情報が欠け、診療に悪影響を及ぼす可能性があります。

▶ Multi detector CT（図1）

　諸外国では4列CTでの大腸CT検査も行われることがありますが、1mm以下のthin sliceの撮影が可能な16列以上のMulti detector CTが望ましいです。例えば、64列のMulti detector CTでは、腹部領域を0.6mmの厚さで8秒以下でスキャンすることが可能です[1]。また、スクリーニングCTでは通常の診断CTよりも少ない医療被ばくが求められ[2]、Recipe 48〜51で紹介する被ばく低減のためのAEC（Automatic exposure control）やフィルタ、反復逐次近似法などのアプリケーションが搭載されていることも重要です。

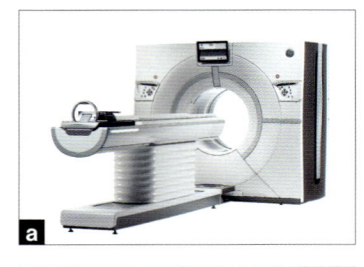

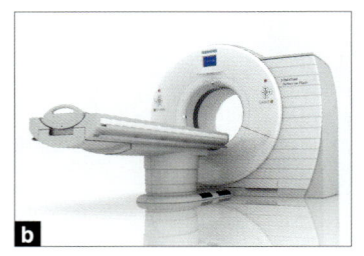

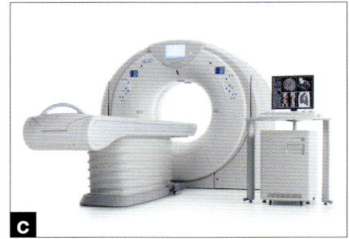

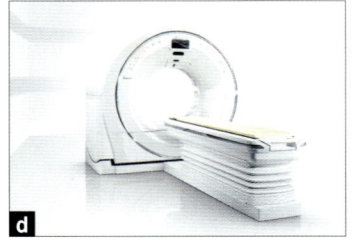

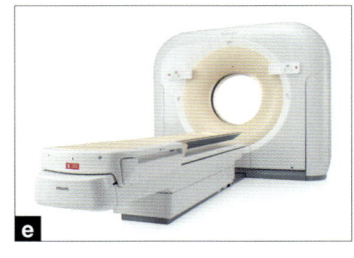

図1
代表的な各社Multi detector CT
（社名50音順）
a Revolution CT（GEヘルスケア・ジャパン）
b SOMATOM Definition Flash（シーメンス・ジャパン）
c Aquilion PRIME/Focus Edition（東芝メディカルシステムズ）
d Supria Grande（日立メディコ）
e Ingenuity Elite（フィリップス エレクトロニクス ジャパン）

<文献>
1) Mang T et al：CT colonography：A Guide for Clinical Practice. Thieme, 28, 2013
2) Pickhardt PJ：Screening CT colonography：how I do it. AJR Am J Roentgenol 189(2)：290-298, 2007

▶ WS（図2）

　各種の2Dや3D像を構築するにはWSが必要です。このWSにもさまざまな種類があり、それぞれの特徴や使いやすさを考えて選択するのが良いでしょう。学会や研究会で開催されるハンズオントレーニングや展示会で各社のWSを比較検討することが有用です。WSには多くの機能がついていますが、日常診療における標準的な読影方法で使用する機能がシンプルに使いやすいかどうかがポイントです。世界標準の読影方法は**Recipe 52～55**で紹介しています。

▶ PACS

　PACSの基本概念は1980年頃にできた医療用画像データシステムです。DICOM規格といったCTなどのデジタルデータ規格に基づいて、画像の双方向受信を行います。大腸CTでは多断面や3D、CT enema画像等の大量データを必要とするため、このPACSは必須の設備となります。

▶ HIS/RIS

　病院のカルテ連動や患者情報の円滑な参照、共有に欠かせないのがHIS（Hospital Information System）やRIS（Radiology Information System）です。検診目的の大腸CTであっても既往歴や過去の患者情報が診断に有効な場合も多く、必ずしも大腸CT検査に必須なシステムではありませんが、より正確でそれぞれの患者に則した画像診断を行うことが可能ですので、導入を検討されても良いでしょう。（金澤英紀）

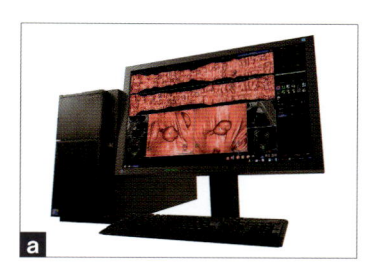

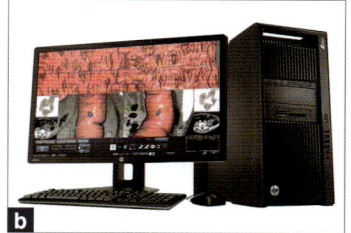

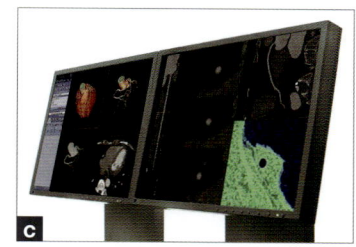

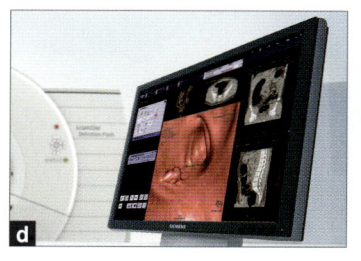

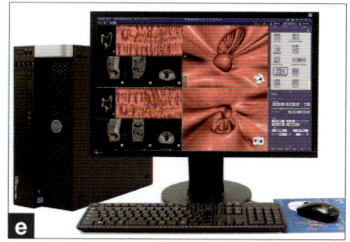

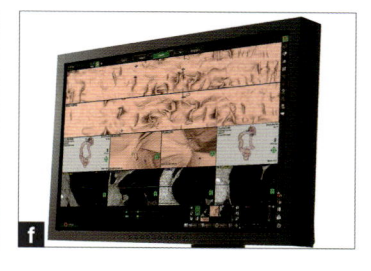

図2　代表的な各社WS（社名50音順）
- a　AZE VirtualPlace（AZE）
- b　Ziostation2（ザイオソフト）
- c　Advantage Workstation（GEヘルスケア・ジャパン）
- d　*syngo*.via（シーメンス・ジャパン）
- e　Aquarius iNtuition Server（テラリコン・インコーポレイテッド）
- f　ボリュームアナライザー SYNAPSE VINCENT（富士フイルム）

point!

● 設備の三種の神器：CT、WS、PACS。

RECIPE
003

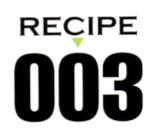

大腸CTに必要な機材、用具

　Recipe 2で解説した設備は大腸CTのみならず、大血管や脳血管3D-CTにも用いることができる内容になりますが、この項では、大腸CTで特に必要となる機材や用具、患者ごとに日々使用する用具について解説します。

▶ 送気装置

　送気方法には手動注入法と自動注入法があります。手動注入法ではバリウムエネマバックという1回に2〜3Lの空気を腸管内に送気することが可能なプラスチックバックを用いることが一般的です（**図1**）[1〜4]。また、炭酸ガス用のバッグを使用することで、手動注入でも炭酸ガス送気をすることも可能です（**図2**）[3〜5]。自動送気装置ではガスには炭酸ガス[1〜3]を用いることが多く、さまざまな会社から発売されています（**図3**）。それぞれの機器に特徴がありますので、使用感や使用頻度などを考慮して機器選定されることをお勧めします。

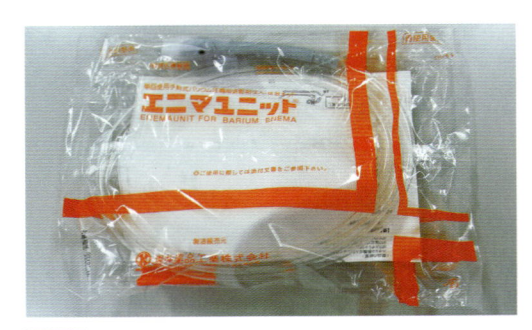

図1 バリウムエネマバック

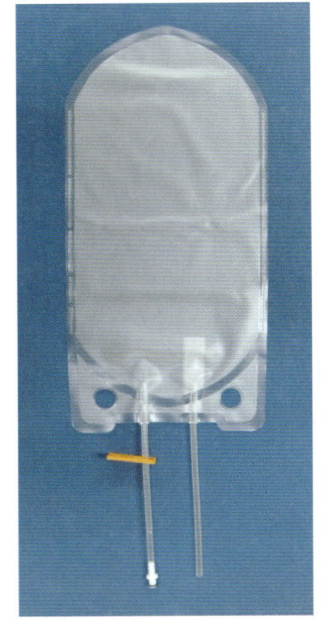

図2 手動注入用の炭酸ガスバッグ
（堀井薬品工業より提供）

<文献>
1) Burling D et al：Automated insufflation of carbon dioxide for MDCT colonography：distension and patient experience compared with manual insufflation. AJR Am Roentgenol 186(1)：96-103, 2006
2) Kanazawa H et al：A comparative study of degree of colorectal distention with manual air insufflation or automated CO2 insufflation at CT colonography as a preoperative examination. Jpn J Radiol 32(5)：274-281, 2014
3) Nagata K et al：Colonic distention at CT colonography：randomized evaluation of both IV hyoscine butylbromide and automated carbon dioxide insufflation. AJR Am J Roentgenol 204(1)：76-82, 2015
4) 永田浩一ほか：大腸3D-CT検査における手動炭酸ガス注入システム. 日本大腸肛門病会誌 62：129-131, 2009
5) 永田浩一ほか：大腸3D-CT検査における圧力計併用炭酸ガス手動注入法の有用性—確実な検査実施のために—. 日本大腸肛門病会誌 64：133-139, 2011
6) Morrin MM et al：CT colonography：colonic distention improved by dual positioning but not intravenous glucagon. Eur Radiol 12(3)：525-530, 2002
7) Bruzzi JF et al：Efficacy of IV Buscopan as a muscle relaxant in CT colonography. Eur Radiol 13(10)：2264-2270, 2003
8) 永田浩一ほか：大腸3D-CT検査で良好な腸管拡張を得るために鎮痙剤は必要か?. 日本大腸肛門病学会雑誌 63(3)：127-133, 2010
9) Nagata K et al：Colonic distention at CT colonography：randomized evaluation of both IV hyoscine butylbromide and automated carbon dioxide insufflation. AJR Am J Roentgenol 204(1)：76-82, 2015

▶ 直腸カテーテル

手動注入に用いるバックには直腸カテーテルをつなげます。また、自動送気装置では、装置専用の直腸カテーテルを用います。大腸CT専用の直腸カテーテルにもそれぞれの特徴があります。基本的には、他のメーカの送気装置に用いることができませんので、それぞれの送気装置と合わせて利点や使用感、手技の行いやすさ、そしてランニングコストなどを総合的に判断して使いましょう（**図4**）。

▶ 鎮痙剤

鎮痙剤の代表例であるブチルスコポラミン臭化剤（ブスコパン®）は大腸内視鏡検査やバリウム注腸検査で腸管蠕動を抑制する目的で広く使われている薬剤ですが、大腸CTにおいては必須な薬剤ではなく、特に腸管の拡張に影響を与えないといわれています[6〜9]。したがって、鎮痙剤の使用は必須でないと考えます。自治医科大学病院でも大腸CT検査では使用をしていません。

（金澤英紀）

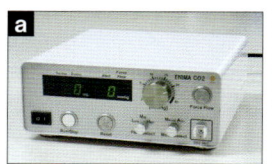

図3 日本で販売されている自動送気装置（2015年8月現在）
a エニマCO2（堀井薬品工業）
b プロトCO2L（エーディア）
c RadicCO2Ion（日本メドラッド）
d KSC-130（根本杏林堂）

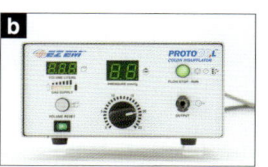

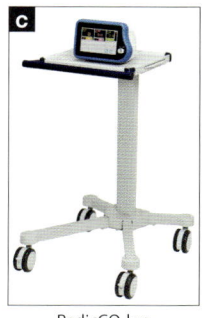

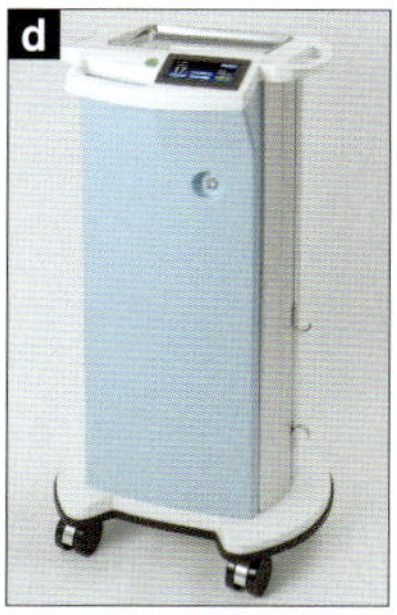

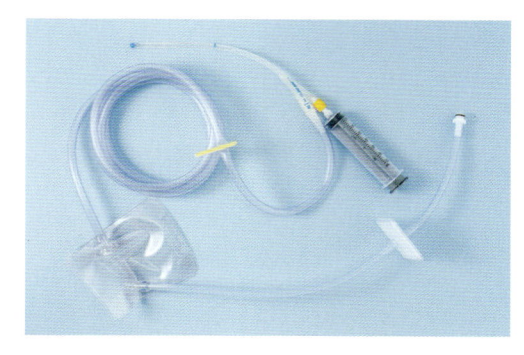

図4 直腸カテーテル（エーディアより提供）

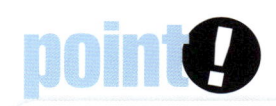

point！

● 送気装置（送気具）＋直腸カテーテルは必須な用具です。送気方法も含め、各施設で検討のうえ採用してください。

CHAPTER 2 検診目的の大腸CT

- キホンのQ&A …………………………… 18
- 前処置はどうすればいいの？ ………… 36
- 腸管拡張をきわめよう ………………… 66
- 撮影条件を理解しよう ………………… 83
- 撮影線量にもこだわろう ……………… 92
- 画像再構成法を学ぼう ………………… 100
- 読影テクニックをマスターしよう …… 104
- 読影のコツとピットフォール ………… 124
- 検査が変わる！レポートの書き方 …… 160

キホンのQ&A **RECIPE 004**

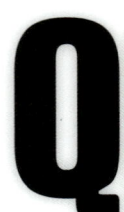

Q 適応と対象年齢は？

▶ 大腸がん検診の状況

　がん死因に占める大腸癌の死亡率は男性3位、女性1位となっています[1]。欧米主要国では大腸癌の死亡率を大きく減らしてきたのに対して、日本では漸減に留まり高い状態が続いています。大腸癌は早期発見することで、治癒しやすいがんです。検診によって大腸癌になる前のポリープを切除することや、大腸癌を早期に見つけることが重要です。大腸癌の対策型検診として40歳以上に対して年に1回、便潜血によるスクリーニングが行われています。便潜血の実施による死亡率の低下には明確なエビデンスがあることから、大腸がん検診ガイドラインで推奨されている検診法です[2]。しかし、厚生労働省による国民生活基礎調査のがん検診の受診状況によると、大腸がん検診の受診率は、男性では平成19年27.5%、平成22年27.4%、女性も同様に22.7%から22.6%と低い値で横ばいとなっています[3,4]。

▶ 2次検診（精密検査）

　便潜血陽性者の精密検査として一般的に大腸内視鏡が行われます。大腸内視鏡は、大腸全体を精査することができ、必要があれば発見されたポリープの切除を行うことができる有用な検査です。しかし、内視鏡を行うためには大量の腸管洗浄剤・下剤を内服する腸管前処置や内視鏡の挿入に伴う精神的・肉体的負担があります。様々な要因や背景がありますが、便潜血陽性者の精検受診率は6割程度にすぎません[5]。内視鏡検査を受けることに抵抗を感じる方が少なからずおり、また内視鏡や腸管前処置の実施が困難な場合など、検査の侵襲が比較的少ない大腸CTが新たな選択肢になると考えられます。アメリカの大腸がん検診ガイドラインでは複数の検査の選択肢を提示しています（**表1**）[6]。日本でも、受診者が検査をある程度選択できれば、受診率の向上に結び付く可能性があります。

<文献>
1) 国立がん研究センターがん対策情報センター 人口動態統計によるがん死亡データ(1958年〜2013年)
2) 有効性評価に基づく大腸がん検診ガイドライン http://canscreen.ncc.go.jp/guideline/daicyougan.html
3) 平成19年国民生活基礎調査の概況(がん検診受診率)-厚生労働省平成22年 国民生活基礎調査の概況 統計表より抜粋 http://www.mmjp.or.jp/kawakami-clinic/data/h22kisotyosa-jusin2.htm
4) 平成19年国民生活基礎調査の概況(がん検診受診率)-厚生労働省平成19年 国民生活基礎調査の概況 統計表より抜粋 http://www.mmjp.or.jp/kawakami-clinic/data/h19kisotyosa-jusin.htm
5) 平成23年度地域保健・健康増進事業報告 http://www.mhlw.go.jp/toukei/saikin/hw/c-hoken/11/index.html
6) Levin B et al：Screening and surveillance for the early detection of colorectal cancer and adenomatous polyps, 2008：a joint guideline from the American Cancer Society, the US Multi-Society Task Force on Colorectal Cancer, and the American College of Radiology. CA Cancer J Clin 58(3)：130-160, 2008
7) Tang V et al：Time to benefit for colorectal cancer screening：survival meta-analysis of flexible sigmoidoscopy trials. BMJ 350：h1662, 2015

▶ 大腸がん検診の適応年齢

　大腸がん検診の目的は死亡率を低下させることにあります。高齢者に対する大腸がん検診の実施については議論の余地がありますが、生存メタ解析によると、平均余命が10年を超える高齢者では検査の実施を考慮してもよい（男性75歳、女性80歳が目安）と報告されています[7]。

　なお、任意型検診（人間ドックなど）の費用は自己負担ですので、希望者すべてが対象となります。

（木島茂喜）

表1 米国における平均的リスク50歳以上に対する大腸癌・腺腫の早期発見のための検診ガイドライン[6]

検査法	間隔	受診者が検査を選択するために伝えておく内容
S状結腸鏡	5年ごと	腸管前処置が必要。鎮静剤を用いないため苦痛を伴う場合がある。検査範囲に限界がある。検査陽性の場合には大腸内視鏡が必要となる。
大腸内視鏡	10年ごと	腸管前処置が必要。鎮静剤の使用に伴い1日拘束される。帰宅に付添いが必要。穿孔や出血など合併症のリスクがある。
大腸CT	5年ごと	腸管前処置が必要。6mm以上のポリープが指摘された場合には大腸内視鏡を受ける必要がある。内視鏡が同日に行えない場合には腸管前処置が改めて必要。腸管外病変が指摘された場合には追加の検査が必要。検査に伴うリスクは低い。
注腸X線	5年ごと	腸管前処置が必要。6mm以上のポリープが指摘された場合には大腸内視鏡を受ける必要がある。検査に伴うリスクは低い。
便潜血	毎年	自宅で2日法あるいは3日法を行う。1日法では効果が少ない。検査が陽性の場合は大腸内視鏡を受けることが勧められる。陰性の場合でも毎年受ける必要がある。
便DNA	不明	適切な便サンプルが必要。専用容器で送付する必要がある。便潜血検査に比べ推奨頻度未定で高価。検査が陽性の場合は、大腸内視鏡を受けることが勧められる。陰性の場合の推奨検査間隔は根拠がなく不明。

point!

- **適応**：便潜血陽性で内視鏡を希望しない方、内視鏡や腸管前処置の実施が困難な方、任意型検診として大腸CTを希望する受診者。
- **対象年齢**：40歳（日本）〜50歳（米国など）以上、高齢者では平均余命が10年を超える場合に考慮（男性75歳、女性80歳が目安）。

キホンのQ&A

RECIPE 005

Q 相対的禁忌はありますか？

▶ 腸管前処置が困難な場合

　前処置が不良な場合、検査はできません。大腸CTは、軽減が可能ながらも前処置が必要です。特に、腸管洗浄剤の大量の内服を必要とする通常の前処置を行う場合は注意が必要です。中毒性巨大結腸症、腸管穿孔、腸閉塞では腸管洗浄剤の内服は禁忌です。脳梗塞後など嚥下機能が低下した方や高齢者では誤嚥性肺炎に注意が必要です。このような場合、腸管洗浄剤を使用しないあるいは減量した前処置を検討するとよいでしょう（**Recipe 22〜29参照**）。タギングの造影剤を使用できない場合も相対的禁忌に当たります。静脈注射でヨードアレルギーの既往がある方では、経口投与で必ずしも同様の副作用が出ることはありません。しかし、ヨードアレルギーの既往や甲状腺疾患などでヨード制限のある方ではバリウムを使ったタギングを検討するとよいでしょう。

▶ 腸管拡張のリスクが高い場合

　急性の腹痛や下痢、嘔吐など症状のある急性腸炎や下痢症においては、全身の状態が落ち着いてから検査を行う必要があります。また、腸管拡張に伴う穿孔のリスクが高くなる可能性としては、閉塞性大腸癌、鼠径ヘルニア（**図1**）や腹壁瘢痕ヘルニアなどヘルニア内容物として大腸が脱出している場合、高度の憩室症や憩室炎を起こして日が浅い場合などがあります[1〜4]。ステロイドを長期に投与されている方や透析中の方では腸管壁が脆弱な場合があるので、腸管内圧を上げ過ぎないように注意が必要です。大腸CTではガスが小腸まで流入することも多いため、小腸に閉塞がある場合は慎重な実施が必要です。

　大腸手術後3ヶ月以内は、穿孔などの合併症リスクが通常よりも高くなります。問診で既往歴を丁寧に確認することが必要です[1〜4]。内視鏡による粘膜下層切開剥離術（ESD）後も

<文献>
1) ACR-SAR-SCBT-MR practice parameter for the performance of computed tomography (CT) colonography in adults. http://www.acr.org/~/media/A81531ACA92F45058A83B5281E8FE826.pdf
2) Sosna J et al：Colonic perforation at CT colonography：assessment of risk in a multicenter large cohort. Radiology 239(2)：457-463, 2006
3) Pickhardt PJ：Incidence of colonic perforation at CT colonography：review of existing data and implications for screening of asymptomatic adults. Radiology 239(2)：313-316, 2006
4) Iafrate F et al：Adverse events of computed tomography colonography：an Italian National Survey. Dig Liver Dis 45(8)：645-650, 2013

同様の理由で3ヶ月以内は避けたほうがよいでしょう。内視鏡的粘膜切除術（EMR）、ポリペクトミー、あるいは生検程度であれば10日程度経過すれば安全と考えられますが、内視鏡医と相談の上で実施を検討しましょう[3]。

（木島茂喜）

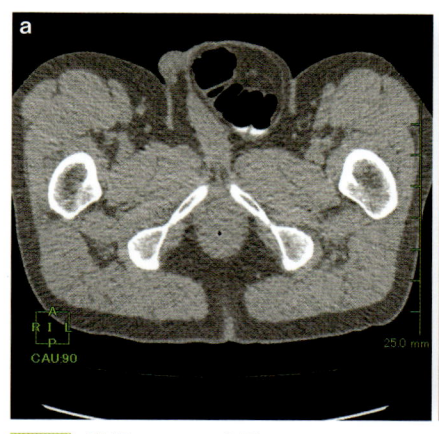

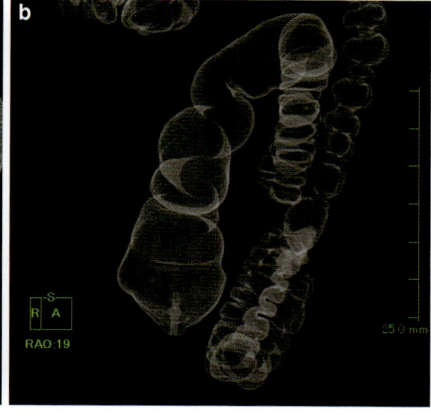

図1　鼠径ヘルニア症例
60歳代、男性。任意型検診で大腸CTを希望。問診で左鼠径ヘルニアの既往を確認し、たびたび腸管が脱出していることが判明しましたが、触診にてヘルニア門が大きく、陥頓の危険性が少ないことを確認しました。大腸CTの実施により陥頓が起こりうることを受診者に説明したところ、リスクに理解・同意の上で検査を受けることになりました。送気圧を低めに設定し、慎重に検査を実施しました。
横断像（a）で左陰嚢へのS状結腸の脱出を認めます。注腸類似像（b）でS状結腸が脱出し、下部直腸より低位に移動していることがわかります。検査後、脱出腸管は容易に腹腔内に戻り、合併症は認めませんでした。

point!

相対的禁忌：
- ヨードアレルギーやヨード制限のある方（バリウムで対応）。
- 腸管洗浄剤が使用できない場合（使用しない、あるいは減量した前処置を検討）。
- 症状のある急性腸炎、下痢症、閉塞性大腸癌、ヘルニア内容物として大腸脱出がある場合、高度の憩室症や憩室炎を最近起こした場合、ステロイドを長期使用している場合や透析を行っている場合、小腸閉塞がある場合（慎重な実施が必要）。
- 外科手術後や内視鏡治療後（治療内容によって実施時期を検討）。

キホンのQ&A

RECIPE 006

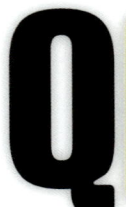

Q 禁忌はありますか？

▶ X線検査の禁忌

　大腸CTは当然ですがX線を使う検査です。軽減できるようになっているとはいえ被ばくがあります。妊婦では胎児被ばくを考慮する必要がありますので、行うべきではありません[1]。

▶ CT検査の禁忌

　CT台の上で安静にできない高度の認知症の方や知的障害がある場合、検査中に動いて安静が保てない可能性があります。また、挿入したカテーテルを自己抜去してしまう可能性がある場合には、検査を行うことはできません。また、高度の肥満の方はCTのガントリに入りきらない場合があります。高度肥満例ではガントリが大きな機種での撮影を検討します。高度の閉所恐怖症の方も検査はできません。

▶ 大腸CTの禁忌

　大腸CTはポリープやがんのように形態異常を検出することに有用な検査です。大腸疾患のすべてに適応があるわけではありません。クローン病や潰瘍性大腸炎などの炎症性腸疾患における定期検査、あるいは家族性大腸腺腫症やリンチ症候群（遺伝性非ポリポーシス大腸癌）などに対する検査は、その有用性が明らかでないことから、American College of Radiologyを中心とした実地パラメータ[2]では禁忌となっています。

　また、肛門管の病気の評価を目的とする場合にはその適応がありません[2]。

　このほかにはショック、急性心筋梗塞、腹膜炎といった場合で、著しく全身状態が悪い患者でも禁忌です。

（木島茂喜）

point!

禁忌：
- X線撮影ができない妊婦、CTの撮影ができない方。
- 炎症性腸疾患における定期検査、家族性大腸腺腫症やリンチ症候群に対する検査。
- 肛門疾患の評価目的。
- 全身状態が悪い患者。

<文献>
1) 医療被ばくガイドライン2006. http://www.jart.jp/activity/hibaku_guideline.html
2) ACR-SAR-SCBT-MR practice parameter for the performance of computed tomography (CT) colonography in adults. http://www.acr.org/~/media/A81531ACA92F45058A83B5281E8FE826.pdf

キホンのQ&A RECIPE 007

Q 精度はどのくらい？

▶ 大腸腫瘍性病変に対する大腸CTの精度は？

　大腸検査のゴールドスタンダードは大腸内視鏡検査です。このため、大腸CTの精度を検討する場合、大腸内視鏡に対する非劣性を検討する臨床試験が実施されます。つまり、同一症例に対して大腸CTと大腸内視鏡検査を互いにブラインドで実施し、それぞれの腫瘍性病変の検出能を比較する方法です。代表的な世界の精度検証の成績を**表1**に示します[1〜8]。10mm以上の大腸の腫瘍性病変の患者別感度はおおよそ90％以上となっています。一方で、特異度は80％半ばから90％後半と若干幅があるもののいずれも良好な成績といえます。特異度のばらつきについては、腸管前処置で使用される腸管洗浄剤や下剤の量、母集団の大腸癌に対するリスクの違いなどに影響を受けるものと考えられます。

▶ 表面（平坦）型病変の大腸CTの精度は？

　大腸CTによる表面型病変の検出精度の検証は十分ではありません。粘膜表面の凹凸をとらえる大腸CTでは、隆起型病変に比べて表面型病変の検出は一般的に難しいとされています。大腸病変の肉眼形態分類については**Recipe 62**をご参照ください。表面型病変の精度について言及する場合、表面型病変がどのように定義されているか注意する必要があります。表面型病変の定義が異なれば議論がかみ合わなくなるからです。表面型病変の国際的な肉眼形態分類であるパリ分類[9]に基づ

<文献>
1) Pickhardt PJ et al：Computed tomographic virtual colonoscopy to screen for colorectal neoplasia in asymptomatic adults. N Engl J Med 349(23)：2191-2200, 2003
2) Johnson CD et al：Accuracy of CT colonography for detection of large adenomas and cancers. N Engl J Med 359(12)：1207-1217, 2008
3) Zalis ME et al：Diagnostic accuracy of laxative-free computed tomographic colonography for detection of adenomatous polyps in asymptomatic adults：a prospective evaluation. Ann Intern Med 156(10)：692-702, 2012
4) Graser A et al：Comparison of CT colonography, colonoscopy, sigmoidoscopy and faecal occult blood tests for the detection of advanced adenoma in an average risk population. Gut 58(2)：241-248, 2009
5) Regge D et al：Diagnostic accuracy of computed tomographic colonography for the detection of advanced neoplasia in individuals at increased risk of colorectal cancer. JAMA 301(23)：2453-2461, 2009
6) Heresbach D et al：Accuracy of computed tomographic colonography in a nationwide multicentre trial, and its relation to radiologist expertise. Gut 60(5)：658-665, 2011
7) 永田浩一ほか：多施設共同臨床試験Japanese National CT Colonography Trial(JANCT)による大腸3D-CTの精度検証. Gastroenterol Endosc 54(Suppl 2)：2626, 2012
8) 歌野健一ほか：低線量PEG-CM法を用いた大腸3D-CT −多施設共同臨床試験による精度検証報告−. 第72回日本医学放射線学会学術集会抄録集 S268, 2013
9) The Paris endoscopic classification of superficial neoplastic lesions：esophagus, stomach, and colon：November 30 to December 1, 2002. Gastrointest Endosc 58(6 Suppl)：S3-S43, 2003
10) Park SH et al：Sensitivity of CT colonography for nonpolypoid colorectal lesions interpreted by human readers and with computer-aided detection. AJR Am J Roentgenol 193(1)：70-78, 2009
11) Togashi K et all：Laterally spreading tumors：limitations of computed tomography colonography. World J Gastroenterol 20(46)：17552-17557, 2014

キホンのQ&A　RECIPE 007

いた表面型病変の大腸CTによる検出能を**表2**に示します[6,7,10]。今までの報告では、表面型病変の感度は60～70%程度です。

▶ LSTの大腸CTの精度は?

LSTとはlaterally spreading tumorの略で側方発育型腫瘍と呼ばれます。LSTは発育進展様式を加味した発育形態分類の1つであり、前述の肉眼形態分類とは異なる概念であることに注意しなければなりません。TogashiらはLST47病変を検討し、その感度は60%であったと報告しています[11]。LSTのうち顆粒型(granular type)は粘膜面の凹凸が大きいため感度が71%と比較的良好であったのに対し、非顆粒型(non-granular type)は表面の凹凸が少ないため感度は31%と低い結果となっています。

（永田浩一）

表1 世界の代表的な大腸CTの精度検証（内視鏡に対する非劣性試験）

筆頭研究者	Pickhardt[1]	Johnson[2]	Zalis[3]	Graser[4]	Regge[5]	Heresbach[6]	Nagata[7]	Utano[8]
主な実施国	米国	米国	米国	ドイツ	イタリア	フランス	日本	日本
症例数	1,253	2,600	694	311	1,103	845	1,260	321
患者別感度(≧10mm)	94%	90%	91%	92%	90%	75～92%*	92%	93%
患者別特異度(≧10mm)	96%	86%	85%	98%	84%	95～98%*	99%	98%

*大腸癌に対するリスク別に算出。

表2 10mm以上の表面型病変に対する大腸CTの検出精度

筆頭研究者	Heresbach[6]	Nagata[7]	Park[10]
対象病変の病理組織診断	限定せず	腺腫または癌	腺腫または癌
対象病変数	NA	48*	17
病変別感度	71%	61～68%†	71%
病変別陽性適中率	71%	NA	NA

NA, not available。*0-IIa病変を対象。†消化器医と放射線科医別に算出。

point!

- 10mm以上の大腸腫瘍性病変の感度は90%以上、特異度は90%前後です。
- 表面型病変では大腸CTの感度は低いです。

キホンのQ&A RECIPE 008

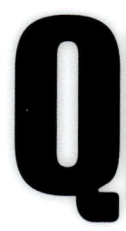

Q 合併症とその頻度は？

大腸CTは侵襲が比較的小さく、病変だけでなく全大腸を観察可能な安全な検査です。しかし、まれながらも重大な合併症として腸管穿孔、比較的軽い合併症として迷走神経反射の発生が報告されています。安全な検査の実施のために合併症の知識も身につけておきましょう。

▶ 合併症の頻度

大腸CTにおける穿孔はまれで、その頻度は0.064〜0.13%[1〜4]であると報告されています。受診者の症状の有無で頻度を見ると、無症状者は0.01%であるのに対し有症状者では0.08%と有症状者で穿孔が多く見られます[1]。また、迷走神経反射の発生頻度は0.1〜0.16%と比較的高い頻度となっています[5,6]。

▶ 穿孔の特徴

大腸CT検査による穿孔の背景疾患にはいくつかの傾向があり、クローン病や憩室炎等の急性の炎症性腸疾患が検査時に存在する場合、既往歴がある場合に生じやすいといわれています。穿孔が生じる部位にはさまざまな報告があり、回盲部に生じた報告[7]や、S状結腸や直腸にのみ生じたとの報告[4]などさまざまです。年齢や性別では、高齢者や男性での穿孔率が高いといわれています[4]。その他の要因としては、直腸カテーテルやそのバルーン操作に伴う直腸穿孔の報告もあります[4]。

海外では直腸カテーテル留置時の穿孔例が報告されており[8]、注腸X線検査用の直腸カテーテル留置に伴って生じた直腸穿孔は日本でも報告されています[9]。大腸CTでは直腸カテーテルは送気のみを目的としているため、太く硬いカテーテルは必要ではなく、直腸損傷を避けるために、なるべく柔らかいものを用いるのが良いでしょう[10]。

▶ 穿孔の確認

検査中の画像や位置決め画像（scout view）で穿孔を疑うようなfree airを認める場合もあります。大腸CT検査前、検査中、検査後も受診者の状態をよく観察し、カテーテル挿入あるいはバルーン拡張の操作に伴う違和感の有無、穿孔に伴う腹痛などの症状がないかなどに注意します。検査後はfree airがないか画像を一通り確認するとよいでしょう。

▶ 注入ガスと穿孔の関係

使用するガスの種類により穿孔頻度に偏り

<文献>
1) Bellini D et al：Perforation rate in CT colonography：a systematic review of the literature and meta-analysis. Eur Radiol 24(7)：1487-1496, 2014
2) Halligan S et al：CT colonography in the detection of colorectal polyps and cancer：systematic review, meta-analysis, and proposed minimum data set for study level reporting. Radiology 237(3)：893-904, 2005
3) Bowles CJ et al：A prospective study of colonoscopy practice in the UK today：are we adequately prepared for national colorectal cancer screening tomorrow？ Gut 53(2)：277-283, 2004
4) Sosna J et al：Colonic perforation at CT colonography：assessment of risk in a multicenter large cohort. Radiology 239(2)：457-463, 2006
5) Iafrate F et al：Adverse events of computed tomography colonography：an Italian National Survey. Dig Liver Dis 45(8)：645-650, 2013
6) Neri E et al：Vasovagal reactions in CT colonography. Abdom Imaging 32(5)：552-555, 2007
7) Iafrate F et al：Adverse events of computed tomography colonography：an Italian National Survey. Dig Liver Dis 45(8)：645-650, 2013
8) Neri E et al：Vasovagal reactions in CT colonography. Abdom Imaging 32(5)：552-555, 2007
9) Kato T et al：Iatrogenic Colon Perforation due to Computed Tomogramphic Colonography. Case Rep Gastroenterol 9：171-178, 2015
10) 消化管先進画像診断研究会（編）：大腸CTテキスト. 70-75, 南江堂, 東京, 2015
11) Pendsé DA et al：Complications of CT colonography：A review. Eur J Radiol 82(8)：1159-1165, 2013
12) Taylor SA et al：European Society of Gastrointestinal and Abdominal Radiology (ESGAR)：consensus statement on CT colonography. Eur Radiol 17(2)：575-579, 2007
13) Mang T et al：CT Colonography：A Guide For Clinical Practice. 36-42, Thieme Medical Publishers, 2013

キホンのQ&A **RECIPE 008**

が見られます。炭酸ガスとルームエアともに穿孔の発生が報告されていますが、ルームエアでの穿孔が穿孔症例全体の79%を占めています[9]。ただし、ルームエアの多くが手動注入で送気されていることもあり、ガスの違いが穿孔に影響をしているとも言い切れません。

▶ 送気方法と穿孔の関係

手動注入での穿孔が穿孔症例全体の85%を占めます[9]。自動送気装置で穿孔の頻度が低いのは、自動送気装置は設定圧を越えないようモニタリングを行っているためと考えられます[11]。

▶ 穿孔を防ぐためには

現在市販されている大腸CT用の直腸カテーテルはいずれも柔らかく注腸X線検査用のカテーテルの約半分の細さであり、より安全であるといえます。専用カテーテルの使用が推奨されます(**図1**)[12]。

活動性の炎症性腸疾患を併発している例や、強い腸管狭窄がある場合、大腸手術後や高齢者などリスクの高い受診者では、自動送気装置の圧を低く設定、慎重なカテーテル操作など愛護的な手技を心がける、そして注意深く状態を観察するなどの対応が必要です。大腸CTに先立つ内視鏡検査で、深い生検も穿孔のリスクとなります[11]。憩室炎では治癒後最低4～6週間は大腸CTを避けることや、大腸術後3ヶ月は大腸CTを行わないことが推奨されています[11,13]。

さらに検査の担当医のトレーニング不足が穿孔に関与しているともいわれているため[4]、十分な知識とトレーニングを積むことも大切です。

▶ 穿孔させてしまったら？

検査中に穿孔が疑われた場合には、送気を直ちに中止して、カテーテルを抜去します。少量の腹腔内ガスや、壁内ガスが見られても、症状がなければ経過観察でも可能ですが、穿孔に伴う症状が出現した場合には外科的介入が必要となりますので外科医への連絡はしておくべきです[13]。大腸CTでの穿孔症例において、外科的治療が必要となった症例は40%未満と報告されています[10]。

▶ 迷走神経反射

迷走神経反射は腸管の過伸展によって発生するといわれ、頭痛、腹痛、嘔気、冷汗、除脈、そして血圧低下などの症状・所見が見られます[5,6]。特に医療的処置をしなくとも安静を保つなどして、3時間以内には改善すると報告されています。発生時にあわてないように、対応表をCT室など目につくところに貼っておくことも有効です。対応表は読者特典ページ(p207)からダウンロードできます。

(金澤英紀)

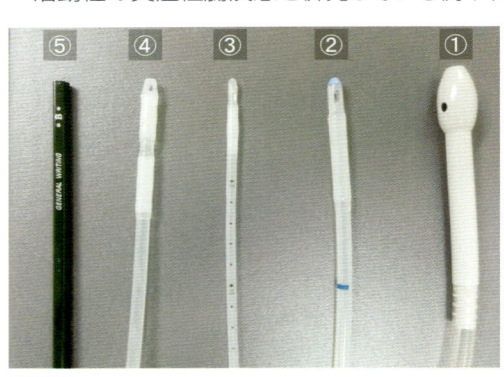

図1 カテーテルの比較

注腸X線検査用カテーテル①に比較して、大腸CT専用カテーテル[②プロトCO2Lカテーテル：エーディア、③エニマCO2カテ：堀井薬品工業、④エニマCO2カテ(ダブルバルーンタイプ)：堀井薬品工業]は格段に細くなっています。鉛筆(⑤)と比較してみても、大腸CT専用カテーテルの細さが理解できます。

point!

- カテーテルは大腸CT専用のものを使用しましょう。
- リスクの高い受診者では、低い送気圧設定、愛護的な手技、注意そして深い観察を心がけます。

キホンのQ&A **RECIPE 009**

Q インフォームドコンセントはどうする？

　大腸CTは内視鏡を用いることなく、CTで撮影した大腸の形状および内腔をコンピュータで再構成された画像を用いて、大腸の腫瘍性病変を検出する最新の検査方法です。

　大腸CTは、内視鏡検査と比較して低侵襲ですが、内視鏡と同程度に診断精度が高いことが証明されており、欧米では本検査が広く認知されるようになりました。日本ではまだ認知度が低いため、受診者の理解が浅いことが少なくありません。検査を受ける方には、検査目的、医療被ばく、検査方法、そして合併症について口頭および文書で詳細に説明します。大腸CTをきちんと理解いただいた上で、受診の同意をもらう必要があります。以下の要点についてきちんとインフォームドコンセントをとりましょう。

検査目的
　大腸ポリープや腫瘍の診断を目的とします。炎症性病変の評価はできません。

医療被ばく
　大腸CTはX線を用いるため、少ない量ですが医療被ばくがあります。大腸の検査をするのに必要な線量は、1体位につき数mSvであり、1年間に自然界から浴びている線量（2.4mSv）より若干多い程度で、健康への影響はありません。ただし、妊娠の可能性のある方、妊婦の方は検査を受けることはできません。撮影装置や撮影条件をもとに自施設の実効線量を把握しておきます（Recipe 47参照）。必要に応じて具体的な数値も説明しましょう。

検査の精度
　10mm以上の隆起性病変の感度と特異度は90％以上です。ただし、後述の前処置に検査の精度は大きく影響されます。また、表面（平坦）型の病変や5mm以下の小さな病変の検出については、内視鏡と比較して、劣ります。

検査方法
　腸管洗浄剤や下剤、造影剤による前処置が必要です。検査前後で、日常生活や仕事に制限はありませんが、前処置の内容やスケジュールによっては、検査前日からおなかが緩くなることがあります。検査に際し、下部直腸と肛門の病変の確認のために、直腸・肛門診を行います。肛門からチューブを挿入し、機械で炭酸ガスまたは空気を注入します。これに伴い検査中には腹満感がありますが、検査に用いる炭酸ガスはすぐに吸収されるため、腹満の症状は長く続きません。2体位での撮影が必要です。検査にかかる時間は通常10分程度ですが、検査の進行によっては延長することもあります。大腸CTの検査は、組織学的検査やポリープの切除は行うことはできません。病変が判明した場合には、後日内視鏡検査で評価や治療が必要となります。

合併症
　大腸に狭窄がある場合、大腸憩室が多い場合、大腸に炎症を伴っている場合など、腸管洗浄剤・下剤の内服や大腸へのガスの注入に伴い、ごくまれに腸管に穿孔が起こることがあります。ただし、この確率は内視鏡検査と比較して、頻度が多いわけではありません。

　また、まれに迷走神経反射に伴う、気分不快、血圧低下、あるいは冷や汗を起こすこともあります。

（佐々木崇洋）

point!

● 新しい検査のため受診者の理解が浅いことが少なくありません。丁寧なインフォームドコンセントを心がけましょう。

キホンのQ&A

RECIPE 010

Q 大腸CTの利点は？

▶ 前処置軽減の利点

　大腸内視鏡と比較してさまざまなアプローチで受診者の負担を軽減することができるため、受診者の受容性が高くなります。タギングをすることで腸管前処置を軽減しても大腸内視鏡と同程度のポリープ検出能力があります。腸管洗浄剤の内服は受診者が最も苦痛を感じる検査工程の1つですので、受診率にもかかわってきます。

　また、低侵襲な検査ですから、抗凝固薬の内服を中止する必要はありません。

▶ 検査自体の負担軽減

　検査自体も、受診者に優しい検査です。検査時間は2体位の撮影であっても5～10分程度で終了します。拘束時間は短くできます。内視鏡のように施行する術者の技量によって、検査時間や苦痛の程度が変わることはありません。細くて柔らかいチューブを肛門から挿入する簡単な手技と自動送気装置の取り扱い、そして一般的な撮影技術があれば検査を行うことができます。注腸X線検査の経験がない医師や診療放射線技師でも、短時間で検査手技を習得できます。内視鏡を物理的に入れられて検査することと比較すると、苦痛は少ないといわれています。また、侵襲の度合いが少ないため、基本的に抗凝固薬や抗血小板薬の内服を中止する必要がありません。鎮静剤や鎮痙剤などの薬剤を使用する必要がないのも、大きな利点です。鎮静剤や鎮痙剤を使わなければ、車で単独で受診してもその日のうちに自分で運転して帰宅することや仕事に戻ることができます。

▶ 診断的利点

　大腸検査のゴールドスタンダードは大腸内視鏡ですが、大腸CTが優位な点もあります。内視鏡では治療すべき病変の5～10％が見逃されていることが知られています[1,2]。日本の臨床試験でも内視鏡で見逃された病変を大腸CTで指摘した例も報告されています[3,4]。内視鏡で見逃しが起こりやすいヒダ裏の病変は、大腸CTではさまざまな方向から確認することができます。近年のワークステーション（WS）の発展は目覚ましいものがあり、たとえば、視野角を調整して読影することで見逃しを減らすことが可能です。

<文献>
1) Heresbach D et al：Miss rate for colorectal neoplastic polyps：a prospective multicenter study of back-to-back video colonoscopies. Endoscopy 40(4)：284-290, 2008
2) van Rijn JC et al：Polyp miss rate determined by tandem colonoscopy：a systematic review. Am J Gastroenterol 101(2)：343-350, 2006
3) 永田浩一ほか：多施設共同臨床試験Japanese National CT Colonography Trial(JANCT)による大腸3D-CTの精度検証. Gastroenterol Endosc 54：2626, 2012
4) 歌野健一ほか：低用量PEG-CM法を用いた大腸3D-CT-多施設共同臨床試験による精度検証報告-. 第72回日医放線会抄録 S268, 2013
5) Halligan S et al：Identification of Extra-colonic Pathologies by Computed Tomographic Colonography in Symptomatic Patients. Gastroenterology 149(1)：89-101, 2015

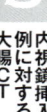

さらに、撮影データから読影に適した3D像や2D像を短時間で表示することが可能で、注目領域の3D像と2D像あるいは2体位間の画像をストレスなく比較読影できることも精度の向上に寄与しています。コンピュータ支援診断の研究も進んでおり、偽陰性の低減につながる可能性を秘めています。

内視鏡が通過できないような腫瘤があると、そこから近位側の病変の有無を確認できません。また、内視鏡が技術的に難しく挿入できない場合があります。このような場合も大腸CTであれば、大腸全体の評価が可能です。

CTは腸管自体を診断できる利点があります。内視鏡では基本的には粘膜面の観察に限られますが、大腸CTは腸管全層の評価が可能です。例えば、脂肪腫であれば内部CT値が脂肪濃度と一致することを確認することで確定診断ができます。

また、低線量撮影や検診での応用ではなお議論を呼んでいますが、腸管外臓器の診断をできることは内視鏡にない利点とされています[5]。

（木島茂喜）

表1 大腸CTの利点のまとめ（主に内視鏡との比較）

	利点
前処置	下剤や腸管洗浄剤の量を減らし、前処置の負担を軽減できる
	抗凝固薬、抗血小板薬などを中止する必要がない
	鎮静剤や鎮痙剤の前投薬が必要ないので検査後の活動制限がなく、自動車での帰宅も可能
検査自体	穿孔など重篤な合併症が非常に少ない
	検査時間が短い
	検査時の苦痛が少ない
	検査者の熟練があまり必要ない
診断/治療	ポリープ等の病変の発見精度は内視鏡と変わらない（治療すべき病変の5～10％程度が内視鏡でも見逃されている）
	WSを用いた解析ができ、ヒダの裏側などの死角が最小限になる
	腸管外臓器の評価ができるので、大動脈瘤などの発見ができる
	コンピュータ支援診断などの新しい技術により、さらに見逃しが減る可能性がある
	脂肪腫など内部CT値から質的診断ができる場合がある
	内視鏡が通過できない場合でも、近位側腸管の観察ができる
	内視鏡拒否症例や挿入困難な症例に適応できる

point!

- 前処置、負担の軽減ができます。
- 内視鏡困難例や内視鏡拒否例に有効です。
- 合併症が非常に少ないです。

Q 大腸CTの欠点は？

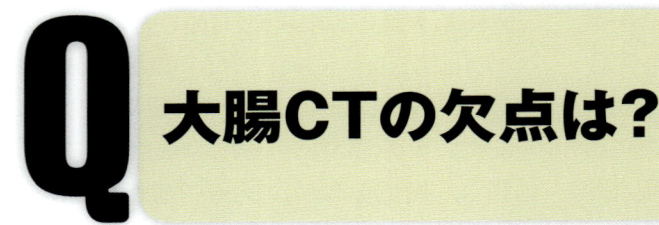

▶ 前処置に関する欠点

前処置は軽減できても完全になくすことはできません。腸管洗浄剤や下剤は減量することが可能ですが、タギングのためにヨード造影剤の内服は必要です[1]。タギングができない場合には検査精度が低下しますので、受診者が造影剤を飲み忘れることがないよう確実に指導をする必要があります。説明の際には、ヨードアレルギーの有無を確認し、ガストログラフイン®の味（苦み）の特性や、下痢による行動制限についても理解してもらう必要があります。

▶ 検査自体の欠点

大腸内視鏡と比べると、受診者の受容性は高いといわれていますが、侵襲がまったくないわけではありません[1,2]。ガス注入に伴う腹満や排ガスを我慢すること、腹臥位の姿勢をとること、あるいは細く柔らかいチューブであっても生じる多少の肛門部違和感などの不快感が挙げられます。合併症は極めてまれですが、迷走神経反射や腸管穿孔の発生が報告されています[3]。また、X線を使用しますので、少ない量ではあっても被ばくがあることも欠点の1つです。

▶ 診断的欠点

CTは、高精細な画像を得られるようになってきましたが、「基本的には形態診断」です。内視鏡のように、色彩や出血の直接的な視覚情報はありませんし、色素散布や特殊光観察、あるいは拡大内視鏡による高度な質的診断はできません。弾力や形状変化は内視鏡であれば鉗子を使って評価できますが、CTでは体位変換による変化を観察する程度となります。また、形態診断に依存するため痔核とポリープなど肛門病変の鑑別、あるいはバウヒン弁上の病変の診断は難しく、大腸CT診断のピットフォールとなります。そのため、肛門病変

<文献>
1) Nagata K et al：Full-laxative versus minimum-laxative fecal-tagging CT colonography using 64-detector row CT：prospective blinded comparison of diagnostic performance, tagging quality, and patient acceptance. Acad Radiol 16(7)：780-789, 2009
2) de Haan MC et al：CT colonography：accuracy, acceptance, safety and position in organised population screening. Gut 64(2)：342-350, 2015
3) Iafrate F et al：Adverse events of computed tomography colonography：an Italian National Survey. Dig Liver Dis 45(8)：645-650, 2013
4) 永田浩一ほか：大腸がん早期発見の戦略—早期発見の実現に向けた大腸CTの役割—. 日消誌 111(3)：470-481, 2014

を疑う場合は直腸診や肛門鏡による確認を、バウヒン弁上の病変を疑った場合には追加内視鏡を検討する必要があります。内視鏡のように生検で病理組織学的診断をすること、ポリペクトミーやEMRなどの(診断的)治療ができないことも欠点として挙げられます。また、大腸CTで病変が診断された場合、追加の検査や治療が必要なため、病変が存在する症例に限ってはコストと手間が増えることになります。もちろん、国民全体を見た場合には、大腸CTによる精検受診率の向上は早期発見に寄与し、医療費も手間も少なくなることが期待されます[4]。

(木島茂喜)

表1 大腸CTの欠点のまとめ(主に内視鏡との比較)

	欠点
前処置	軽減可能であるが前処置は必要
	前処置の軽減は在宅での前処置を可能とするが、処置薬の飲み忘れなどのリスクが出るとともに投薬管理が必要となる
	ヨード造影剤を内服するためヨードアレルギーのリスクがある
検査自体	合併症は少ないがゼロではない
	腸管拡張時に、腹満感を伴う
	少ない量の医療被ばく
	16列以上のCT装置が必要
診断/治療	治療が必要な症例に限れば、追加内視鏡の必要性からコストと手間がかかる
	ポリペクトミー、EMR、クリップ、レーザー治療など追加処置は不可能である
	病理組織学的診断ができない
	病変の色、弾力や性状、出血などの情報が得られない 色素散布や特殊光観察を使った診断も不可能
	拡張や前処置が不良だと精度が悪くなる
	肛門病変の診断が苦手
	読影トレーニングが必須

point!

- 大腸CTで病変があった場合は大腸内視鏡が必要です。
- 腫瘍性病変の確定診断や治療ができません。
- 医療被ばくがあります。

キホンのQ&A RECIPE 012

Q 検査直前の説明は？

検査予約までに、検査・前処置にかかる負担、拘束時間、起こりうる合併症など検査全般を丁寧に説明し、受診者の理解を得たうえで同意をとります。詳細はRecipe 9、99、100を参照してください。

このレシピでは、検査直前に改めて行う説明の具体例をご紹介します。事前に口頭および文書で説明を行って同意を得ていても、検査当日には検査方法の詳細を忘れている方も少なくありません。円滑な検査の実施、受診者の満足度を高めるためにも検査直前の再説明は有効です。

（永田浩一）

point!

● 受診者の検査に対する不安を取り除くため、検査手技や息止め時間、被ばくなど大腸CT全般について検査直前にも最終説明をしましょう。

検査直前に行う説明例

最初に、大きな痔や肛門病変がないか確認するため、肛門と下部直腸の診察を行います。直腸脱や重度の痔をお持ちの場合はお知らせください。（診療放射線技師が説明を行っている場合）改めて医師に相談いたします。

続いて、ゼリーをつけた細くて柔らかいチューブを肛門から数cm入れます。大腸粘膜がよく観察できるように、専用の送気装置を使用して、チューブから炭酸ガスをゆっくり注入し、大腸を膨らませていきます。炭酸ガスの注入に伴い、お腹が張ってきます。使用している炭酸ガスは空気に比べて100倍以上の速さで腸管から吸収され、検査が終了して数分もすると腹満感は急速に減少しますのでご安心ください。もし、検査後も不快感が継続する場合はお近くのスタッフにお知らせください。

検査中、ガスの注入に伴ってお通じがしたい感じが出てきますが、これは直腸が膨らんでいるために感じることです。直腸内にはガスしかないことが多いのですが、直腸内に便が残っていた場合でも、チューブを伝って外のため袋に自然に流れていくのでご安心ください。検査後、なるべく早くトイレにご案内します。

CT撮影は、仰向けとうつ伏せあるいは横向きの2つの体位で行います。本撮影は、それぞれ10秒程度になります。検査中は肛門を軽く閉めておいてください。検査は10分程度で終了しますが、多少前後することがあります。検査中、何かありましたら声に出して教えてください。声はCT操作室に届くようになっています。

なお、大腸CTでは被ばくを最小限にして撮影を行っていますので、ご安心ください。

何かご質問はありますか？（なければ）それでは、検査を開始します。

キホンのQ&A **RECIPE 013**

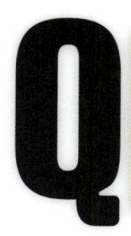

Q 接遇はどうする？

▶ 接遇はどうする？

　任意型検診（人間ドック）では、自覚症状がなく日常生活を送られている方が医療施設を受診されます。病気を早期に見つけるためには定期的に繰り返し受診して頂くことが肝要です。

　便潜血陽性や有症状のために精密検査として受ける場合には、受診者は不安な思いの中で検査を受けることになります。

　受診者の緊張や不安を減らし、抵抗なく検査を受けていただく一助となる接遇が検査担当者に求められます。受診者がリラックスして検査に臨めるよう、心を尽くした丁寧な対応を心がけましょう[1]。

▶ 接遇のポイント

　検査の事前説明する際は、腰を落とし受診者よりも目線を下げる、または前傾姿勢をとるなど受診者に威圧感を与えないようにします。前日の腸管前処置により、睡眠不足になっていないか、疲れていないか、頻回の排便で肛門痛がないか、あるいは脱水（口渇）がないかなどを尋ねることで、受診者の状態を把握します。

　大腸の精密検査の中で大腸CTは比較的楽な検査とされてはいますが、チューブ挿入による肛門部違和感やガス送気に伴う腹満感などがあるため、全く楽な検査というわけではありません。受診者が検査自体や検査担当者に不安に思うところがあると、体に力が入ってしまったり、緊張のため気分が悪くなったりすることがあります。検査担当者が受診者の信頼を得るために、所属と名前を名乗ってから、正しい知識に基づいた丁寧な説明を行います。常に笑顔で対応し、多くの声掛けをするようにします。例えば、検査中は「気分は悪くありませんか？」、1体位目の撮影が終了した際には「頑張っていただいているので上手に撮影できています」、検査が終わったらガスの送気をすぐに止めて、検査が問題なく終わったことをお伝えします。著者らは受診者の協力に感謝して、最後に「ご協力いただいたおかげで、上手に検査ができました」と伝えるようにしています。

　また、操作室と検査室間のドアが開いていれば、CT操作室の会話は受診者によく聞こえます。検査中の私語や笑い声は慎むようにします。

　良好な接遇は受診者の協力を引き出し、スムーズな検査につながります。　（永田浩一）

<文献>
1) 社団法人神奈川県放射線技師会：診療放射線技師の接遇ガイドライン －セクシュアルハラスメント防止に向けた提案－. 社団法人神奈川県放射線技師会, 神奈川県, 2006 http://kart21.umin.jp/bookinfo/knjasetugu2006.pdf

point!

● 丁寧な接遇は、大腸CTのスムーズな実施と検査の質の向上につながります。

キホンのQ&A　RECIPE 014

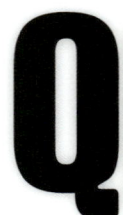

Q 快適な検査空間のポイントは？

▶ 快適な検査空間のために

受診者にとって検査室が快適な空間であるか否かは重要なポイントです。快適で清潔に感じる検査空間と感じてもらうため、検査室の整理整頓はもちろんのこと、検査担当者は身だしなみの清潔感も気をつけます。また、視覚・嗅覚の快適さだけではなく、接遇（Recipe 13参照）にも気を付けてください。

▶ 快適な検査空間のポイント

1. 検査後、トイレへのすみやかなご案内

撮影終了後、直ちに送気を止めます。炭酸ガスは空気に比べて吸収が早いとはいえ、この時点では受診者には腹満感や便意が残っています。検査終了後、なるべく早めにトイレにご案内します。検査前にトイレの場所をあらかじめ説明しておくことも大切です。

2. 消臭剤や空気清浄機の活用

検査に伴う排ガスに備えて、検査室に消臭剤を準備しておきます。空気清浄機の利用が可能であれば、検査中に空気清浄機を稼働しておきます（図1）。匂いを残さないことは次の受診者のために大切です。

3. アロマと音楽の活用

検査中にアロマを使用したり、音楽を流したりすることは、受診者の検査に対する受容性の向上につながります。大腸CTは受診者への侵襲がもともと少ないため、苦痛の有意な軽減とまではいかないものの、アロマと音楽の活用により受診者の受容性が向上すると報告されています[1]。

4. アロマの活用方法

安全にアロマを使用するために、一般的にアロマディフューザーが使用されます。しかし、希望しない受診者にはアロマを使用しないという観点からは、アロマディフューザーの使用は必ずしも推奨されません。おすすめの方法として、CT台の枕にアロマオイルを数滴垂らしたガーゼを入れる方法が有効です。他のCT検査と異なり大腸CTでは腹臥位をとる特性がありますので、前の受診者の頭髪の匂いが枕に残ることがあります。枕を清潔に保つことは当然ですが、枕でのアロマの使用は受診者により快適に検査を受けていただく方法の1つです。アロマオイルには数多くの種類がありますが、抗不安作用のあるベルガモットの使用などが推奨されています[2,3]。

＜文献＞
1) Nagata K et al：Effect of listening to music and essential oil inhalation on patients undergoing screening CT colonography：A randomized controlled trial. Eur J Radiol 83(12)：2172-2176, 2014
2) Ni CH et al：The anxiolytic effect of aromatherapy on patients awaiting ambulatory surgery：a randomized controlled trial. Evid Based Complement Alternat Med 2013：927419, 2013
3) Peng SM et al：Effects of music and essential oil inhalation on cardiac autonomic balance in healthy individuals. J Altern Complement Med 15(1)：53-7, 2009

5. 音楽の活用方法

　音楽を使用する際には、検査中も双方のコミュニケーションが取れる音量設定にすることが大切です。音源は一般的なCDプレーヤーで十分ですが、スピーカーが内蔵されている枕も市販されています。音楽の選択については、音量の抑揚が少ないものを選ぶといいでしょう。リラクゼーションやヒーリングを目的としたCDの活用が有効です。

6. 照明の設定

　大腸CTは検査時間が比較的長いため検査室の照明は、適正照度を確保しつつ、眩しさを抑制しなければなりません。チューブ挿入など検査に支障がない範囲で照明を落とすことは、受診者のリラックスにつながります。照明の調整が可能な場合には、大腸CT時の照明を設定しておくことも有効です（**図2**）。

（永田浩一）

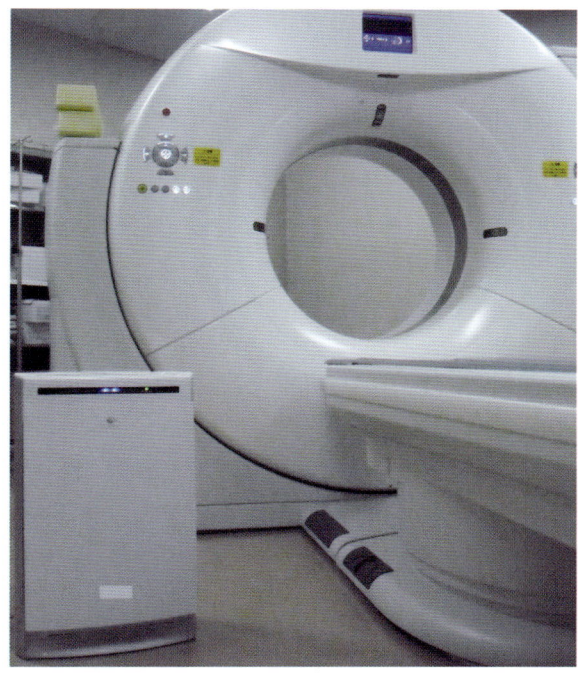

図1　CT室への空気清浄機の設置
排ガス対策に有効です。

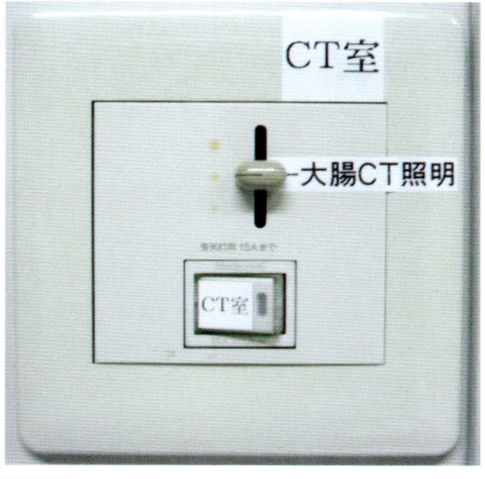

図2　照明の設定
受診者のリラックスのため照明を落とすことも有効です。

point!

● 快適な検査空間のために空気清浄機、アロマ、音楽、そして照明の調整の活用は有効です。

前処置はどうすればいいの？

RECIPE 015

タギングとは？

▶ タギングとは？

CTでは腸管内の残渣、残液などはポリープ、がんといった真の病変と同程度の濃度（CT値）を示すため、区別するのが難しくなってしまいます。しかし、経口的に造影剤を内服し、腸内の残渣を高吸収にすることで病変とのコントラストが明瞭となり検査の精度を上げることができます。このような手法をタギング（fecal tagging）と呼びます。タギングとは日本語に訳すと"標識する"という意味です。つまり、造影剤を用いて、残渣を標識し病変を識別するということです（図1）[1~3]。

▶ タギングの利点と欠点

タギングをすることにより、精度が上がるだけでなく残渣が多少残っても病変を鑑別することができます（図2）。さらに、下剤や腸管洗浄剤を減らす、もしくは使わずに検査をすることが可能になります。腸管洗浄剤の内服は最も受診者の負担の大きい部分ですから

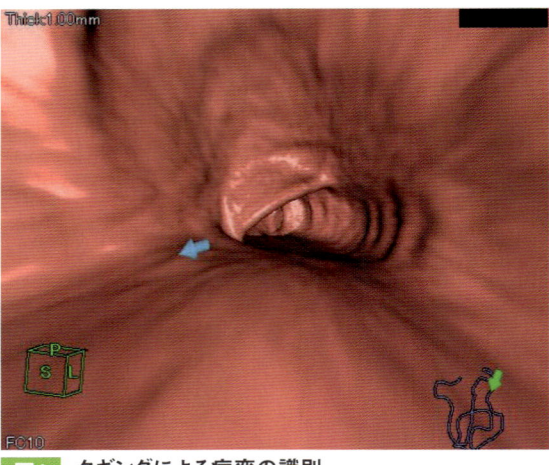

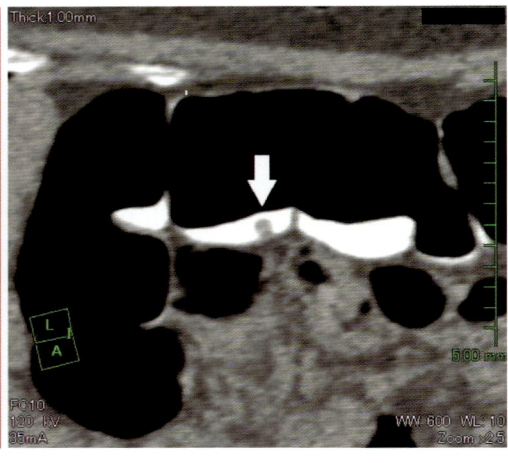

図1 タギングによる病変の識別
3D像では液状残渣によって病変を指摘できませんが、2D像ではタギングにより残渣とポリープのコントラストが明瞭に区別できます。タギングしなければ病変は液状残渣に埋もれて診断できません。

<文献>
1) Thomeer M et al：Stool tagging applied in thin-slice multidetector computed tomography colonography. J Comput Assist Tomogr 27(2)：132-139, 2003
2) 永田浩一ほか：CT colonography検査の新しい前処置法. 日本大腸肛門病会誌 56(6)：306-307, 2003
3) Nagata K et al：Polyethylene glycol solution (PEG) plus contrast medium vs PEG alone preparation for CT colonography and conventional colonoscopy in preoperative colorectal cancer staging. Int J Colorectal Dis 22(1)：69-76, 2007
4) Iannaccone R et al：Computed tomographic colonography without cathartic preparation for the detection of colorectal polyps. Gastroenterology 127(5)：1300-1311, 2004
5) JohnsonCD et al：Accuracy of CT colonography for detection of large adenomas and cancers. N Engl J Med 359(12)：1207-1217, 2008

これを軽減し、タギングすることで受容性の向上も期待できます[4]。残渣には液状残渣と固形残渣があります。いずれの場合も適切にタギングが行われれば真の病変との鑑別が可能です。タギングの欠点は、ヨード造影剤のアレルギー反応や、手順が煩雑になる点、造影剤の使用によるコスト増が挙げられます。

▶ 腸管洗浄剤/下剤はどうするか？

経口造影剤とともに腸管洗浄剤/下剤を用いて腸管前処置を行います。腸管洗浄剤/下剤の選択肢は複数あります。一般に大腸内視鏡検査ではクエン酸マグネシウム溶液（マグコロールP®）、ポリエチレングリコール（PEG）溶液（ニフレック®）、リン酸二水素ナトリウム（ビジクリア®）といった腸管洗浄剤/下剤を用いて前処置を行います。大腸CTでも内視鏡と同様な腸管洗浄剤/下剤を用いた前処置を行うのが一般的です。リン酸二水素ナトリウムは米国で行われた大規模臨床試験で、有用性が示されています[5]。しかし、高リン血症、急性腎不全がまれながらも報告されており腎機能障害のある受診者や高血圧のある高齢者では使用できません。クエン酸マグネシウム溶液は味が良いため飲みやすく安全に使用できますが、まれに電解質異常が報告されており、腎機能低下の受診者では使いにくいとされています。腎機能が低下している受診者ではPEG溶液が使いやすいでしょう。また、腸管洗浄剤の飲用量を減量することができるナトリウム・カリウム・アスコルビン酸配合散剤（モビプレップ®）も近年使用できるようになりました。腸管洗浄剤/下剤は施設の使用状況や受診者の状態で使い分けましょう。

（木島茂喜）

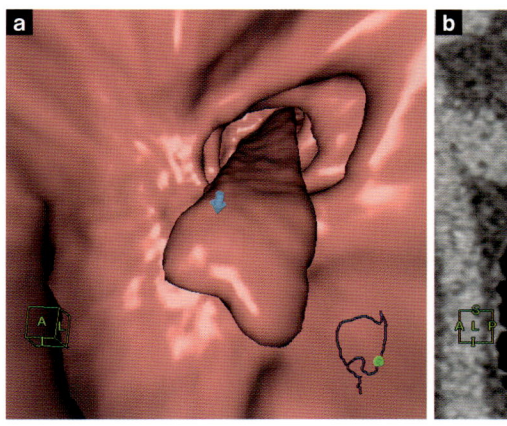

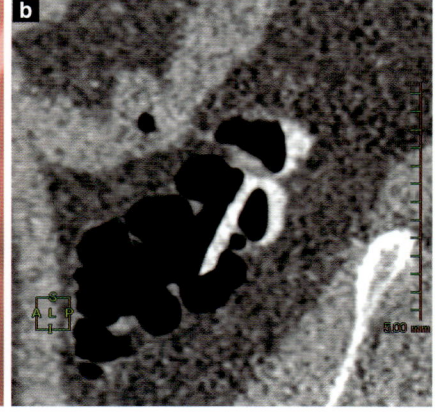

図2 タギングによる残渣の標識
内視鏡類似像（a）で残渣のような棒状物が観察されます。この症例では残渣が多めに残っていましたが、MPR像（b）で残渣が造影剤によって白く標識されているため、検査精度が担保されています。

point!

● タギングとは経口的に造影剤を内服し、腸内の残渣を高吸収にすることで病変とのコントラストを明瞭にする手法です。

前処置はどうすればいいの?

RECIPE 016

タギングは必要?

▶ タギングと検査精度

　大腸CTは、大腸癌スクリーニングへの応用の期待が欧米で高まり、さまざまな研究が行われてきました。2000年代前半、Pickhardtらによる研究では10mm以上の病変の感度が94％と良好であったのに対して[1]、他の3つの研究では35〜72％と不良な結果[2〜4]でした。成績に差が生じた原因として、タギングの有無が原因の1つとされています。しかし、2000年代後半以降の大腸CTの精度検証ではタギングが必ず行われるようになったことなど改良が進み、良好な結果が報告されています。これらの背景から、スクリーニングの大腸CTでは精度を保つためにタギングは必須の手法です。タギングを行わない大腸CTは、残渣と病変の区別が困難となり精度が低下します（図1）。タギングはスクリーニング目的の大腸CTでは必ず行う必要があります。スクリーニング目的の大腸CTが広く行われている欧米のガイドラインでも、タギングの実施が推奨されています[5,6]。

▶ タギングと前処置の軽減

　タギングが重要な理由のもう1つは腸管前処置を軽減できることです。大腸CTではタギングにより、残渣が残っていても検査精度を保つことができます。多量の腸管洗浄剤を内服しなければならない大腸内視鏡と異なり、大腸CTではタギングを行うことで腸管前処置を軽くすることが可能なのです[7,8]。大腸内視鏡検査で、受診者が辛いと感じるのは検査自体より検査前の腸管洗浄剤の内服であることが分かっています。この傾向は大腸CTでも同じです。また、検査後5週間が経過すると、さらに前処置が辛かったと答える割合が高くなると報告されています[9]。スクリーニ

<文献>
1) Pickhardt PJ et al：Computed tomographic virtual colonoscopy to screen for colorectal neoplasia in asymptomatic adults.N Engl J Med 349(23)：2191-2200, 2003
2) Johnson CD et al：Prospective blinded evaluation of computed tomographic colonography for screen detection of colorectal polyps. Gastroenterology 125(2)：311-319, 2003
3) Cotton PB et al：Computed tomographic colonography(virtual colonoscopy)：a multicenter comparison with standard colonoscopy for detection of colorectal neoplasia. JAMA 291(14)：1713-1719, 2004
4) Rockey DC et al：Analysis of air contrast barium enema, computed tomographic colonography, and colonoscopy：prospective comparison. Lancet 365(9456)：305-311, 2005
5) Neri E et al：The second ESGAR consensus statement on CT colonography. Eur Radiol 23(3)：720-729, 2013
6) Yee J et al：ACR Appropriateness Criteria colorectal cancer screening. J Am Coll Radiol 11(6):543-551, 2014
7) Nagata K et al：Full-laxative versus minimum-laxative fecal-tagging CT colonography using 64-detector row CT：prospective blinded comparison of diagnostic performance, tagging quality, and patient acceptance. Acad Radiol 16(7)：780-789, 2009
8) Taylor SA et al：CT colonography：optimisation,diagnostic performance and patient acceptability of reduced-laxative regimens using barium-based faecal tagging. Eur Radiol 18(1)：32-42, 2008
9) van Gelder RE et al：CT colonography and colonoscopy：assessment of patient preference in a 5-week follow-up study. Radiology 233(2)：328-337, 2004

ング検査はがんを発見するために繰り返す必要がある検査です。前処置が辛いと次回の検査を敬遠して、結果的にがんが進行してしまう可能性があります。前処置を軽減することで、検査の受診率を上げることにも貢献します。前処置の軽減方法に関しては、定まった方法はありませんが、具体的な方法はRecipe 22～29を参考にしてください。

▶ 大腸癌術前大腸CTのタギング

術前大腸CTでは考え方が異なります。術前検査では、内視鏡検査に続いて行われる場合が多いと考えられます。内視鏡検査で病変の存在はわかっているので、存在診断は必要ありません。検査の目的は病変の部位と周辺臓器や血管との関係、遠隔転移やリンパ節転移の診断です。このためにはタギングは必ずしも必要ではありません。また、腹腔鏡下手術では動脈の走行などの情報が必要になります。動脈相で3D構築を行う場合に、タギングされた残渣と血管が同程度の濃度となり、再構成を難しくしてしまう可能性もあります。

ただし、内視鏡が通過できないような進行大腸癌があった場合、それより近位側の状態をチェックするためにはタギングが必要になることもあります。

（木島茂喜）

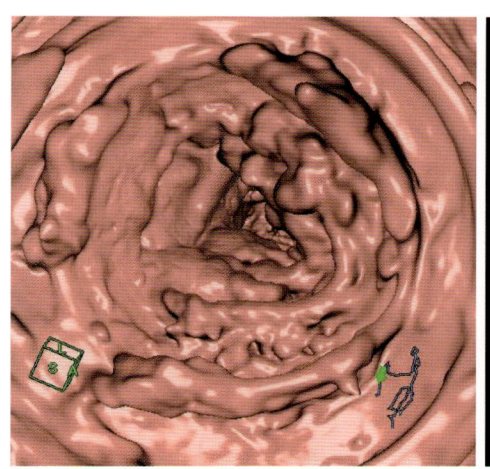

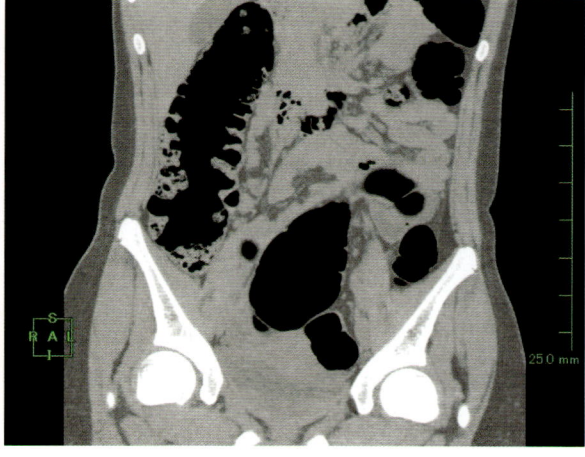

図1 タギングの造影剤を飲み忘れた症例
前処置不良で多量の残渣が上行結腸に残存しています。病変と残渣の鑑別ができないために、読影は困難です。

point!

- **スクリーニング目的の大腸CTでタギングは検査精度、前処置の軽減の点から必須です。**
- **術前大腸CTでは必ずしも必要ないですが、内視鏡が病変を越えて観察できなかった場合は必要です。**

前処置はどうすればいいの？

RECIPE 017

タギングでどの造影剤を使う？

▶ タギングに使用できる造影剤の種類

タギングで使用する造影剤の種類としては、バリウム、イオン性ヨード造影剤（ガストログラフイン®）、非イオン性ヨード造影剤があります。それぞれの特徴を理解して使用していくことが大切です（**表1**）。

▶ バリウム

バリウムは注腸X線検査や上部消化管の透視検査で長く使われている造影剤です。歴史は長く、1908年には消化管の造影剤としてはじめて使用されています。大腸CTでも広く使われている造影剤です。海外からの報告でも、良好なタギング効果と検査精度が報告されています[1〜3]。利点としては、価格が安いため入手が容易である点、苦味がなく飲みやすい点です。またヨード造影剤に対してアレルギーがある受診者でも使用できます。欠点としては、白濁色の液体であるため病変を診断した場合に当日中の内視鏡検査が困難となってしまう点があります。また、濃度を均一にするために工夫が必要で、適切な量の水分とともに摂取しないと効果は不均一となります。欧米では粘性や流動性を適切に調整した大腸CT専用のバリウム［40% w/v barium sulphate 20mLを3本内服するキット（Tagitol V®：Bracco Diagnostics, Princeton, NJ）］が開発され臨床で使用されています。しかしこうした製品を活用しても、腸管内で分離して層を形成する場合（**図1**）や腸管壁に張りついた状態（**図2**）になると読影が困難になることが報告されています[4,5]。さらに、濃度が不適切になると、高吸収となりすぎてアーチファクトの原因となります[6]。バリウムのこうした欠点から、欧米ではバリウムを使用する場合には単独でなくイオン性ヨード造影剤を合わせて使用されることが一般的です。なお、2015年8月現在、日本で大腸CT専用のバリウムは認可されていません。

▶ イオン性ヨード造影剤（ガストログラフイン®）

イオン性ヨード造影剤は1960年に開発された造影剤で、ヨード造影剤では経口摂取の適応が日本で唯一あります。日本で行われた大規模臨床研究はイオン性ヨード造影剤を使用して行われ、検査精度も良好でした[7]。利点は均一なタギング

＜文献＞
1) Yoon SH et al：Comparison study of different bowel preparation regimens and different fecal-tagging agents on tagging efficacy, patients' compliance, and diagnostic performance of computed tomographic colonography：preliminary study.J Comput Assist Tomogr 33(5)：657-665, 2009
2) Taylor SA et al：CT colonography：optimisation,diagnostic performance and patient acceptability of reduced-laxative regimens using barium-based faecal tagging. Eur Radiol 18(1)：32-42, 2008
3) Rosman AS et al：Meta-analysis comparing CT colonography, air contrast barium enema, and colonoscopy.Am J Med 120(3)：203-210, 2007
4) Nagata K et al：Comparative evaluation of the fecal-tagging quality in CT colonography：barium vs. iodinated oral contrast agent.Acad Radiol 16(11)：1393-1399, 2009
5) Zalis ME et al：Tagging-based, electronically cleansed CT colonography：evaluation of patient comfort and image readability. Radiology 239(1)：149-159, 2006
6) Näppi J et al：Adaptive correction of the pseudo-enhancement of CT attenuation for fecal-tagging CT colonography. Med Image Anal 12(4)：413-426, 2008
7) Japanese National Computed Tomographic(CT) Colonography Trial(JANCT) http://clinicaltrials.gov/ct2/show/NCT00997802
8) 低容量PEG-CM法を用いた大腸3D-CT検査(CT colonography)と大腸内視鏡検査による大腸腫瘍検出の精度比較に関する検討 https://upload.umin.ac.jp/cgi-open-bin/ctr/ctr.cgi?function=brows&action=brows&type=summary&recptno=R000007815&language=J

効果が得られやすく(**図3**)、水溶性でしかも透明であるため同日中の内視鏡検査が可能なことです。当日中に内視鏡を行う可能性がある施設ではイオン性ヨード造影剤以外の選択肢はありません。緩下作用もあるため、残渣の減少にも寄与します。バリウムと異なり単独で使用することが可能です。欠点として、苦味が強いため内服時の受容性に問題がある点です。非常にまれではありますが、経口摂取であってもヨードに対するアレルギー反応が報告されていますので検査前の確認が必要です。一般的に、大腸CTで使用しやすい経口造影剤であるため、世界で広く使用されています。

▶ 非イオン性ヨード造影剤

日本で行われた臨床研究では非イオン性ヨード造影剤を用いて良好な結果が報告されました[8]。水溶性のため均一なタギング効果が得られるためです。非イオン性ヨード造影剤は価格が高いのが難点ですが、味がほのかに甘いあるいは無味に近いため(製品によって異なります)飲みやすく受容性や安全性は高いです。しかし、日本では経口投与の適応がないため、現状では臨床で利用できません。

(木島茂喜)

表1 タギング製剤の種類と特徴ごとのまとめ

タギング製剤の比較	バリウム	イオン性ヨード造影剤(ガストログラフイン®)	非イオン性ヨード造影剤(イオメロン®、イオパミロン®、オムニパーク®、オプチレイ®など)
飲みやすさ	飲みやすい	苦い	飲みやすい
価格	比較的安い	やや高い	高い
タギング効果	不均一になることあり	均一	均一
読影のしやすさ	ややしにくい	しやすい	しやすい
その他	大腸CT専用のもの(Tagitol V®)は日本では使えない。検査陽性のとき当日の内視鏡が不可。不溶性のため検査後の便秘に注意が必要。	ヨードアレルギーや誤嚥に注意。日本で唯一、経口摂取の適応がある(2015年8月現在)。	日本で経口摂取の適応がない。

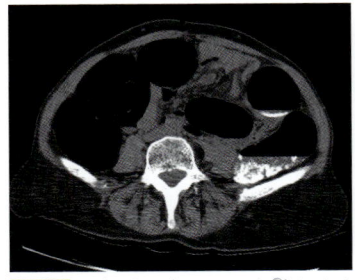

図1 バリウム(Tagitol V®)によるタギング例
不均一に混ざっており、しかも分離して層を形成している。

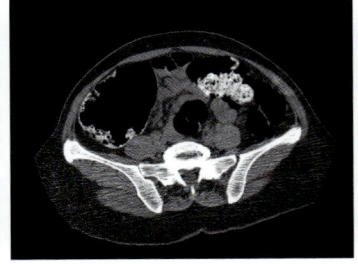

図2 バリウム(Tagitol V®)によるタギング例
不均一な固形残渣となっており、上行結腸では腸壁にへばりついている。

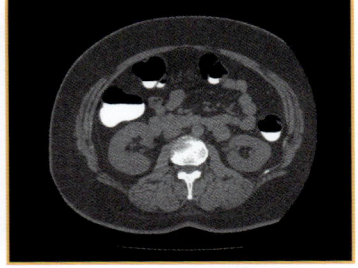

図3 イオン性ヨード造影剤(ガストログラフイン®)によるタギング例
均一にタギングされているため、読影が容易。

point!

● タギングの造影剤には当日に内視鏡ができるイオン性ヨード造影剤が使いやすいです。バリウムも利点がありますが、タギング効果が不均一になることがあります。

前処置はどうすればいいの？
▶通常用量腸管洗浄剤、下剤前処置

RECIPE 018

通常用量腸管洗浄剤、下剤前処置の方法

▶ 前処置の概要

　大腸内視鏡と同程度の用量（2L前後）の洗浄剤・下剤を用いて、腸管前処置を行う方法です。タギングにはイオン性ヨード造影剤（ガストログラフイン®）を使用し、ポリエチレングリコール（PEG）溶液もしくはクエン酸マグネシウム等張液（マグコロールP®溶液）などを内視鏡に準じた量で使用します。内服量が多いため受診者の受容性は高くありませんが、腸管の洗浄効果は良く、最も確実に前処置をすることができます。大腸内視鏡の前処置に慣れた施設では、ほぼ同様の方法で行うことができるため比較的導入が容易です。ただし、大腸内視鏡の前処置と同様に、腸管狭窄が疑われる場合や高齢者などリスクがある受診者に対しては前処置の可否を慎重に判断する必要があります。また、リスクの有無にかかわらず、内服開始後は排便や腹痛など受診者の状態に注意して下さい。

▶ 前処置の流れ

検査前日　洗浄効果が高いため、検査食や低残渣食は必ずしも必要ありません（Recipe 32参照）。大腸内視鏡の食事指導との兼ね合いあるいは読影技術など各施設の状況に合わせて食事指導を行うとよいでしょう。排便習慣に合わせて緩下剤や少量の下剤を補助的に活用することも有効です

検査当日　検査日の朝は絶食です。少量の水であれば摂取を可とします。受診者の病院へのアクセスが良ければ、在宅で腸管洗浄剤を内服しても構いません。在宅前処置は、検査開始時間を早められることや在院時間の短縮、あるいは院内のトイレを確保しなくてよいなどのメリットがあります。一方、入念な事前説明を行うことや問い合わせに対応できる体制にしておく必要があります。院内で前処置を行う場合には、医療スタッフの監視下で実施するメリットがありますが、来院後に前処置を開始しますので検査開始時間が遅くなること、そして前処置を担当するスタッフやトイレを確保しなければいけないといったデメリットがあります。

　腸管洗浄剤はPEG溶液もしくはマグコロールP®溶液を使用することが一般的です。タギング目的でイオン性ヨード造影剤（ガストログラフイン®）も使用するため、苦みがあることを説明しておきます。大腸内視鏡の前処置のように完全に腸管を洗浄する必要はありませんが、排便回数や便の性状を把握することは検査開始のタイミングを知るうえで大切です（Recipe 30参照）。

（木島茂喜）

point❗

- 通常用量洗浄剤・下剤前処置では効果が確実な分、受診者の負担が増します。
- 食事指導や前処置を行う場所については施設の状況で決めましょう。

前処置はどうすればいいの？
▶通常用量腸管洗浄剤、下剤前処置

RECIPE 019

通常用量腸管洗浄剤、下剤前処置の利点と欠点

▶ 利点

1. 豊富なエビデンス
　大腸CTの精度検証の多くは、大腸内視鏡に準じた通常用量の洗浄剤・下剤を用いる腸管前処置法によって行われてきました。腸管内の洗浄効果が高く、エビデンスの蓄積があることから、検査精度が担保されています。

2. 読影のしやすさ
　腸管洗浄効果が高いので固形残渣が少なく、残渣の多くは液状残渣となります。固形残渣が少ないということは、3D像で隆起領域が目に留まりやすくなるため病変の拾い上げが容易となります。大腸CTの読影初心者であっても読影が比較的容易です。

3. 前処置の確実性（院内内服の場合）
　受診者が来院してから前処置を開始するので、指示通りに洗浄剤・下剤そして造影剤が内服できているか、そして排便状態がどうかを確実に把握できます。必要に応じて、追加の対応を即座に行えることも利点です。

4. 合併症への対処
　院内内服であれば、嘔吐や腹痛、まれですがヨードアレルギーなど合併症への対処が確実にできます。

▶ 欠点

1. 受診者の受容性の低下
　この前処置における一番の課題です。大量の洗浄剤・下剤の内服は受診者の受容性を低下させます。洗浄剤・下剤の量が多いということは、高齢者では内服を困難にしたり、前処置を理由に検査を拒否する場合があったり、あるいは腸閉塞の発生などに注意する必要があります。受容性の低下は次回の検査受診を控える原因になり得ます。

2. 拘束時間が長い
　院内で洗浄剤・下剤を内服する場合は、来院後の前処置で2〜4時間程度要するために受診者の拘束時間が長くなります。

（木島茂喜）

point!
- 前処置と読影を確実に行うために適当な前処置方法です。
- 受診者にとって負担が大きい欠点があります。

RECIPE 020

前処置はどうすればいいの？
▶通常用量腸管洗浄剤、下剤前処置

通常用量腸管洗浄剤、下剤前処置のスケジュール

▶ PEG-C法[1〜3]

検査前日　検査前日の食事制限は不要ですが、21時以降は絶食。便秘の受診者には下剤や緩下剤の併用も有効。

検査当日　検査当日は水分のみ。
タギング製剤として少量のイオン性ヨード造影剤（ガストログラフイン®）とポリエチレングリコール（ニフレック®）溶液2Lを内服する方法（特許番号4670229）。2,000mLのニフレック®溶液の内、腸管洗浄を目的として1,620mLを先に内服します。その後残り380mLのニフレック®溶液に20mLのガストログラフイン®を混ぜた400mLのPEG-C溶液をタギング目的に内服します。

タギングを確実に行うために、排便回数が合計8回以上あることを確認するか、あるいはPEG-C溶液の飲み終わりから検査開始まで2時間程度空けてください（Recipe 30参照、図1）。

ニフレック®溶液の内服に伴い、腸管内に多数の泡が生じ読影に影響が出る場合があります。大腸CTでも消化管ガス駆除薬ジメチコン（ガスコン®）の使用が有効と報告されています[4]。

▶ 等張MP-C法[5]

検査前日　検査前日の食事制限は不要ですが、21時以降は絶食。便秘の受診者には下剤や緩下剤の併用も有効。

検査当日　検査当日は水分のみ。
タギング製剤として少量のイオン性ヨード造影剤（ガストログラフイン®）とクエン酸マグネシウム（マグコロールP®）等張液1.8Lを内服する方法。1,800mLのマグコロールP®溶液全体に60mLのガストログラフイン®を混ぜた等張MP-C溶液を内服します。

検査開始の目安として、排便回数が合計4回以上、あるいはほぼ水様便になったことを確認してください（Recipe 30参照、図2）。

（永田浩一）

<文献>
1) 永田浩一ほか：CT colonography検査の新しい前処置法.日本大腸肛門病会誌 56(6)：306-307, 2003
2) Nagata K et al：Polyethylene glycol solution (PEG) plus contrast medium vs PEG alone preparation for CT colonography and conventional colonoscopy in preoperative colorectal cancer staging. Int J Colorectal Dis 22(1)：69-76, 2007
3) Nagata K et al：Comparative evaluation of the fecal-tagging quality in CT colonography：barium vs. iodinated oral contrast agent. Acad Radiol 16(11)：1393-1399, 2009
4) Hong GS et al：Simethicone to prevent colonic bubbles during CT colonography performed with polyethylene glycol lavage and iohexol tagging：a randomized clinical trial. AJR Am J Roentgenol 204(4)：W429-438, 2015
5) 永田浩一ほか：大腸CTを用いた大腸がん検診. 臨牀消化器内科 29(10)：1337-1346, 2014

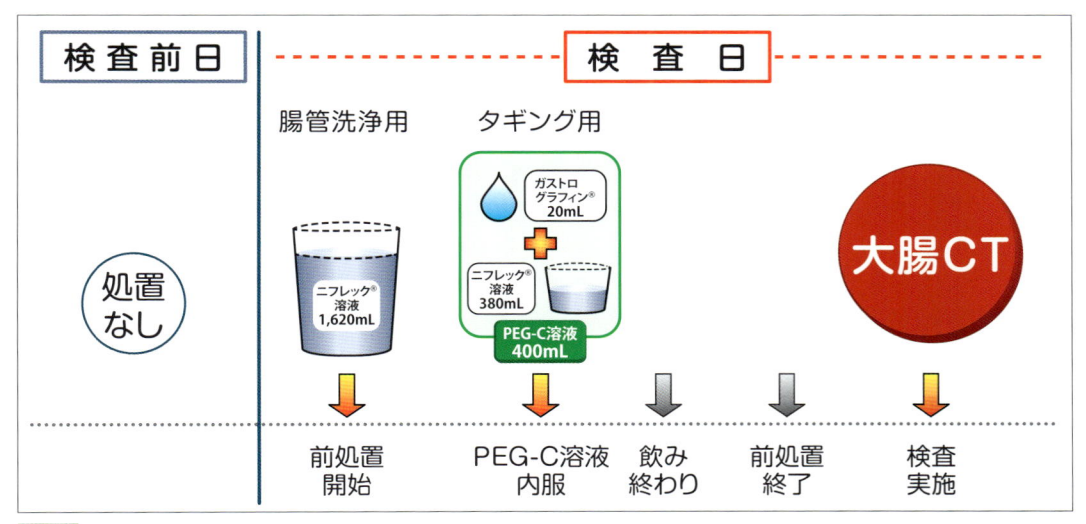

図1　PEG-C法

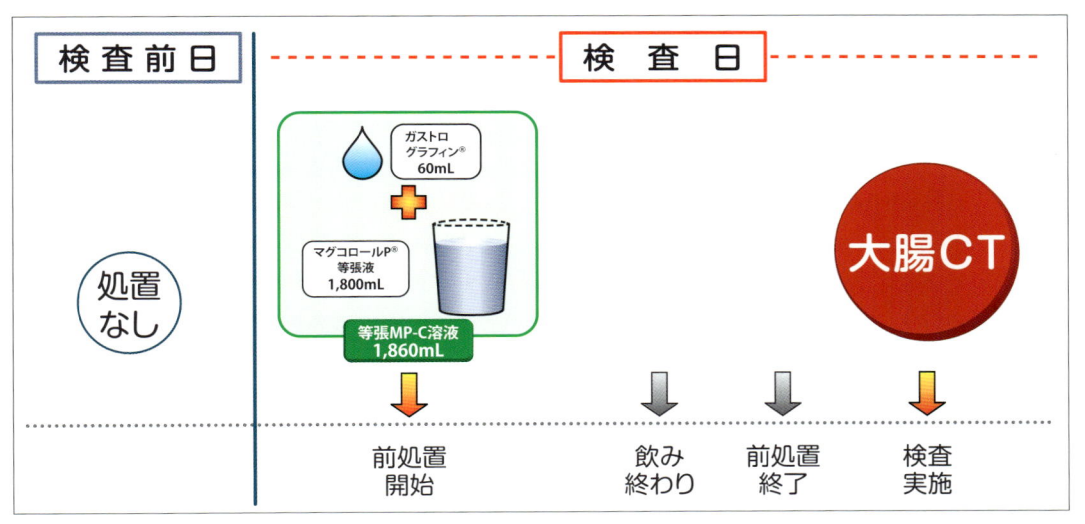

図2　等張MP-C法

前処置はどうすればいいの？
▶通常用量腸管洗浄剤、下剤前処置

RECIPE 021

通常用量腸管洗浄剤、下剤前処置の説明書サンプル

▶PEG-C法[1〜3]

確認・実施をしたら☑チェックを入れてください。

検査前日（　月　日）

- ☐食事制限はありませんが、便秘の方には低残渣食や検査食をお願いすることがあります。
- ☐夜9時以降は絶食です。
- ☐水分として、水、茶、スポーツ飲料、サイダー、コーラ、ミルクが入っていないコーヒーや紅茶（砂糖は可）は飲んでいただいて構いません。牛乳などの乳製品は飲まないでください。飴玉やガムは食べて構いませんが、ガムは飲み込まないでください。
- ☐下剤を常用している方は、常用下剤もあわせて内服してください。

検査当日（　月　日）

- ☐現在の内服薬を確認してください。検査日にも薬を内服するかどうかについて、事前に主治医の先生とご相談ください。検査が終わるまでは、糖尿病の薬は内服しないでください。
- ☐検査当日は検査が終わるまで、絶食となります。
- ☐朝食はとらないで来院してください。少量の水分は飲んでいただいて構いません。水、茶、スポーツ飲料、サイダー、コーラ、ミルクが入っていないコーヒーや紅茶（砂糖は可）は飲んでいただいて構いません。
- ☐大腸をきれいにするために、最初にPEG溶液（1,620mL）を内服します。続いて、PEG-C溶液（380mL）を内服します。10〜15分で200mLずつのペースで内服し、全量を飲んでください。PEG-C溶液は造影剤が入っているために苦味があります。
- ☐排便回数や便の状態を検査スタッフが確認します。排便回数を記録してください。排便後、便の状態も確認してください。

<文献>
1) 永田浩一ほか：CT colonography検査の新しい前処置法.日本大腸肛門病会誌 56(6)：306-307, 2003
2) Nagata K et al：Polyethylene glycol solution (PEG) plus contrast medium vs PEG alone preparation for CT colonography and conventional colonoscopy in preoperative colorectal cancer staging. Int J Colorectal Dis 22(1)：69-76, 2007
3) Nagata K et al：Comparative evaluation of the fecal-tagging quality in CT colonography barium vs. iodinated oral contrast agent. Acad Radiol 16(11)：1393-1399, 2009
4) 永田浩一ほか：大腸CTを用いた大腸がん検診. 臨牀消化器内科 29(10)：1337-1346, 2014

▶ MP-C法[4]

確認・実施をしたら☑チェックを入れてください。

検査前日（　　月　　日）

☐食事制限はありませんが、便秘の方には低残渣食や検査食をお願いすることがあります。
☐夜9時以降は絶食です。
☐水分として、水、茶、スポーツ飲料、サイダー、コーラ、ミルクが入っていないコーヒーや紅茶（砂糖は可）は飲んでいただいて構いません。牛乳などの乳製品は飲まないでください。飴玉やガムは食べて構いませんが、ガムは飲み込まないでください。
☐便秘の方は眠前に下剤を内服してください。

検査当日（　　月　　日）

☐現在の内服薬を確認してください。検査日にも薬を内服するかどうかについて、事前に主治医の先生とご相談ください。検査が終わるまでは、糖尿病の薬は内服しないでください。
☐検査当日は検査が終わるまで、絶食となります。
☐朝食はとらないで来院してください。少量の水分は飲んでいただいて構いません。水、茶、スポーツ飲料、サイダー、コーラ、ミルクが入っていないコーヒーや紅茶（砂糖は可）は飲んでいただいて構いません。
☐大腸をきれいにするために、MP-C溶液（1,800mL）を内服します。10〜15分で200mLずつのペースで内服し、全量を飲んでください。造影剤が入っているために苦味があります。
☐排便回数や便の状態を検査スタッフが確認します。排便回数を記録してください。排便後、便の状態も確認してください。大腸内視鏡検査と異なり、透明の水様便にならなくても検査を開始することがあります。この場合でも、精度に影響はありませんのでご安心ください。

（永田浩一）

前処置はどうすればいいの？
▶低用量腸管洗浄剤、下剤前処置

RECIPE 022

低用量腸管洗浄剤、下剤前処置の方法

▶ 前処置の概要

　大腸内視鏡の腸管前処置に比べて、洗浄剤・下剤の用量を半分以下に減らして前処置を行う方法です。前処置の低減に伴い受診者の受容性は高くなります。日本では、臨床試験UMIN6665で非イオン性ヨード造影剤とポリエチレングリコール（PEG）溶液を組み合わせた低用量前処置（PEG-CM法）による大腸CTの良好な成績が報告されました[1]。UMIN6665ではタギング製剤として非イオン性ヨード造影剤が使用されましたが、保険診療では経口内服の適応がありません。臨床では、タギング製剤としてイオン性ヨード造影剤（ガストログラフイン®）を使用します。また、日本で使用されることが多いクエン酸マグネシウム高張液とガストログラフイン®の組み合わせ（高張MP-C法）も有用です[2]。

▶ 前処置の流れ

検査前日　腸管の洗浄効果は弱くなりますので、低残渣食の指導や検査食の活用が有効です。ただし、食事制限がなくてもタギングそのものは低用量洗浄剤・下剤でも十分に可能です。食事制限の有無は読影にかけられる時間や読影経験を勘案して決めるとよいでしょう。

　洗浄剤・下剤を減らすことで造影剤が残渣全体に混じるまでに時間がかかります。そのため、前処置は在宅で前日に行うことが一般的です。洗浄剤・下剤の用量が少ないため、トイレにアクセスできる状況下であれば仕事をすることも日常生活をおくることも可能です。ただし、排便状況には個人差があり、仕事や日常生活あるいは睡眠に支障が出る可能性もあることを必ず説明します。腸管前処置の内容やスケジュールを把握してもらい正しく実施されること、排便状況を記録してもらうことが大切です。在宅前処置のため、受診者からの問い合わせに応対できる体制も必要です。

検査当日　検査日の朝は絶食です。脱水にならないように、水分（水、お茶）は検査の2時間前までは摂取していただきます。前日に腸管前処置が済んでいますので、検査時間は事前に決めておき、それに合わせて来院時間を指示します。来院後、脱水など受診者の体調に問題がないか、バイタルサインを確認して検査を開始します。

（木島茂喜）

<文献>
1) 歌野健一ほか：低用量PEG-CM法を用いた大腸3D-CT−多施設共同臨床試験による精度検証報告−. 第72回日本医学放射線学会学術集会抄録集 S268, 2013
2) 永田浩一ほか：大腸CTを用いた大腸がん検診. 臨牀消化器内科 29(10)：1337-1346, 2014

point!

- 洗浄剤・下剤が少なくなるため、受診者の負担は軽減されます。
- 在宅前処置では、事前説明と確実に実施するための管理が大切です。

前処置はどうすればいいの？
▶低用量腸管洗浄剤、下剤前処置

RECIPE 023

低用量腸管洗浄剤、下剤前処置の利点と欠点

▶ 利点

1. 受診者の受容性の向上
　この前処置における最大の利点は、洗浄剤・下剤の内服量が少なくなるため、受診者の負担が少なくなることです。洗浄剤・下剤の内服は、受診者の受容性を大きく下げる要因の1つです[1]。腸管前処置を軽減できる大腸精密検査は大腸CTだけであり、検査の受診率向上に寄与する可能性が示されています[2]。

2. 十分なエビデンス
　腸管前処置を軽減した大腸CTの精度検証が行われるようになってきました[3]。精度が担保されていることは重要な利点です。

3. 前処置や検査スケジュールの調整が可能
　本書では在宅での低用量洗浄剤・下剤を中心に紹介しています。けれども、受診者や施設の都合によって、午前中に院内で前処置を行って、午後に検査を行うこともできます。つまり、前処置を在宅か院内で行うか、検査時間を午前とするか午後とするかという調整が可能です。受診者に検査の開始時間や前処置の場所の選択してもらうことも可能です。施設にとっては、前処置にかかわるスタッフやトイレ設備、在宅前処置のサポート体制の有無、検査を組むことができる時間帯などを勘案して検査体制を組むこともできます。

▶ 欠点

1. 読影の難易度
　通常用量の前処置よりも、固形残渣の割合が増えるために読影の難易度がやや上がります。ただし、十分な読影技術があれば精度の高い検査が可能です[3]。

2. 受診者の管理とサポート体制
　検査前日に腸管前処置を行う場合には、事前の準備が煩雑になります。受診者が前処置を正しく行えるように十分に説明し、在宅での前処置の実施をサポートする体制が必要になります。Recipe 25の説明書を活用するとよいでしょう。まれではありますが、ヨードアレルギーが生じた場合の連絡先やその際の受診方法についてもあらかじめ説明しておかなければなりません。
　前処置が正しく行えていない場合には、検査精度が低下する場合があります。前処置を理解することが難しい受診者では、院内で低用量前処置を行います。

3. 前日の行動制限
　用量が少ないとはいえ、洗浄剤・下剤の使用に伴い下痢や軟便を起こします。個人差がありますが、排便状況によっては前日の行動が制限されてしまうことがあります。前処置を行っている間は、トイレにアクセスできる環境で過ごしてもらうよう受診者に説明しておきましょう。

（木島茂喜）

<文献>
1) Nagata K et al：Full-laxative Versus minimum-laxative fecal-tagging CT colonography using 64-detector-row CT：prospective blinded comparison of diagnostic performance, tagging quality, and patient acceptance. Acad Radiol 16(7)：780-789, 2009
2) Stoop EM et al：Participation and yield of colonoscopy versus non-cathartic CT colonography in population-based screening for colorectal cancer：a randomised controlled trial. Lancet Oncol 13(1)：55-64, 2012
3) 歌野健一 ほか：低用量PEG-CM法を用いた大腸3D-CT−多施設共同臨床試験による精度検証報告−. 第72回日本医学放射線学会総会抄録集 S268, 2013

point!

- 受診者の負担軽減が最大の利点です。
- 読影の難易度が上がります。

RECIPE 024

前処置はどうすればいいの？
▶低用量腸管洗浄剤、下剤前処置

低用量腸管洗浄剤、下剤前処置のスケジュール

▶ 低用量PEG-CM法[1～3]

検査前日（在宅前処置）　タギング製剤として少量のイオン性ヨード造影剤（ガストログラフイン®）とポリエチレングリコール（ニフレック®）溶液800mLを内服する方法（国際特許出願番号 WO2012046847 A1：**図1**）[1,2]。380mLのニフレック®溶液に20mLのガストログラフイン®を混ぜた400mLのPEG-C溶液を朝食後と夕食後の2回内服します。補助的に消化管運動機能改善剤のモサプリドクエン酸塩（ガスモチン®）と緩下剤のピコスルファートナトリウム水和物（ラキソベロン®）を併用します[3]。タギングを確実に行うために、内服開始から翌日の検査までの排便回数が合計4回以上あることを確認してください（Recipe 30参照）。

ニフレック®の用量が少ないため強い便意は少なく、日常生活や仕事は通常通り可能なことが多いです。ただし、排便習慣は個人差があること、いつもより排便回数が多くなること、そしてトイレにアクセスできる環境で過ごしていただくよう受診者に説明する必要があります。また、強い腹痛や嘔吐などの症状があれば内服を中止し、連絡をしてもらいます。

前日の食事については、低残渣食の指導あるいは検査食を使用することで、固形残渣が減量し読影の負担が軽減されます。ただし、通常食でもタギングはされているので読影自体は可能です。21時以降は絶食となります。

検査当日　検査当日は水分のみ。前処置は前日に終了しているために、検査開始時間は任意に決めることが可能です。ただし、遅い時間の検査開始の際には、脱水などに十分注意する必要があります。

低用量PEG-CM法を院内前処置として、検査当日に実施することも可能ですが、その場合には前処置の開始をなるべく早くする必要があります。

▶ 高張MP-C法[4]

検査前日　タギング製剤として少量のイオン性ヨード造影剤（ガストログラフイン®）とクエン酸マグネシウム高張液（マグコロールP®）180mLを内服する方法（**図2**）[4]。朝食後にガストログラフイン®20mL、続いて水500mLを内服します。昼食後も同様です。夕食後にガストログラフイン®40mL、続いてマグコロールP®1包（50g）を水に溶解し全量を約180mLとした高張液を内服します。補助的に消化管運動機能改善剤を併用しても構いません[3]。タギングを確実に行うために、

<文献>
1) 永田浩一ほか：大腸3D-CTにおける低用量腸管前処置法−臨床応用を検討したpreliminary study−. 日消がん検診誌 50(5)：508-519, 2012
2) 歌野健一ほか：低用量PEG-CM法を用いた大腸3D-CT−多施設共同臨床試験による精度検証報告−. 第72回日本医学放射線学会総会抄録集 S268, 2013
3) 永田浩一ほか：大腸3D-CTにおける消化管運動促進薬を併用した腸管前処置法の有効性. 日本大腸検査学会誌 29(2)：49-53, 2013
4) 永田浩一ほか：大腸CTを用いた大腸がん検診. 臨牀消化器内科 29(10)：1337-1346, 2014

内服開始から翌日の検査までの排便回数が合計4回以上あることを確認してください（**Recipe 30**参照）。

　日中は洗浄剤・下剤を内服しないため、日常生活や仕事に支障ありません。夕食後に下剤を内服するため、夜間に排便を催すことを説明します。強い腹痛や嘔吐などの症状があれば内服を中止し、連絡をしてもらいます。前日の食事については、低残渣食の指導あるいは検査食を使用することで、固形残渣が減量し読影の負担が軽減されます。ただし、通常食でもタギングはされているので読影自体は可能です。21時以降は絶食となります。

検査当日　検査当日は水分のみ。前処置は前日に終了しているために、検査開始時間は任意に決めることが可能です。ただし、遅い時間の検査開始の際には、脱水などに十分注意する必要があります。

（永田浩一）

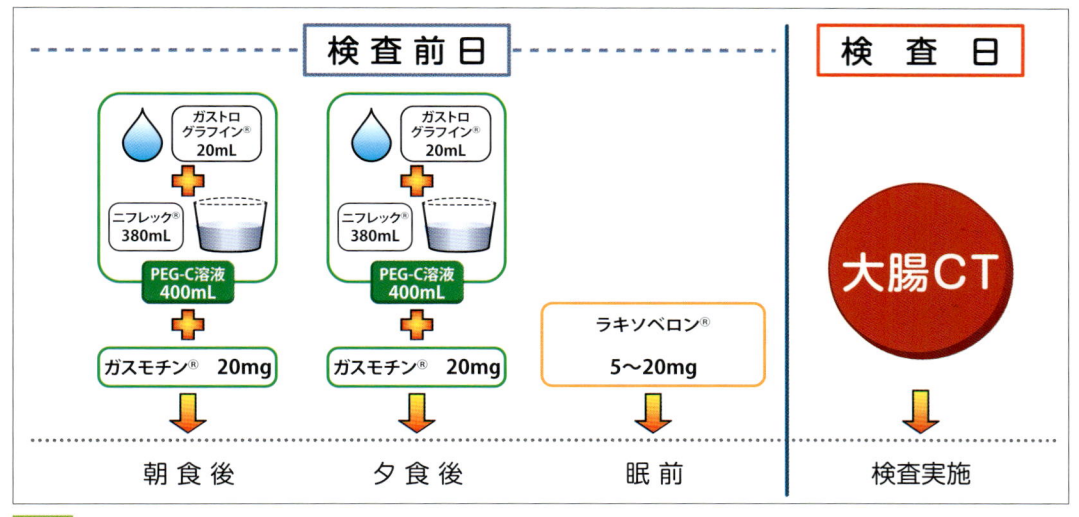

図1　低用量PEG-CM法

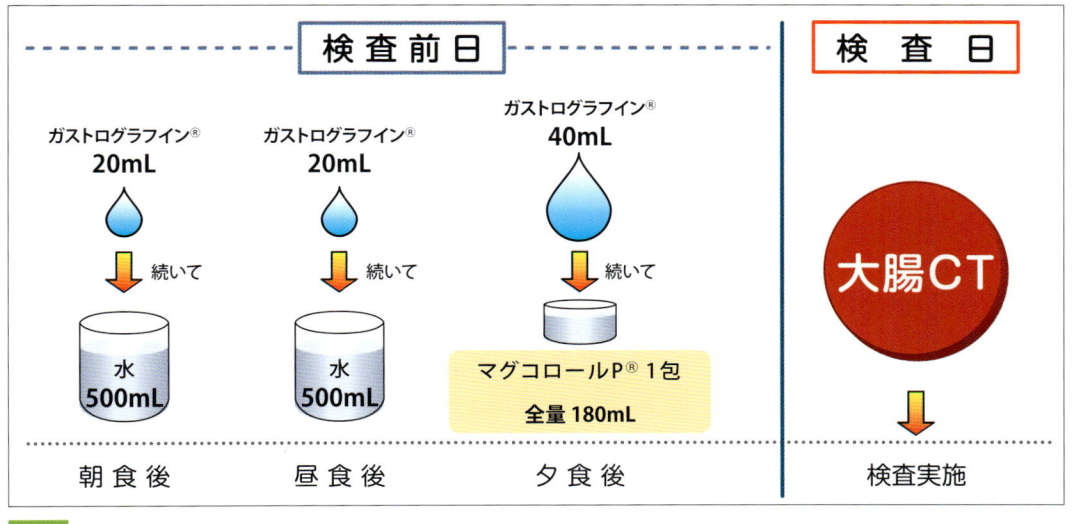

図2　高張MP-C法

前処置はどうすればいいの？
▶低用量腸管洗浄剤、下剤前処置

RECIPE 025

低用量腸管洗浄剤、下剤前処置の説明書サンプル

DL
P207よりサンプルデータをダウンロードできます。

▶ 低用量PEG-CM法

確認・実施をしたら☑チェックを入れてください。

検査前日（　月　日）

☐前日の食事は低残渣食や検査食をお願いすることがあります。
☐排便回数や便の状態を検査スタッフが確認します。内服開始から検査開始までの排便回数を記録してください。排便後、便の状態も確認してください。
☐朝食後、洗浄剤に造影剤を混ぜたお薬（PEG-C溶液400mL）を飲んでください。
その後、ガスモチン®錠5mgを4錠（合計20mg）内服してください。
☐昼食後はお薬を飲みません。
☐夕食後、下剤に造影剤を混ぜたお薬（PEG-C溶液400mL）を飲んでください。
その後、ガスモチン®錠5mgを4錠（合計20mg）内服してください。
☐夜9時以降は絶食です。飴玉やガムは食べて構いませんが、ガムは飲み込まないでください。水分として、水、茶、スポーツ飲料、サイダー、コーラ、ミルクが入っていないコーヒーや紅茶（砂糖は可）は飲んでいただいて構いません。牛乳などの乳製品は飲まないでください。
☐寝る前にラキソベロン®内用液0.75%を内服してください。なお、下剤を常用している方は、本液の内服に関わらず、常用下剤もあわせて内服してください。

検査当日（　月　日）

☐なるべく排便してご来院ください。水のような便〜軟便が出ることが多いです。大腸内視鏡検査と異なり、透明の水様便にならなくても検査が可能です。精度に影響はありませんのでご安心ください。
☐現在の内服薬を確認してください。検査日にも薬を内服するかどうかについて、事前に主治医の先生とご相談ください。検査が終わるまでは、糖尿病の薬は内服しないでください。
☐朝食は取らないで来院してください。検査が終わるまで、絶食となります。少量の水分は飲んでいただいて構いません。水、茶、スポーツ飲料、サイダー、コーラ、ミルクが入っていないコーヒーや紅茶（砂糖は可）は飲んでいただいて構いません。

▶ 高張MP-C法

確認・実施をしたら☑チェックを入れてください。

検査前日（　月　日）

- □ 前日の食事は低残渣食や検査食をお願いすることがあります。
- □ 排便回数や便の状態を検査スタッフが確認します。内服開始から検査開始までの排便回数を記録してください。排便後、便の状態も確認してください。
- □ 朝食後、造影剤20mL（下剤ではありません）をお飲みください。
  引き続き、お水を500mL（1時間以内で）お飲みください。
- □ 昼食後、造影剤20mL（下剤ではありません）をお飲みください。
  引き続き、お水を500mL（1時間以内で）お飲みください。
- □ 夕食後、造影剤40mLをお飲みください。
  引き続き、下剤マグコロールP®を水に溶かして飲みます。コップにお水を150mL入れて、そこにマグコロールP®（袋に入った粉薬）1包をかき混ぜながら溶かします。30分以内で飲んでください。
- □ 夜9時以降は絶食です。飴玉やガムは食べて構いませんが、ガムは飲み込まないでください。
- □ 脱水にならないように十分に水分をお取りください。水分として、水、茶、スポーツ飲料、サイダー、コーラ、ミルクが入っていないコーヒーや紅茶（砂糖は可）は飲んでいただいて構いません。牛乳などの乳製品は飲まないでください。
- □ 便秘の方は眠前に下剤を内服してください。

検査当日（　月　日）

- □ なるべく排便してご来院ください。水のような便〜軟便が出ることが多いです。大腸内視鏡検査と異なり、透明の水様便にならなくても検査が可能です。精度に影響はありませんのでご安心ください。
- □ 現在の内服薬を確認してください。検査日にも薬を内服するかどうかについて、事前に主治医の先生とご相談ください。検査が終わるまでは、糖尿病の薬は内服しないでください。
- □ 朝食は取らないで来院してください。検査当日は検査が終わるまで、絶食となります。少量の水分は飲んでいただいて構いません。水、茶、スポーツ飲料、サイダー、コーラ、ミルクが入っていないコーヒーや紅茶（砂糖は可）は飲んでいただいて構いません。

（永田浩一）

前処置はどうすればいいの？
▶腸管洗浄剤、下剤を使用しない前処置

RECIPE 026

腸管洗浄剤、下剤を使用しない前処置の方法

▶ 前処置の概要

　腸管前処置として洗浄剤・下剤は使用せず、タギングだけを行う方法です。洗浄剤・下剤を使用しないという点では受診者の受容性は最も高くなり、超高齢者など洗浄剤・下剤の内服が困難な受診者に特に有用です。他の全大腸精密検査にはない先進的な前処置方法ですが、固形残渣が多くなるために読影が難しく臨床応用は慎重に判断する必要があります。また、洗浄剤・下剤を使用しない代わりに、2〜3日間の造影剤の内服が必要で、前処置としては長時間を要します。しかし、大腸精密検査で最も辛い過程の1つである洗浄剤・下剤の内服を省略できる利点は大きく、腸管前処置の新たな選択肢となっていくと考えられます。いくつかの臨床研究が行われており、比較的良好な検査精度が報告されています[1〜4]。

▶ 前処置の流れ

検査前日まで　タギング目的でヨード造影剤を食事の際に服用します。
　Dry法[1]やDry変法[2]では検査の3日前から毎食前にイオン性ヨード造影剤（ガストログラフィン®）5mLずつを3日間内服します。食事は低残渣食です。
　Zueco Zuecoらの方法[3]では、水250mLにガストログラフィン®7.5mLを溶解したものを2日前の昼食、午後のおやつ、そして夕食時の3回、検査前日は朝食、午前のおやつ、昼食、午後のおやつ、そして夕食時の5回服用します。つまり、ガストログラフィン®合計60mLを2日間で8回に分けて内服することになります。食事は3日前と2日前は低残渣食、前日は流動食とし、1日あたり2L以上の飲水をとるように指導します。
　Zalisらの方法[4]では、検査前2日より300mg/mLの非イオン性ヨード造影剤5mLを水300mLに溶解したものを朝食、午前のおやつ、昼食、午後のおやつ、そして夕食時に内服します。検査当日は、300mg/mLの非イオン性ヨード造影剤15mLを水900mLに溶解したものを内服します。食事については、2日前は低残渣食、前日は繊維が含まれない検査食、そして検査当日は絶食とします。また、1日あたり300mLの飲水を2回とるように指導します。
　検査日の朝は絶食です。来院後、脱水など受診者の体調に問題がないか、バイタルサインを確認して検査を開始します。　　（木島茂喜）

<文献>
1) Bielen D et al：Dry preparation for virtual CT colonography with fecal tagging using water-soluble contrast medium：initial results. Eur Radiol 13(3)：453-458, 2003
2) Nagata K et al：Full-laxative versus minimum-laxative fecal-tagging CT colonography using 64-detector row CT：prospective blinded comparison of diagnostic performance, tagging quality, and patient acceptance. Acad Radiol 16(7)：780-789, 2009
3) Zueco Zueco C et al：CT colonography without cathartic preparation：positive predictive value and patient experience in clinical practice. Eur Radiol 22(6)：1195-1204, 2012
4) Zalis ME et al：Diagnostic accuracy of laxative-free computed tomographic colonography for detection of adenomatous polyps in asymptomatic adults：a prospective evaluation. Ann Intern Med 156(10)：692-702, 2012

point!

- 大腸CTでは洗浄剤・下剤を使用せずに検査ができます。
- 固形残渣が増えるために読影が難しいです。
- 2〜3日前から食事制限とヨード造影剤の内服が必要です。

前処置はどうすればいいの？
▶腸管洗浄剤、下剤を使用しない前処置

RECIPE 027

腸管洗浄剤、下剤を使用しない前処置の利点と欠点

▶利点

1. 洗浄剤・下剤の内服が不要
洗浄剤・下剤を使わないため、これら薬剤の内服に伴う負担がありません。大量の腸管洗浄剤・下剤が飲めないあるいは内服に伴う苦痛が大きい受診者にとっては画期的な前処置です。イオン性ヨード造影剤（ガストログラフイン®）には緩下作用がありますが、洗浄剤も下剤も使用しないため強い下痢はほとんどありません。

2. 洗浄剤・下剤を使用しにくい高齢者への活用が可能
高齢者では洗浄剤による誤嚥性肺炎のリスクがありますし、前処置に必要な量の洗浄剤・下剤を内服すること自体が困難な場合があります[1]。また、前処置が苦痛なため検査に消極的な高齢者も少なくありません。洗浄剤・下剤を使用しないことで、高齢者に大腸精密検査を受けてもらうためのハードルを下げることができます。

3. 拘束時間が短い
腸管前処置は在宅で行われるため、来院後すぐに検査を開始することができます。在院時間は少なくて済みます。健常者を対象とする任意型検診では、拘束時間が短いことは受診者の受容性を上げる重要な因子です。

▶欠点

1. 読影の難易度
洗浄剤や下剤を一切使わないため、腸管内残渣のほとんどが固形残渣となり、読影の難易度が上がります。ただし、固形残渣はタギングされているので、病変と残渣との鑑別は可能です。Zalisらは、コンピュータ支援診断（CAD）を活用することで、良好な成績であったことを報告しています[2]。CADが併用できない場合は、病変と残渣の鑑別のため3D像と2D像を頻繁に見比べなければならないため、読影が煩雑となり読影時間も長くなることに注意が必要です。なお、2015年8月現在、本邦で薬事承認されている大腸CT用のCADはありません。

2. 前処置の期間が長く煩雑
2～3日前から、造影剤の内服や食事制限が必要となります。良好なタギングがなされなければ、この前処置法は成り立ちません。残渣と造影剤がきちんと混合するために、前処置は2～3日前から行う必要があります。食事制限や長時間の前処置は受診者の受容性を下げることになりますので、受診者の状態や好みを勘案して前処置を選択してもらう方がいいでしょう。

（木島茂喜）

<文献>
1) 永田浩一ほか：超高齢者に対する大腸検査-大腸CTの有用性. Intestine 19(1)：81-83, 2015
2) Zalis ME et al：Diagnostic accuracy of laxative-free computed tomographic colonography for detection of adenomatous polyps in asymptomatic adults：a prospective evaluation. Ann Intern Med 156(10)：692-702, 2012

point!

- 洗浄剤・下剤を使用しない方法は超高齢者や前処置に伴う下痢に対して抵抗が強い受診者に有用です。
- 読影の難易度が上がる点や前処置が煩雑になる点に注意が必要です。

前処置はどうすればいいの？
▶腸管洗浄剤、下剤を使用しない前処置

RECIPE 028

腸管洗浄剤、下剤を使用しない前処置のスケジュール

▶ Dry法[1]

検査3日前～前日

タギング製剤として少量のイオン性ヨード造影剤（ガストログラフイン®）をコップ1杯の水に溶解して食前に内服します（**図1**）[1]。検査食は使用せず、低残渣食（チーズ、卵、肉、魚、ミルク、パスタ、白いパンなど）の指導をします。Dry変法では、補助的にピコスルファートナトリウム水和物（ラキソベロン®）を少量使用します[2]。

▶ Zueco Zuecoらの方法[3]

検査3日前～前日

検査2日前は水250mLにイオン性ヨード造影剤（ガストログラフイン®）7.5mLを溶解したものを昼から3回、検査前日は朝から5回内服します（**図2**）[3]。食事制限は3日前から始めて、検査3日前と2日前は低残渣食（検査食ではない）とし、前日は流動食とします。また、1日当たり2L以上の飲水摂取を指導します。

▶ Zalisらの方法[4]

検査2日前～当日

検査2日前と前日は非イオン性ヨード造影剤5mLを水300mLに溶解したものを5回ずつ、当日は造影剤15mLを水900mLに溶解したものを内服します（**図3**）[4]。食事については、2日前は低残渣食、前日は繊維が含まれない検査食、そして検査当日は絶食とします。1日に2回の飲水300mLを指導します。

（永田浩一）

<文献>
1) Bielen D et al：Dry preparation for virtual CT colonography with fecal tagging using water-soluble contrast medium：initial results. Eur Radiol 13(3)：453-458, 2003
2) Nagata K et al：Full-laxative versus minimum-laxative fecal-tagging CT colonography using 64-detector row CT：prospective blinded comparison of diagnostic performance, tagging quality, and patient acceptance. Acad Radiol 16(7)：780-789, 2009
3) Zueco Zueco C et al：CT colonography without cathartic preparation：positive predictive value and patient experience in clinical practice. Eur Radiol 22(6)：1195-1204, 2012
4) Zalis ME et al：Diagnostic accuracy of laxative-free computed tomographic colonography for detection of adenomatous polyps in asymptomatic adults：a prospective evaluation. Ann Intern Med 156(10)：692-702, 2012

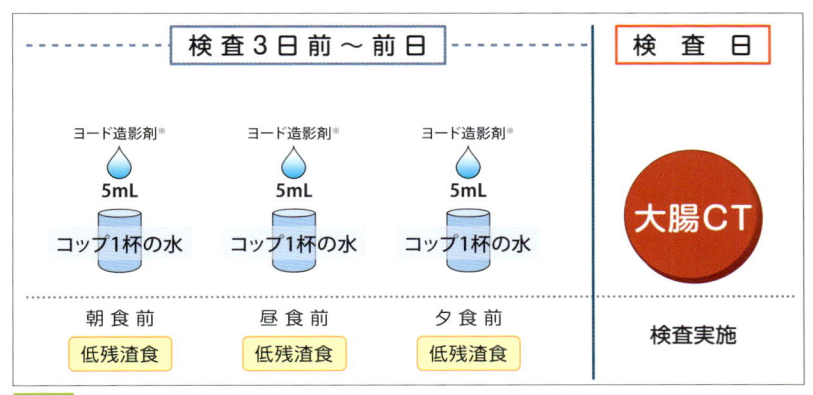

図1　Dry法
※：「ヨード造影剤」はガストログラフイン®です。

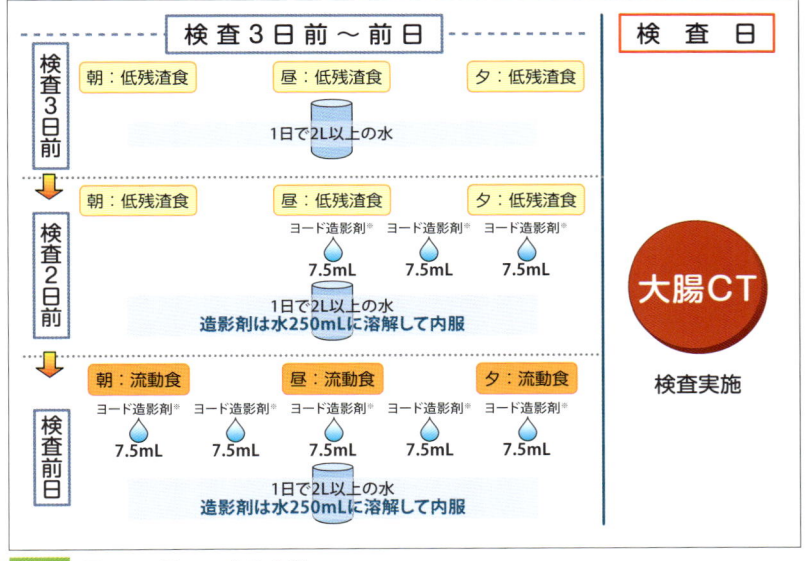

図2　Zueco Zuecoらの方法
※：「ヨード造影剤」はガストログラフイン®です。

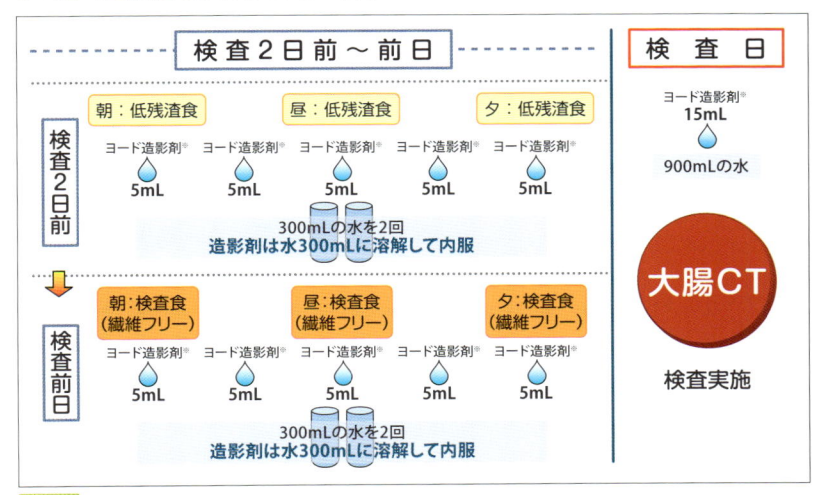

図3　Zalisらの方法
※：「ヨード造影剤」は非イオン性ヨード造影剤です。

前処置はどうすればいいの？
▶腸管洗浄剤、下剤を使用しない前処置

RECIPE 029

腸管洗浄剤、下剤を使用しない前処置の説明書サンプル

▶ Dry変法[1)]

腸管洗浄剤、下剤を使用しない前処置で検査を実施した場合、読影が難しくなる背景を踏まえまして、日本で臨床応用実績のある「Dry変法」の説明書サンプルのみご紹介します。

確認・実施をしたら☑チェックを入れてください。

検査3日前（　月　日）

- ☐食事は低残渣食または検査食となります。
- ☐排便回数を検査スタッフが確認します。内服開始から検査開始までの排便回数を記録してください。
- ☐朝食前、造影剤5mLをコップ1杯のお水とともに飲んでください。
- ☐昼食前、造影剤5mLをコップ1杯のお水とともに飲んでください。
- ☐夕食前、造影剤5mLをコップ1杯のお水とともに飲んでください。

検査2日前（　月　日）

- ☐食事は低残渣食または検査食となります。
- ☐朝食前、造影剤5mLをコップ1杯のお水とともに飲んでください。
- ☐昼食前、造影剤5mLをコップ1杯のお水とともに飲んでください。
- ☐夕食前、造影剤5mLをコップ1杯のお水とともに飲んでください。

検査前日（　月　日）

- ☐食事は低残渣食または検査食となります。
- ☐朝食前、造影剤5mLをコップ1杯のお水とともに飲んでください。
- ☐昼食前、造影剤5mLをコップ1杯のお水とともに飲んでください。
- ☐夕食前、造影剤5mLをコップ1杯のお水とともに飲んでください。

夜9時以降は絶食です。飴玉やガムは食べて構いませんが、ガムは飲み込まないでください。水分として、水、茶、スポーツ飲料、サイダー、コーラ、コーヒーや紅茶（砂糖は可）は飲んでいただいて構いません。

寝る前にラキソベロン®内用液0.75%を内服してください。なお、下剤を常用している方は、本液の内服に関わらず、常用下剤もあわせて内服してください。

検査当日（　月　日）

- ☐なるべく排便してご来院ください。大腸内視鏡検査と異なり、水様便にならなくても検査が可能です。
- ☐現在の内服薬を確認してください。検査日にも薬を内服するかどうかについて、事前に主治医の先生とご相談ください。検査が終わるまでは、糖尿病の薬は内服しないでください。
- ☐朝食は取らないで来院してください。検査が終わるまで、絶食となります。少量の水分は飲んでいただいて構いません。

（永田浩一）

<文献>
1) Nagata K et al：Full-laxative versus minimum-laxative fecal-tagging CT colonography using 64-detector row CT：prospective blinded comparison of diagnostic performance, tagging quality, and patient acceptance. Acad Radiol 16(7)：780-789, 2009

前処置はどうすればいいの？

RECIPE 030

前処置の判断と うまくいかないときの対応は？

　大腸CTの腸管前処置では、大腸内視鏡のように完全に腸管を洗浄する必要はありません。造影剤が残渣内に行きわたってタギングが十分な状態であれば検査が可能です。ただし、読影の負担軽減のために腸管内残渣が液状になった方が好ましいとされます。検査が可能か否かの判断、そして追加前処置が必要な場合の対応を身につけましょう。

▶ 通常用量〜低用量 腸管前処置の場合の判断

1. 造影剤が腸管洗浄剤・下剤の全量に溶解されていない場合（PEG-C法など：Recipe 18〜21参照）

　この方法では前処置の前半は腸管洗浄を目的としているために造影剤が含まれていません。そのため、撮影のタイミングが早すぎると造影剤が全大腸に行きわたっていない場合があります。造影剤が直腸に到達した目安として、排便回数が合計8回以上、あるいは内服終了してから2時間程度の間隔をおいてから検査を開始します。

　平山らは、PEG-C法後半に内服するPEG-C溶液にインジゴカルミンを混和して前処置を行う、あるいはインジゴカルミン含有カプセルを内服することで、造影剤が直腸に達したタイミングを判断できるタイミングチェッカー（特許公開番号2013-060441）を考案しています[1]。つまり、インジゴカルミンにより排便の色調変化（青あるいは緑）が確認できた時点を撮影開始のタイミングとしてチェックするという方法です。

2. 造影剤が腸管洗浄剤・下剤の全量に溶解されている場合（MP-C法や低用量PEG-CM法など：Recipe 18〜25参照）

　排便回数が合計4回以上、あるいは排便の性状がスコア3以上（**図1**）であれば検査を開始することができます。低用量の場合は水様便ではなく軟便程度にしか性状が変化しない場合がありますが、排便が4回以上あれば多くの場合タギングは十分となっています。ただし、コロコロした便が少量しかない場合など追加で前処置が必要な場合もありますので、問診を丁寧に行うなど総合的に判断してください。

▶ 腸管洗浄剤・下剤を 使用しない場合の判断

　検査の2〜3日前より造影剤を内服しますが、前処置開始前の腸管内残渣が排便される必要があります。つまり、少なくとも前処置開始後に2〜3回以上の排便が必要です。ガストログラフイン®には緩下作用があるものの水様便にならないことも多く、排便スコア（**図1**）が1程度でもタギングは通常十分となっています。排便スコアで検査の可否を判断することはできないことも多いため、排便回数をきちんと把握する必要があります。

<文献>
1) 平山眞章 ほか：便標識大腸3D-CT colonographyにおける撮影開始タイミング. 日本大腸肛門病学会誌 66(5)：371, 2013

前処置はどうすればいいの？　**RECIPE 030**

▶ 追加前処置の可否について

　排便回数が少ない場合には、排便障害をきたす器質的疾患の有無を判断することが大切です。腫瘍性病変による腸管狭窄のために排便がない場合もあります。腸管に高度狭窄がある場合、むやみに腸管洗浄剤や下剤を追加することは腸閉塞や腸管穿孔といった深刻な合併症を起こす危険があります（**Recipe 84**参照）。受診者の自覚症状や腹部所見をきちんと診察しましょう。必要に応じて腹部単純写真を追加するなど、追加前処置の可否について慎重に判断してください。

▶ 追加前処置の方法

　追加前処置の際は、腸管洗浄剤・下剤の用量が増えるので、医師や看護師の監視下で実施します。追加前処置として、PEG-C溶液400mL（ニフレック®溶液380mLにガストログラフイン®20mLを加えたもの）あるいはMP-C溶液400mL（マグコロールP®等張液380mLにガストログラフイン®20mLを加えたもの）などを30分程度かけて内服します。数回の排便が見られれば検査を開始します。なお、腸管前処置が十分でない場合に、浣腸、座剤あるいは造影剤を含まない下剤の追加は、タギング不良の原因となるので原則として行いません。

（永田浩一）

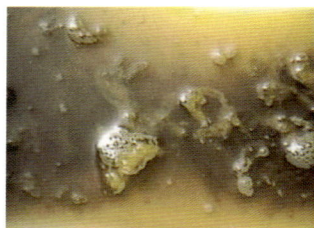

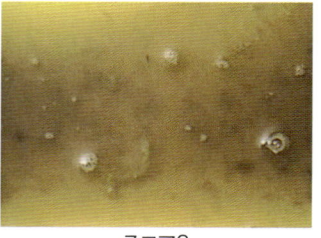

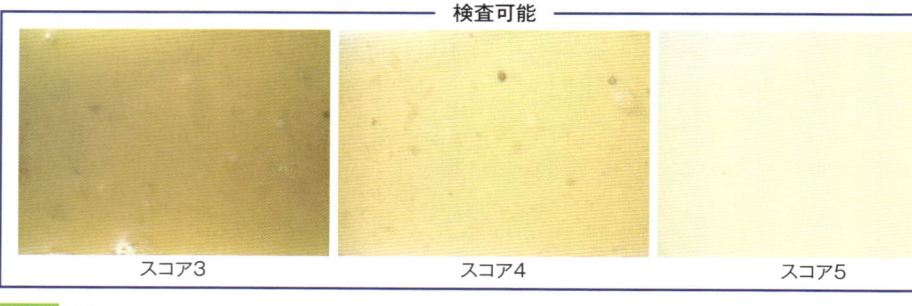

スコア1　　　　　　　　　　スコア2

―― 検査可能 ――

スコア3　　　　　　スコア4　　　　　　スコア5

図1　排便スコア
- スコア1　固形便が目立つ。
- スコア2　固形残渣が少量混じる。
- スコア3　透明ではないがほぼ水様便
- スコア4　有色透明の水様便
- スコア5　無色透明の水様便

造影剤が腸管洗浄剤・下剤の全量に溶解されている腸管前処置では、スコア3以上になればタギングされた液体残渣となり、検査の実施が可能です。造影剤が腸管洗浄剤・下剤の全量に溶解されていない場合や腸管洗浄剤・下剤を使用しない場合には、腸管スコアで検査の可否を判断することはできません（マグコロールP®のチェックシートより改変）。

point!

- 排便回数や排便状態を把握しましょう。
- 排便がない場合には、腸管狭窄の存在も疑いましょう。
- 追加前処置はPEG-C溶液やMP-C溶液400mLが有効です。

前処置はどうすればいいの？ **RECIPE 031**

鎮痙剤は必要？

▶ 大腸精密検査における鎮痙剤の使用

大腸内視鏡検査やバリウム注腸X線検査では、前投薬としてブチルスコポラミン臭化物あるいはグルカゴンの注射液が使用されることが多いです。鎮痙剤の使用はスコープやバリウムによる物理的刺激、そして検査時間の長さなどに起因する腸管蠕動やスパスムを予防することに有効で、検査の円滑な実施や診断精度の向上に貢献します。一方、大腸CT検査は細い専用カテーテルでガスを送気するだけで、そのうえ検査時間も短く腸管への刺激が少ないです。さらに、大腸CTの腸管前処置が軽減されるようになってきたことも侵襲の低減に寄与しています。このような検査特性の違いを背景に、大腸CTに鎮痙剤は必要なのか議論されてきました。

▶ 大腸CTにグルカゴンは必要か？

大腸CTにおけるグルカゴンの有用性は否定的です[1,2]。腸管拡張の改善が見られないだけでなく、回盲弁の弛緩による小腸へのガス流入に伴う受診者の受容性を下げる原因にもなり得ることに注意しましょう[3]。大腸CTにおけるグルカゴンの使用は推奨されません。

▶ 大腸CTにブチルスコポラミン臭化物は必要か？

米国ではブチルスコポラミン臭化物はFDA（米国食品医薬品局）で承認されていないため、大腸CTでも当然使用されていません。マサチューセッツ総合病院が中心となって実施された大腸CTの多施設共同臨床試験ではグルカゴンはもちろんブチルスコポラミン臭化物も使用していませんが良好な成績でした[4]。ブチルスコポラミン臭化物の有無で腸管拡張に差があるのか前向き無作為化試験で比較した報告でも、ブチルスコポラミン臭化物の腸管拡張の改善効果は否定されています[5]。大腸CTにおけるブチルスコポラミン臭化物の使用は推奨されません。

（永田浩一）

<文献>
1) Yee J et al：The usefulness of glucagon hydrochloride for colonic distention in CT colonography. AJR Am J Roentgenol 173(1)：169-172, 1999
2) Morrin MM et al：CT colonography：colonic distention improved by dual positioning but not intravenous glucagon. Eur Radiol 12(3)：525-530, 2002
3) 永田浩一ほか：大腸3D-CT検査で良好な腸管拡張を得るために鎮痙剤は必要か? 日本大腸肛門病会誌 63(3)：127-133, 2010
4) Zalis ME et al：Diagnostic accuracy of laxative-free computed tomographic colonography for detection of adenomatous polyps in asymptomatic adults：a prospective evaluation. Ann Intern Med 156(10)：692-702, 2012
5) Nagata K et al：Colonic distension at CT colonography：randomized evaluation of both IV hyoscine butylbromide and automated carbon dioxide insufflation. AJR Am J Roentgenol 204(1)：76-82, 2015

point!
● 鎮痙剤の使用は推奨されません。

前処置はどうすればいいの？

RECIPE 032

検査食は必要？

▶ 大腸精密検査における検査食の使用

　バリウム注腸X線検査の前処置には、Brown GRが開発したブラウン法[1]の変法がよく用いられます。この方法は、非脂肪性で残渣の少ない食事、多量の水分補給、クエン酸マグネシウムの内服、そして接触性刺激性下剤の内服を特徴としています。多量の腸管洗浄剤や下剤を内服しないことから食事内容を調整する必要があります。このため、検査食が頻用されます。

　大腸内視鏡検査の腸管前処置は、ポリエチレングリコール溶液やクエン酸マグネシウム等張液を2L程度内服する方法が一般的です。ブラウン変法に比べて強力に腸管を洗浄するため、厳しい食事制限や検査食は不要という意見もあります。しかし、高齢者や便秘傾向の受診者では残渣が残りやすく、また一般の受診者でもより完全な腸管洗浄とするため、あるいは洗浄液の内服量を低減する目的で、食事を制限したり検査食を用いたりすることが一般的です。

　一方、大腸CTではタギングがきちんとされれば、正確な検査が可能です（Recipe 15、16参照）。注腸X線検査や大腸内視鏡検査では、脂肪を摂取すると胆汁分泌が多くなり腸管内残液が黄色くなる、あるいは脂肪による残渣が腸壁にへばりつくなどの理由で、脂肪の多い食事や乳製品を控えます。大腸CTでは脂肪性残渣が水溶性造影剤と混合すれば問題ないため、非脂肪性の食事にする必要がありません。さらに、注腸X線検査や大腸内視鏡検査では、固形残渣は診断の支障となり得ますが、大腸CTでは固形残渣があってもタギングされていれば診断上問題ありません（図1）。

▶ 大腸CTに検査食は必要か？

　残渣が少なければ3次元読影が容易になるので、検査食の活用は有用です。しかし、注腸X線検査や大腸内視鏡検査のように厳密に低残渣・低脂肪食にする必要は必ずしもありません。受診者のコスト負担も増加します。検査食を使用しなくても、残渣が多い食品を避けるように指導をするだけでも問題ありません。

　日本の大規模臨床試験であるJANCTでは通常用量の腸管前処置（PEG-C前処置）が行われ、前日の食事制限はありませんでした（Recipe 18、19参照）。続いて実施された臨床試験

<文献>
1) Brown GR：A new approach to colon preparation for barium enema：preliminary report. Med Bull (Ann Arbor) 27：225-230, 1961

UMIN6665では、低用量の腸管前処置（PEG-CM法）が採用されたため低残渣食の受診者指導は行うこととしましたが、検査食は使用されませんでした（**Recipe 22、23**参照）。

以上から検査食を活用するか否かについては、読影の手間や読影技術など施設の状況を勘案して検討するのが良いでしょう。

（永田浩一）

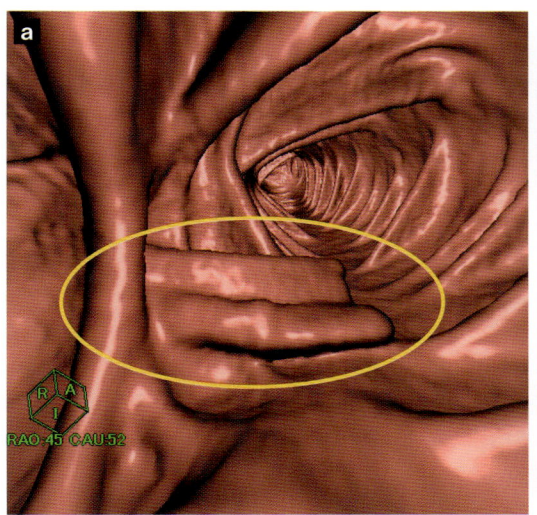

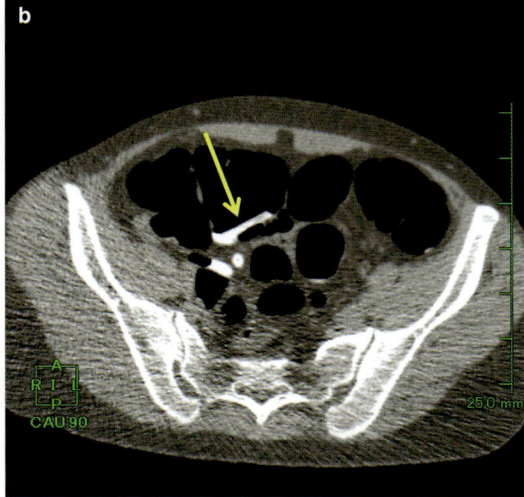

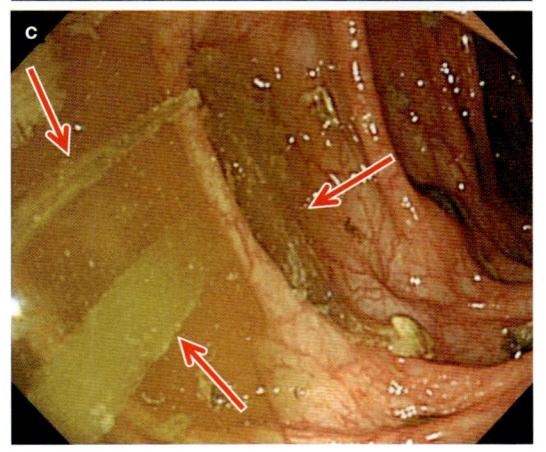

図1　低用量腸管前処置における固形残渣の1例
a 大腸CTの内視鏡類似像でスティック状の領域を認めます（丸囲い）。
b 横断像でスティック状の領域は白くタギングされており（矢印）、固形残渣と判断が可能です。
c 大腸CTで別の部位に病変が指摘されたため、続いて大腸内視鏡を実施したところ、スティック状の野菜残渣を認めました（矢印）。

point!

● 検査食は必須ではありません。
● 読影技術やコストなど勘案して、検査食の活用を検討しましょう。

前処置はどうすればいいの？

RECIPE 033

内服薬の中止は必要？

▶ 大腸CTと内服薬

　便潜血陽性者では高齢者や既往歴のある方が多く、複数の薬剤を内服している場合が多いでしょう。実際に検査を始めるにあたって、どのような場合に内服薬を中止したらよいか、判断に迷うことがあります。内服薬の中止もしくは減量が必要になるのは絶食の影響が考えられる糖尿病患者の場合です。ワーファリンやバイアスピリンなどの抗血小板薬や抗凝固薬の内服は、大腸CTだけを予定しているのであれば中止の必要はありません。ただし、当日中に内視鏡を施行する可能性がある場合はこの限りではありません。生検などをする場合、出血のリスクがありますので中止の必要があります。内視鏡ガイドライン[1]に準じて内服の中止を行う必要があります。高血圧、心臓病、脳疾患、精神疾患、気管支喘息、甲状腺疾患などの薬は中止すると病状が悪化する可能性があるので、検査当日も内服を継続します。

▶ 内服薬の中止の必要がある場合

1. 糖尿病患者の場合

　検査当日は絶食となりますので、糖尿病患者では絶食することに対応した内服薬やインスリンの管理が必要になります。経口糖尿病薬を通常通り内服してしまうと低血糖のリスクがあります。糖尿病患者では、患者によって低血糖のなりやすさが違いますので、事前に内分泌内科主治医に受診していただき、必要量の確認をしてもらいます。インスリンも同様に必要量を確認する必要があります。また、低血糖になりやすい患者では、検査時にブドウ糖などを持参してもらうようにします。

2. 造影CTの場合

　通常のスクリーニング目的での大腸CTでは、経静脈的な非イオン性ヨード造影剤を使う必要はありません。腸管外病変の評価に対しても臨床的に重要な所見を増加させなかったと報告されています[2]。ただし、術前CTや

<文献>
1) 日本消化器内視鏡学会抗血栓薬服用者に対する消化器内視鏡診療ガイドライン作成委員会：抗血栓薬服用者に対する消化器内視鏡診療ガイドライン. 日本消化器内視鏡学会雑誌 54(7)：2075-2102, 2012
2) Yau TY et al： Is intravenous contrast necessary for detection of clinically significant extracolonic findings in patients undergoing CT colonography? Br J Radiol 87(1036)：20130667, 2014
3) Jain V et al： Metformin-associated lactic acidosis following contrast media-induced nephrotoxicity. Eur J Anaesthesiol 25(2)：166-167, 2008
4) 日本腎臓学会・日本医学放射線学会・日本循環器学会(編)：腎障害患者におけるヨード造影剤使用に関するガイドライン2012.東京医学社, 東京, 2012

他疾患の経過観察をかねる場合など、他の目的があり造影剤を使用する場合もあります。非イオン性ヨード造影剤を経静脈的に使用する場合は、これに準じた内服薬の管理が必要です。具体的にはビグアナイド系経口糖尿病薬（メトグルコ®、グリコラン®、メデット®、ジベトス®、ジベトンS®など）の中止が必要です。非常にまれな副作用ですが、腎機能障害の患者で乳酸アシドーシスの報告があり添付文書で併用注意が喚起されています[3]。検査前はビグアナイド系経口糖尿病薬を一時的に中止すること、ヨード造影剤を投与後48時間はビグアナイド系経口糖尿病薬の投与を再開しないこと、投与再開時には患者の状態に注意することが必要です。また、造影剤腎症の問題もあり、事前の腎機能の確認が必要です。詳しくは、ヨード造影剤のガイドライン[4]を参照してください。

（木島茂喜）

point!

- 内服薬の中止は絶食の影響がある糖尿病の患者で必要です。事前に主治医に確認しましょう。
- 同日中に内視鏡を行う可能性がなければ抗血小板薬や抗凝固薬は中止の必要はありません。
- 造影CTが必要な場合は、ビグアナイド系経口糖尿病薬と腎機能に注意します。

Mini Quiz Case01

黄色の四角領域を診断してください。

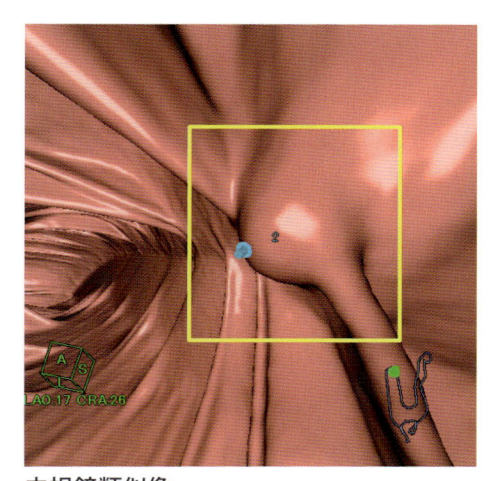

内視鏡類似像

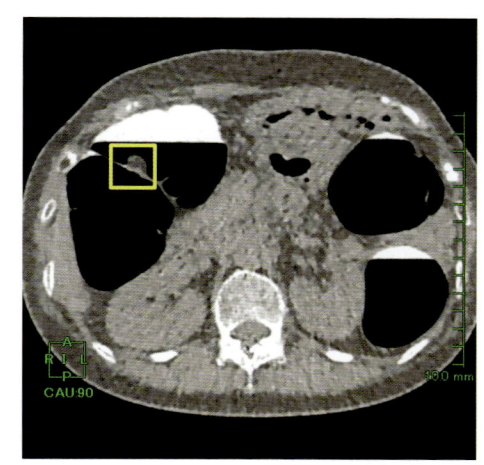

横断像

解答は212ページ

RECIPE 034

腸管拡張をきわめよう

直腸カテーテルとその挿入法

▶大腸CT用の直腸カテーテル

　腸管にガスを送気するために受診者の肛門から直腸に留置するカテーテルが必要となります。2015年8月現在、複数の大腸CT専用直腸カテーテルが市販されています。エーディアが販売しているE-Z-EM製プロトCO2L専用の直腸カテーテルは、先端側には挿入の目安となる白線ラインがあります。また、先端にはバルーン容量が30mLのカフがついており、膨らますことで肛門からカテーテルが逸脱しない構造となっています（**図1a、b**）。堀井薬品工業のエニマCO2カテでは、アーチファクトのリスクを回避するためカテーテルにマーカーを含んでいません。受診者の違和感が少ない細径の14Fr.シングルバルーンタイプ（**図2a**）と肛門括約筋が緩い高齢者でも確実に固定できる18Fr.ダブルバルーンタイプ（**図2b**）があります。国産のためランニングコストに優れます。

▶カテーテル挿入前の準備

　使用する前にカテーテルに問題がないか必ず確認します。カフをシリンジで実際に膨らませてみます。カフが良好に膨らみ空気が漏れることがないことを確認します。また、チューブの折れやねじれがないこと、コネクタが送気装置本体に確実に接続されていることもチェックしましょう。

▶カテーテルの挿入法

　挿入法にはいくつかの方法がありますが[1〜3]、受診者に寝台の上で左側臥位（**図3**）になってもらうことから始まります。この際、肛門の診察とカテーテルの挿入が容易になるように、膝を抱えこんでもらうように受診者に指示します。潤滑ゼリーを用いて直腸・肛

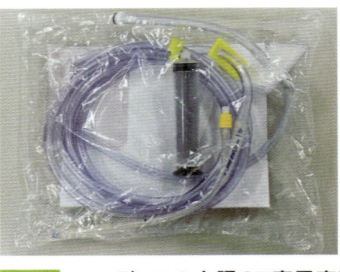

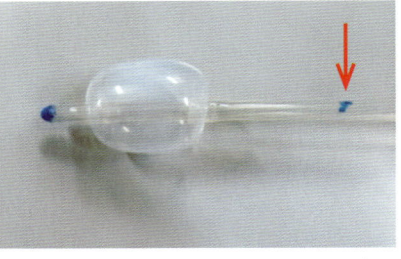

図1 エーディアの大腸CT専用直腸カテーテル
a　プロトCO2Lカテーテルセット
b　カテーテル先端の挿入目安ライン（矢印）と膨らませたカフ

a | b

<文献>
1) Burling D et al：Automated insufflation of carbon dioxide for MDCT colonography：distension and patient experience compared with manual insufflation. AJR Am J Roentgenol 186(1)：96-103, 2006
2) Leksowski K et al：Computed tomographic colonography in preoperative evaluation of colorectal tumors：a prospective study. Surg Endosc 25(7)：2344-2349, 2011
3) Kanazawa H et al：A comparative study of degree of colorectal distention with manual air insufflation or automated CO_2 insufflation at CT colonography as a preoperative examination. Jpn J Radiol 32(5)：274-281, 2014
4) Dachman AH：Advice for optimizing colonic distention and minimizing risk of perforation during CT colonography. Radiology 239(2)：317-321, 2006

門診を行うことで、痔核や脱肛、肛門狭窄、そして肛門管や下部直腸の腫瘍の有無などを丁寧に診察します[4]。次に直腸カテーテルを愛護的に肛門からゆっくり挿入し、先端側にラインがある場合には白線が肛門縁を通過したことを確認後、マーカーがない場合には先端から5cm弱程度を挿入してから、カフを膨らませて、逸脱しないことを確認します。ダブルバルーンタイプの場合は、先端に近いカフから膨らませた後、カテーテルを軽く引き気味にしながら手前のカフを膨らませます。カフが肛門管の中で拡張したり、カテ先が直腸前壁にあたると不快感を伴いますので注意してください。受診者が緊張する工程ですので、声かけをしながら挿入しましょう。

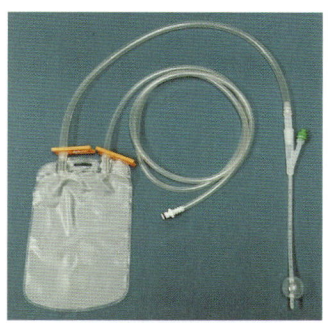

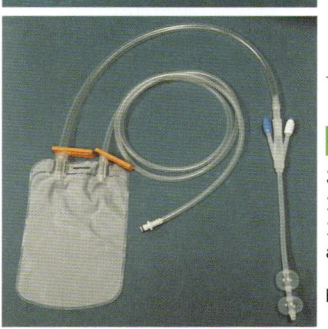

直腸カテーテルの抜去のタイミング

下部直腸に病変が存在すると疑われる、あるいは事前に診断されている場合や、第1体位で直腸病変が確認できる場合には、第2体位のscout view撮影後にカフを脱気するか直腸カテーテルを抜去してから、最後のスキャンを行うことをお勧めします。これは、下部直腸に病変があった場合に、膨らんでいるカフや直腸カテーテル自体が干渉して局所評価が困難となることがあるためです。

直腸カテーテル抜去時の注意

直腸カテーテルを抜去する際は、逸脱を防止しているカテーテル先端のカフのエア抜きを確実にするようにしましょう。カフを膨らませたまま抜去すると粘膜損傷や肛門を傷つけるなどの合併症を起こす可能性があります。

（金澤英紀）

図2 堀井薬品工業の大腸CT専用直腸カテーテル
a シングルバルーンタイプ
b ダブルバルーンタイプ

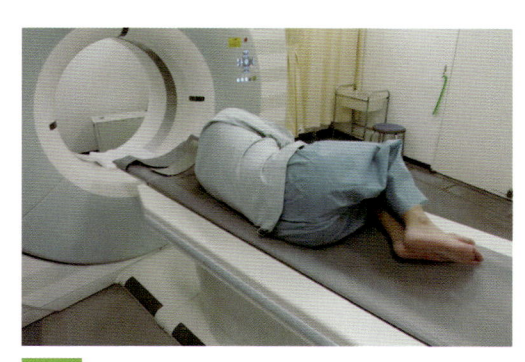

図3 両膝を抱えこんだ左側臥位

point!

- 直腸カテーテルを挿入するときは、受診者に声かけをしながら愛護的に行います。
- 抜去するときはカフのエア抜きを確実に!

腸管拡張をきわめよう

RECIPE 035

ルームエアか炭酸ガスか？

▶ 腸管拡張に必要なガス

　大腸CTで腸管拡張のために用いられるガスにはルームエアと炭酸ガスがあります。送気方法には、医師や診療放射線技師が手動あるいは自動送気装置で注入する方法や、受診者自身が自己調節しながら手動送気する方法があります[1～3]。それぞれの特徴を論文報告と合わせてご紹介します。

▶ ルームエアの特徴

　ルームエアの利点は、導入が比較的容易で安価であることです。注腸X線検査用の送気装置を使用するか、手動送気の場合にはバリウムエネマバッグ（図1）などを用います[4,5]。ルームエアを自動あるいは手動で送気する場合、どちらの方法でも医師あるいは診療放射線技師が送気操作を行うことが一般的ですが、受診者自身が送気操作をした方が良好な腸管拡張が得られるとの報告もあります[6]。

　一方、ルームエアの欠点は、体内への吸収に長時間を要することです。腸管拡張が長時間継続することは受診者の受容性を著しく低下させます[1]。せっかく、大腸CTが短時間で楽に終わっても、検査後に続く腹満感を強い苦痛として訴える受診者は少なくありません。カテーテル抜去時になるべくガスを排出すること、あるいは受診者に排ガスをするよう指導しますが、それでもしばらくの間は大腸内に多量のルームエアが残ることになります。

▶ 炭酸ガスの特徴

　大腸CTで炭酸ガスは腸管拡張のために広く用いられています。空気と比べて体内への吸収が約100倍以上速いのが特徴です。利点として、検査後の腸管拡張の不快感を軽減させることができます[1]。一方、欠点として吸収の早さから持続的なガス送気を行わないと

<文献>
1) Burling D et al：Automated insufflation of carbon dioxide for MDCT colonography：distension and patient experience compared with manual insufflation. AJR Am J Roentgenol 186(1)：96-103, 2006
2) Sosna J et al：CT colonography：positioning order and intracolonic pressure.AJR Am J Roentgenol 191(4)：1100, 2008
3) Shinners TJ et al：Patient-controlled room air insufflation versus automated carbon dioxide delivery for CT colonography. AJR Am J Roentgenol 186(6)：1491-1496, 2006
4) Kanazawa H et al：A comparative study of degree of colorectal distention with manual air insufflation or automated CO_2 insufflation at CT colonography as a preoperative examination.Jpn J Radiol 32(5)：274-281, 2014
5) Nagata K et al：Full-laxative versus minimum-laxative fecal-tagging CT colonography using 64-detector-row CT：prospective blinded comparison of diagnostic performance, tagging quality, and patient acceptance. Acad Radiol 16(7)：780-789, 2009
6) Pickhardt PJ et al：Computed tomographic virtual colonoscopy to screen for colorectal neoplasia in asymptomatic adults.N Engl J Med 349(23)：2191-2200, 2003
7) 永田浩一ほか：大腸3D-CT検査における手動炭酸ガス注入システム.日本大腸肛門病会誌 62(2)：129-131,2009
8) 永田浩一ほか：大腸3D-CT検査における圧力計併用炭酸ガス手動注入法の有用性−確実な検査実施のために−. 日本大腸肛門病会誌 64(2)：133-139, 2011
9) Nagata K et al：Colonic distention at CT colonography：randomized evaluation of both Ⅳ hyoscine butylbromide and automated carbon dioxide insufflation. AJR Am J Roentgenol 204(1)：76-82, 2015

腸管拡張が悪くなってしまう場合があります。そのため送気方法は、手動注入よりも[7〜9]、自動送気の方が腸管拡張を良好に保つために適しています。また、ルームエアと異なり、ガスボンベの準備やその送気装置の導入に伴うコストの増加も欠点です。

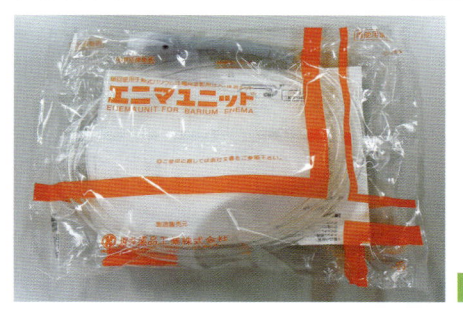

▶ どちらが良いか

受診者の検査後の不快感を軽減する観点から炭酸ガスの使用が推奨されます。吸収の早さを補うために、炭酸ガスを用いる場合には自動送気装置を用いた方が良いでしょう。

（金澤英紀）

図1 バリウムエネマバッグ

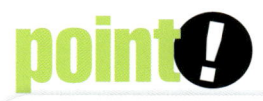

point!
● 炭酸ガス自動注入器を用いた炭酸ガス送気が推奨されます。

Mini Quiz Case02

水色の四角領域を診断してください。
内視鏡類似像は盲腸から遠位側方向を見ています。

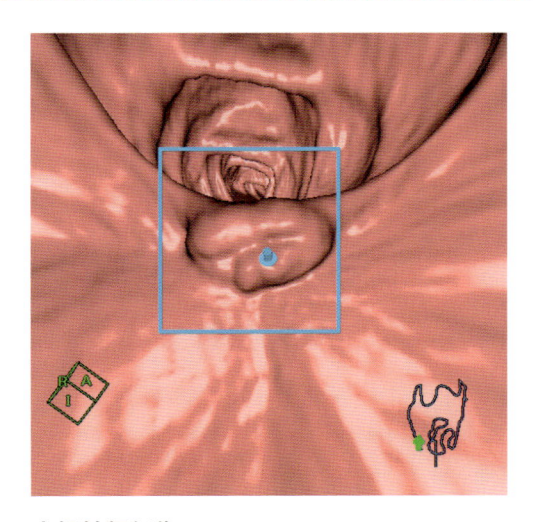

内視鏡類似像 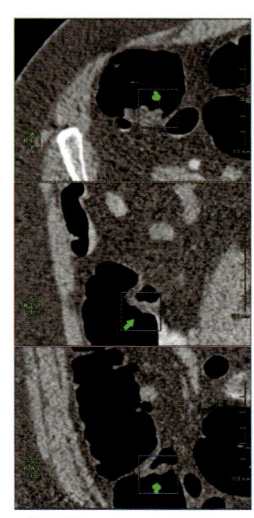　　　　　　　　　　MPR像

解答は212ページ

手動注入法

RECIPE 036

腸管拡張をきわめよう

▶ 手動注入の方法は？

　注腸X線検査で使用される手動式注腸用造影剤注入・排泄キット（造影剤及び空気を注入・排泄するために用いるバッグ、チューブ、クランプ、エネマチップなど）にてルームエアを注入する方法と、炭酸ガス用の専用バッグなどからなる手動炭酸ガス注入システム（堀井薬品工業）を用いる方法があります[1,2]。注腸X線検査の道具を使用する場合には注腸X線検査に準じた使用方法となりますが、大腸CTでは経肛門的に造影剤を注入しないため造影剤注入用ルートは使用しません。手動炭酸ガス注入システムの場合は、最初に炭酸ガスボンベから5L容量のガスバッグに炭酸ガスを注入し、ガスバッグと直腸カテーテルを接続し、必要に応じて圧力計を用いて送気します。

　いずれの場合でも、CT室で受診者を左側臥位にし、ゼリーを塗布した直腸カテーテルを経肛門的にゆっくりと5cm弱程度挿入します。手動注入の手技は熟練した医師が行うのが望ましいでしょう。受診者自身が注入する方法については、Recipe 35を参照してください。受診者が不安を感じないように声掛けをしながらガスをゆっくりと注入していきます。術者が腹部をマッサージしながら注入するとガスが全大腸に行きわたりやすくなります。急速にガスを入れると腸管内圧が上昇し、腸管穿孔のリスクが高くなるので注意します。回盲弁をガスが逆流する振動を感じるか、あるいは受診者が苦痛を訴えた時点で炭酸ガスの注入を中止します。手動注入法では送気量が正確に把握できないので、ガスの入れ過ぎに注意します（図1）。

<文献>
1) 永田浩一ほか：大腸3D-CT検査における手動炭酸ガス注入システム. 日本大腸肛門病会誌 62(2)：129-131, 2009
2) 永田浩一ほか：大腸3D-CT検査における圧力計併用炭酸ガス手動注入法の有用性−確実な検査実施のために−. 日本大腸肛門病会誌 64(3)：133-139, 2011
3) ACR–SAR–SCBT-MR Practice Parameter for the Performance of Computed Tomography(CT) Colonography in Adults. http://www.acr.org/~/media/A81531ACA92F45058A83B5281E8FE826.pdf
4) Neri E et al：The second ESGAR consensus statement on CT colonography. Eur Radiol 23(3)：720-729, 2013
5) Shinners TJ et al：Patient-controlled room air insufflation versus automated carbon dioxide delivery for CT colonography. AJR Am J Roentgenol 186(6)：1491-1496, 2006
6) Burling D et al：Automated insufflation of carbon dioxide for MDCT colonography：distension and patient experience compared with manual insufflation. AJR Am J Roentgenol 186(1)：96-103, 2006
7) 永田浩一ほか：大腸3D-CT検査用自動炭酸ガス送気装置の有用性−腸管拡張程度と受診者の受容性に関する無作為比較試験−. 日消がん検診誌 51(4)：465-473, 2013
8) Bellini D et al：Perforation rate in CT colonography：a systematic review of the literature and meta-analysis. Eur Radiol 24(7)：1487-1496, 2014

▶ 手動注入の利点は?

　大腸CTの導入コストを抑えられます。自動送気装置を導入している施設でも、故障などのトラブルに備えて手動注入が行えるバックアップは必要です。自動送気装置が使用できない場合の手動注入は米国のACR Practice Parameter、あるいは欧州の2nd ESGARコンセンサスのいずれでもその使用が容認されています[3,4]。

▶ 手動注入の欠点は?

　自動送気に比べて手動注入による腸管拡張は劣ると報告されています[5〜7]。また、直腸内圧をモニターしながら緩徐にガスを送る自動送気に比較して、術者の経験に基づいて行われる手動注入では安全性が一般的に劣ると考えられています。ただし、腸管穿孔の発生は自動送気に比べて手動注入で有意に多いわけではありません[8]。注入手技の方法に関わらず、安全性については細心の注意を払う必要があります。

　特に近年では注腸X線検査の実施件数の減少に伴い、手動注入の手技に熟練した医師、診療放射線技師も少ないのが現状です。確実な検査の実施のためには自動送気が推奨されます。

（永田浩一）

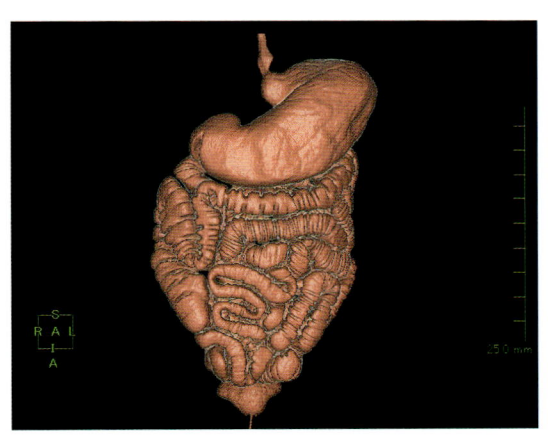

図1 ガスの入れ過ぎによる全消化管拡張例
手動注入に限らず自動送気でもガスの入れ過ぎには注意してください。
この症例では、小腸、胃、そして食道まで拡張してしまいました。

point!

- 良好な腸管拡張には手動注入よりも自動送気が優れています。
- 自動送気のバックアップとして手動注入を準備しておくといいでしょう。

RECIPE 037
腸管拡張をきわめよう

自動送気

本項では大腸CT送気の主流である自動送気について、その具体的な方法とコツをご紹介します。

▶ 自動送気装置

自動送気は大腸CTで推奨されている送気方法です[1,2]。自動送気装置は日本において、エニマCO2（堀井薬品工業）、プロトCO2L（エーディア）、RadiCO$_2$Ion（日本メドラッド）、そしてKSC-130（根本杏林堂）の4種類が発売されていますが（図1）、いずれも直腸内圧が設定圧になるように炭酸ガスが送気され、一定の圧を越えると送気を停止し、さらに強制的に脱気を行う安全装置が備わっています。

▶ 送気圧

送気圧の設定は20〜25mmHgが目安とされています[3]。受診者の受容性を考慮して、18〜20mmHgを初期設定として推奨する意見もあります[4,5]。腸管内圧は背臥位から腹臥位に体位変換する時が最も高くなり、モニター上は40〜50mmHgまで上昇するといわれています[3]。大腸CTにおける腸管穿孔は0.059%とまれな合併症ですが[6]、穿孔の危険性がある正確な内圧はわかっていません。腸管内圧の過度な上昇を避けるために、受診者の苦痛や腸管内圧の状況により、CT撮影直前に送気を停止する方法[7]や、背臥位から腹臥位に体位変換する際に、直腸カテーテルを

<文献>
1) ACR-SAR-SCBT-MR Practice Parameter for the Performance of Computed Tomography(CT) Colonography in Adults. http://www.acr.org/~/media/A81531ACA92F45058A83B5281E8FE826.pdf
2) Neri E et al：The second ESGAR consensus statement on CT colonography. Eur Radiol 23(3):720-729, 2013
3) Dachman AH：Advice for optimizing colonic distention and minimizing risk of perforation during CT colonography. Radiology 239(2)：317-321, 2006
4) Shinners TJ et al：Patient-controlled room air insufflation versus automated carbon dioxide delivery for CT colonography. AJR Am J Roentgenol 186(6)：1491-1496, 2006
5) 消化管先進画像診断研究会（監）：大腸CTを身につける！症例で学ぶ大腸CT診断. シービーアール, 東京, 2014
6) Sosna J et al：Colonic perforation at CT colonography：assessment of risk in a multicenter large cohort. Radiology 239(2)：457-463, 2006
7) Burling D et al：Automated insufflation of carbon dioxide for MDCT colonography：distension and patient experience compared with manual insufflation. AJR Am Roentgenol 186(1)：96-103, 2006
8) Kanazawa H et al：A comparative study of degree of colorectal distention with manual air insufflation or automated CO$_2$ insufflation at CT colonography as a preoperative examination. Jpn J Radiol 32(5)：274-281, 2014
9) 永田浩一 ほか：日本人とアメリカ人の大腸の長さは違うのか？ -大腸3D-CT(仮想内視鏡)による1,300名の検討-. 日本消化器内視鏡学会雑誌 55(3)：435-444, 2013
10) Pickhardt PJ：Screening CT colonography：how I do it. AJR Am J Roentgenol 189(2)：290-298, 2007
11) Kim SY et al：Automated carbon dioxide insufflation for CT colonography：effectiveness of colonic distention in cancer patients with severe luminal narrowing. AJR Am J Roentgenol 190(3)：698-706, 2008
12) Nagata K et al：Colonic distention at CT colonography：randomized evaluation of both IV hyoscine butylbromide and automated carbon dioxide insufflation. AJR Am J Roentgenol 204(1)：76-82, 2015

数秒間送気装置から外す方法を用いている報告もあります[3]。自治医科大学附属病院では、受診者の苦痛が強くなければ、背臥位、腹臥位および体位変換時にも一定圧になるように送気を持続していますが[8]、これまでに問題となるような事例はありません。

▶ 送気量

腸管の長さは個人差があるので[9]、送気量だけでは撮影タイミングを決めることはできません。目安としては、左側臥位で1〜15L、その後右側臥位で2〜2.5Lの炭酸ガスを送気して撮影を開始する方法[10]、左側臥位で2〜2.5Lの炭酸ガスを送気して撮影を開始する方法[11]、あるいは左側臥位で1.5L程度を送気して送気圧が一定になったら背臥位となって撮影を開始する方法[5]などが報告されています。総送気量については、1.6〜4.8 L程度の幅があり、平均の総送気量は2.6 Lと報告されています[12]。

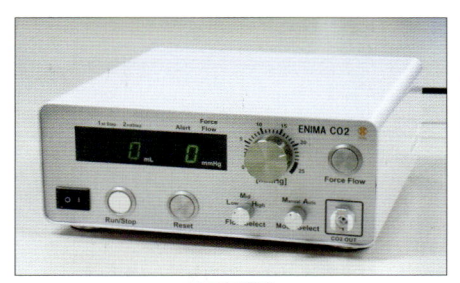

エニマCO2
（堀井薬品工業）

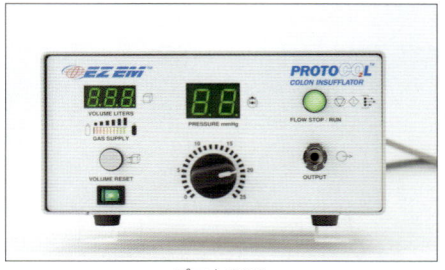

プロトCO2L
（エーディア）

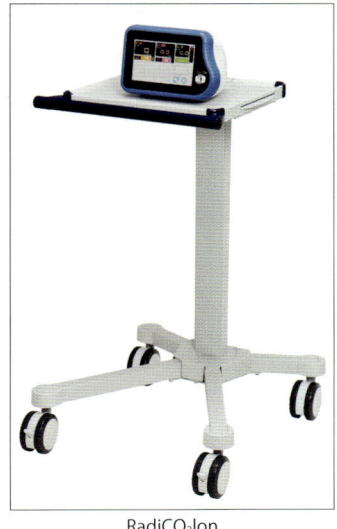

RadiCO$_2$Ion
（日本メドラッド）

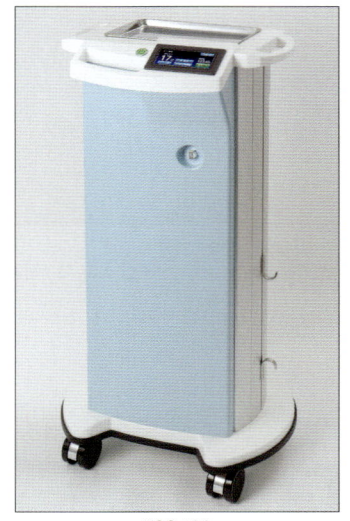

KSC-130
（根本杏林堂）

図1　日本で販売されている自動送気装置（2015年8月現在）

腸管拡張をきわめよう

RECIPE
037

▶ 安全で確実な検査を行うために

　自動送気は直腸内圧の上限が設定されているため、手動送気に比べて安全性が高いとされています。しかし、自動送気でも腸管穿孔の報告があります[6]。受診者の状態の把握や丁寧な送気操作を心がける必要があります。

　送気量が少ない場合は、カテーテルが適切に挿入されているか（**図2**）、チューブの折れ曲がりがないか、腸管内の多量の残液の有無、あるいは閉塞の原因となるような腫瘍性病変の存在がないかなどを確認します。カテーテルやチューブトラブルの場合は適切に直します。残液が多い場合には安全な範囲で補助的に手動送気したり、体位変換を行ったり、あるいは腹部を愛護的にマッサージするなどの対応をとります。閉塞性病変が否定できない場合は、スカウト像だけでなく必要に応じて本撮影で確認します。自動送気であっても過信せずに丁寧な操作と必要に応じた対応を行う必要があります。

（金澤英紀）

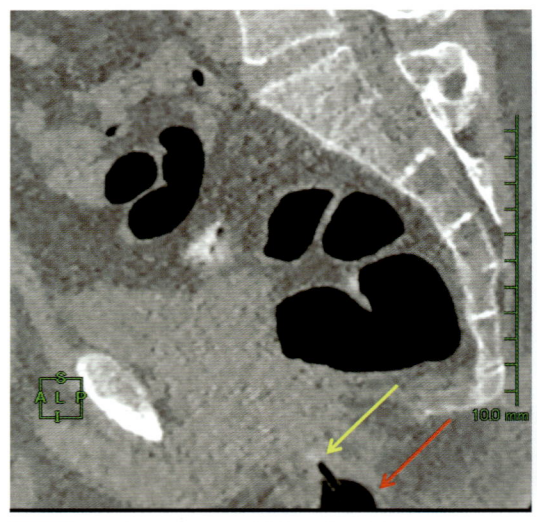

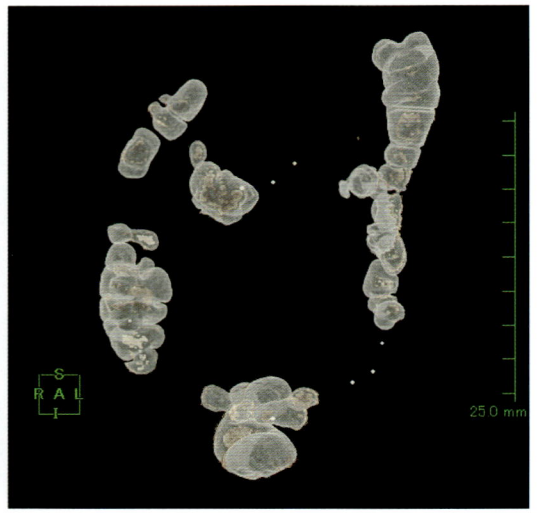

図2 直腸カテーテルの挿入不全の例
a 矢状断像。直腸カテーテルの挿入が浅く、バルーンが肛門の外側で膨らんでおり（赤矢印）、カテーテルの先端が肛門管内にあります（黄色矢印）。
b 注腸類似像。カテーテル先端が肛門管内にあるため、送気装置で感知する圧がすぐに上限に達してしまい、送気が不十分でした。画像を確認して次の体位の撮影ではカテーテルを正しい位置に挿入しなおします。体格の良い受診者では特に注意しましょう。

point!

● 自動送気装置の圧設定は18〜25mmHg。
● 自動送気でも過信せず、トラブルシューティングについて理解しましょう。

RECIPE 038 腸管拡張をきわめよう

撮影体位の選択：側臥位も柔軟に活用しよう

▶ 撮影体位の基本

撮影体位は背臥位と腹臥位の2体位が用いられることが多いです[1～4]。不十分な腸管の拡張を体位変換で改善させ、腸液などの腸管内の残留物を移動させることで、隠れた病変を見つけ出し、偽陰性や偽陽性を減らすことができます。

▶ ポリープ病変の感度

ポリープ病変の検出感度について背臥位単独と腹臥位単独および両体位総合評価を検討した報告[5]では、径10mm以上の病変では、背臥位単独で58.5％、腹臥位単独で51.2％、両体位で92.7％でした。また、径5.0～9.9mmの病変では、背臥位で47.2％、腹臥位で41.6％、両体位で79.8％でした。径5mm未満の病変では、背臥位単独で36.3％、腹臥位単独で30.2％、両体位で60.3％でした。これらから、いずれも背臥位もしくは腹臥位単独で評価を行うよりも、両体位を用いて評価することが重要であることがわかります。

▶ 側臥位の有効性

大腸CTにおいて背臥位と腹臥位における直腸内圧を測定すると、腹臥位ではより高い腸管内圧が認められています。背臥位と腹臥位のどちらを先に撮影するかについてコンセンサスはありませんが、腹臥位を撮影することで検査後半の苦痛を改善することができるのではないかといわれています[6]。しかしながら、高齢者や高度肥満など腹臥位になるのが難しい受診者の場合には側臥位を、第一体位でS状結腸や下行結腸の拡張が不十分な場合には右側臥位（**図1**）が有効との報告があります[7]。近年、Pickhardtらは腹臥位の際の腸管拡張がもっとも不良でBMIの上昇とともに顕著になること、そのため背臥位と右側臥位を基本体位とすべきと主張しています[8]。従っ

<文献>
1) Kim SY et al：Automated carbon dioxide insufflation for CT colonography：effectiveness of colonic distention in cancer patients with severe luminal narrowing. AJR Am J Roentgenol 190(3)：698-706, 2008
2) Burling D et al：Automated insufflation of carbon dioxide for MDCT colonography：distension and patient experience compared with manual insufflation. AJR Am J Roentgenol 186(1)：96-103, 2006
3) Kanazawa H et al：A comparative study of degree of colorectal distention with manual air insufflation or automated CO_2 insufflation at CT colonography as a preoperative examination. Jpn J Radiol 32(5)：274-281, 2014
4) Nagata K et al：Colonic distention at CT colonography：randomized evaluation of both IV hyoscine butylbromide and automated carbon dioxide insufflation. AJR Am J Roentgenol 204(1)：76-82, 2015
5) Yee J et al：Comparison of supine and prone scanning separately and in combination at CT colonography. Radiology 226(3)：653-661, 2003
6) Sosna J et al：CT colonography：positioning order and intracolonic pressure. AJR Am J Roentgenol 191(4)：1100, 2008
7) Nagata K et al：Minimum-invasive early diagnosis of colorectal cancer with CT colonography：techniques and clinical value. Expert Opin Med Diagn 2(11)：1233-1246, 2008
8) Pickhardt PJ et al：Volumetric analysis of colonic distention according to patient position at CT colonography：diagnostic value of the right lateral decubitus series. AJR Am J Roentgenol 203(6)：W623-628, 2014

腸管拡張をきわめよう **RECIPE 038**

て、背臥位と腹臥位の組み合わせにこだわらず、積極的に側臥位を活用することがよりよい腸管の拡張が得られる可能性があります。

（金澤英紀）

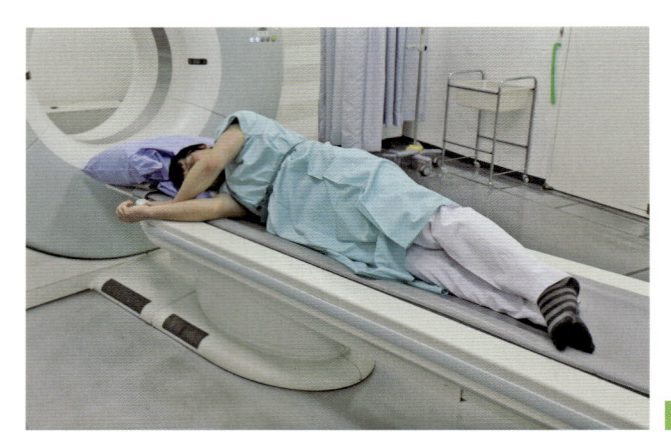

図1 右側臥位

point!

- 可能な限り2体位の撮影を行いましょう。
- 腹臥位が困難な場合には側臥位も積極的に活用しましょう。

Mini Quiz Case03

1体位目の撮影を背臥位で終えました。水色の四角領域のように下行結腸の拡張不良に気づきました。2体位目の撮影に際して、どんな対策をしますか？

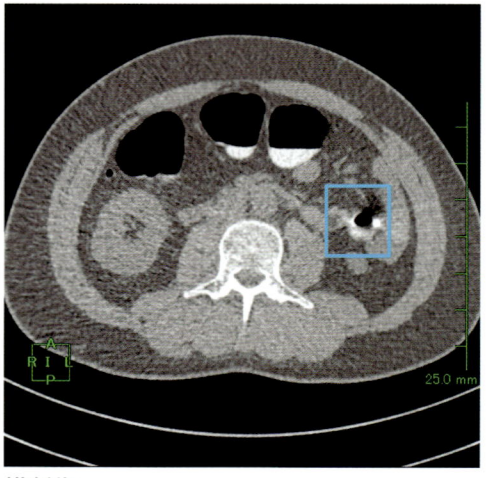

横断像

解答は 212 ページ

腸管拡張をきわめよう

RECIPE 039

腸管の膨らみが悪いときはどうする？

腸管の拡張不良は大腸CTの読影に致命的です。拡張不良によりワークステーションで正確な内視鏡類似像やCT enema像などが描画できないだけでなく、病変の同定が困難になったり、襞の観察が不十分になることもあります。これまでの大腸CTの報告を見ても、いかにより良い腸管拡張を得られるかに焦点を当てた研究が数多くあります。

▶ 位置決め画像での腸管拡張の確認

大腸CTの第一体位で位置決め画像を撮影することで腸管の拡張が十分得られているかの評価が可能ですが（**図1、2**）、S状結腸のように腸管が重なっている部分の評価がやや難しいといわれています[5]。

▶ 腸管拡張の改善に鎮痙剤は有効か？

鎮痙剤（ブチルスコポラミン臭化物）は腸管の蠕動運動を抑制する目的で、内視鏡検査や直腸MRなどで広く用いられている薬剤です。しかし、大腸CTにおいて鎮痙剤使用群とコントロール群での腸管拡張の比較検討を行った複数の報告[1〜4]では、腸管拡張に有意差はなく、鎮痙剤の使用により腸管拡張の改善は得られないと考えられます（**Recipe 31**参照）。

▶ 位置決め画像での腸管拡張不良が認められた場合

最初に、直腸カテーテルが抜けていないか、チューブが途中で折れ曲がっていないか、押しつぶされていないか、あるいは炭酸ガスボンベが空になっていないかなどを確認します。チューブ内に排液がたまっている場合には排液を排液バッグに誘導しましょう。高齢者など肛門括約筋が緩く肛門からガス漏れを認める受診者では大腸CT専用のダブルバルーン直腸カテーテルに入れ替えてください（**図3**）。

<文献>
1) 永田浩一ほか：大腸3D-CT検査で良好な腸管拡張を得るために鎮痙剤は必要か？日本大腸肛門病会誌 63(3)：127-133, 2010
2) Bruzzi JF et al：Efficacy of IV Buscopan as a muscle relaxant in CT colonography. Eur Radiol 13(10)：2264–2270, 2003
3) Iannaccone R et al：Role of glucagon and hyoscine butylbromide (Buscopan) in CT colonography：a placebo-controlled study. Abstract presented at RSNA 2003. http://archive.rsna.org/2003/3101240.html
4) Nagata K et al：Colonic distention at CT colonography：randomized evaluation of both IV hyoscine butylbromide and automated carbon dioxide insufflation. AJR Am J Roentgenol 204(1)：76-82, 2015
5) Boellaard TN et al：Colon distension and scan protocol for CT-colonography：an overview. Eur J Radiol 82(8)：1144-1158, 2013
6) Mang T et al：CT Colonography A Guide for Clinical Practice. Thieme Medical Publishers, p27, 2013
7) Taylor SA et al：Optimizing colonic distention for multi-detector row CT colonography：effect of hyoscine butylbromide and rectal balloon catheter. Radiology 229(1)：99-108, 2003
8) Burling D et al：Automated insufflation of carbon dioxide for MDCT colonography：distension and patient experience compared with manual insufflation. AJR Am J Roentgenol 186(1)：96-103, 2006

腸管拡張をきわめよう

RECIPE 039

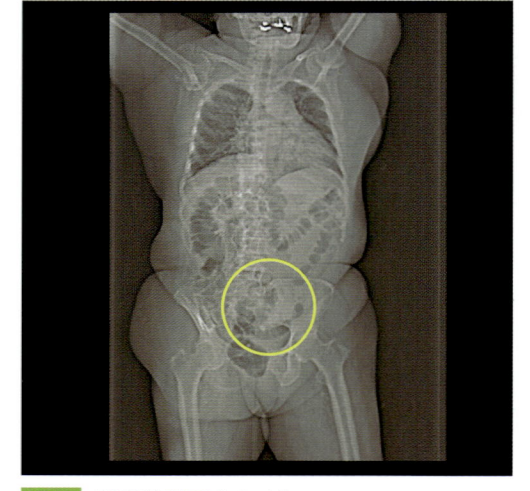

図1　腸管拡張不良の1例

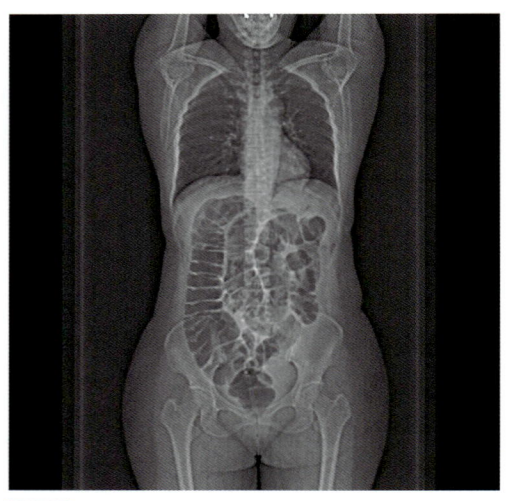

図2　腸管拡張良好の1例

　これらに異常がなく腸管拡張不良が認められた場合には、追加の送気を行うことが推奨されます[6,7]。腸管を揺らすようなイメージで腹部をマッサージすることも有効です。自動送気装置を用いた方法では送気圧の設定を25mmHg程度にまで上げることや、手動注入ではガスの入ったバッグをさらに圧迫するなどの方法があります[8]。そして再度位置決め画像を撮影して十分な拡張が得られたことを確認してください。

図3　大腸CT専用のダブルバルーンカテーテル（堀井薬品工業より提供）

▶ 第一体位の本撮影で腸管拡張不良が認められた場合

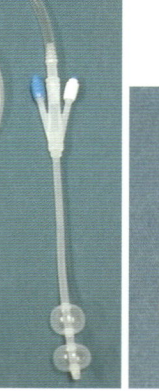

　腸管拡張が不良な部位が上になるような体位を2体位目の撮影で選択します。S状結腸や下行結腸の膨らみが悪い場合には右側臥位を、上行結腸の拡張が不良の場合には左側臥位を選択します（**Recipe 38**）。

（金澤英紀）

point！

- 腸管拡張が不十分であれば、送気障害の有無をチェックします。
- 異常がなければ、マッサージ、圧設定や体位の変換などの工夫をします。

腸管拡張をきわめよう

RECIPE 040

私がこの炭酸ガス自動注入器を選ぶわけ～堀井薬品工業

エニマCO2（堀井薬品工業）は、日本の2つの大規模精度検証「Japanese National CT Colonography Trial（JANCT）」[1]および「低用量PEG-CM法を用いた大腸3D-CTの検査精度に関する多施設共同試験（UMIN6665）」[2]における使用実績に基づき商品化された純国産の炭酸ガス自動注入器です（**図1**）。この装置は専用のカテーテルセットとともにJANCTなどを通して研究され、日本人を対象として開発された装置になります。この背景から特徴的な独自機能を有し、安全で確実な腸管拡張の実現が可能です[3～5]。

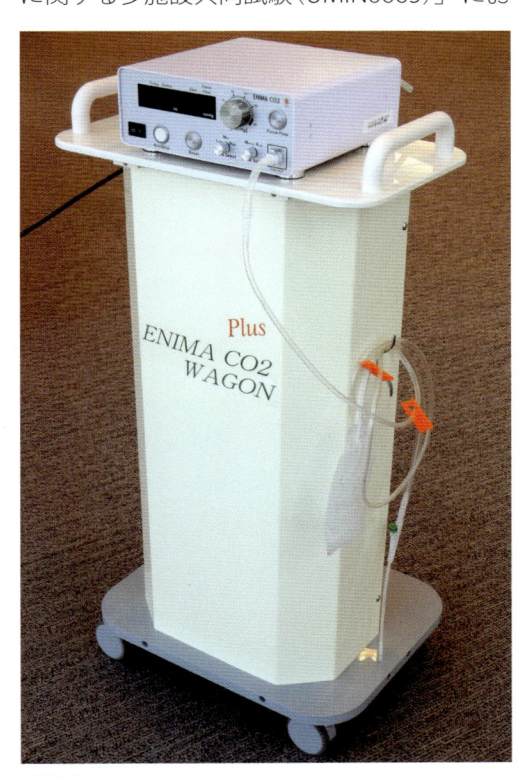

図1 エニマCO2（堀井薬品工業）

▶ エニマCO2の特徴

①エアーポンプ駆動で炭酸ガスボンベの排出圧によらずに安定した送気が可能です。
②操作ボタンや圧力調節ダイヤルが前面に集中していて使いやすいレイアウトです（**図2**）。
③送気圧の上限値を送気量と腸内圧から装置が自動で加減し調節するAuto mode（特許出願中）と、術者自身が臨機応変に調節可能なManual modeがワンタッチで選択できます。
④送気圧の上限値設定を解除して低速で安全・確実に送気できるForce Flow機能で素早い腸管拡張が可能です。残液が多い場合の送気を容易とします。
⑤受診者に合わせて、送気速度を3段階から選べます。

<文献>
1) 永田浩一ほか：多施設共同臨床試験 Japanese National CT Colonography Trial(JANCT)による大腸3D-CTの精度検証. Gastroenterol Endosc 54(Suppl.2)：2626, 2012
2) 歌野健一ほか：低用量PEG-CM法を用いた大腸3D-CT-多施設共同臨床試験による精度検証報告-. 第72回日本医学放射線学会学術集会抄録集：S268, 2013
3) 永田浩一ほか：大腸3D-CT検査用自動炭酸ガス送気装置の有用性. 日消がん検診誌 51(4)：465-473, 2013
4) 永田浩一ほか：スクリーニングとしての大腸3D-CT(仮想内視鏡)-Pitfallと今後の展望. 消化器内視鏡 25(8)：1087-1096, 2013
5) 藤原正則：大腸CTを極める. Rad Fan 12(7)：58-61, 2014
6) 松本啓志ほか：消化器内科医による腸管拡張のレシピ. Rad Fan 13(7)：28-30, 2015

腸管拡張をきわめよう

RECIPE 040

⑥機械式安全弁により70mmHg以上の送気圧の上昇を防止します。

- 日本の大規模臨床試験の実績がある唯一の炭酸ガス自動注入器です。日本人で性能が実証された装置です。
- 特徴的な独自機能として、第一に1mL単位の送気量表示が瞬時の送気状況の判断を可能とします。つまり、送気が止まった場合には、腹部マッサージ、深呼吸の指示、体位変換など必要な対応を即座にとることができます。第二に安全を確保したForce Flow機能で良好で素早い腸管拡張を実現します。第三にAuto Mode機能は受診者や残液の状態に対応が可能です。

エニマCO2カテーテルセットの特徴

①カテーテル先端にマーカー（造影剤）を含まないため、診断の妨げとなるアーチファクトが生じません。

②肛門部違和感の少ない14Fr.の細径カテーテルで、肛門への挿入がスムースに行えます（Recipe 8参照）[6]。

③標準的なシングルバルーンタイプ（図3上）としっかりとカテーテルを保持できる18Fr.のダブルバルーンタイプ（図3下）があり、受診者の状況に応じて使い分けが可能です。

④カテーテルと装置を接続するチューブの長さが標準タイプとロングタイプを選択でき、検査室や手技を選びません。

▶ まとめ

エニマCO2とエニマCO2カテーテルセットの使用により、安全で確実な大腸CT検査の実施が可能です。それは純国産かつ日本の精度検証を経ているためであり、メイドインジャパンの高品質と低価格の両立を実現しています。

（永田浩一）

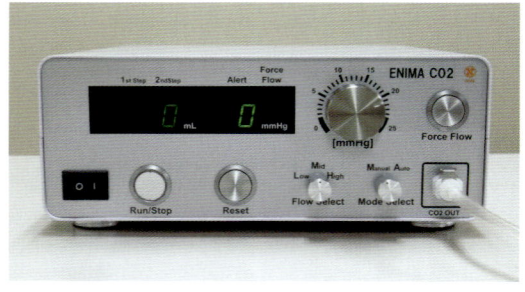

図2 見やすいレイアウトと操作性に優れたボタン・ダイヤル

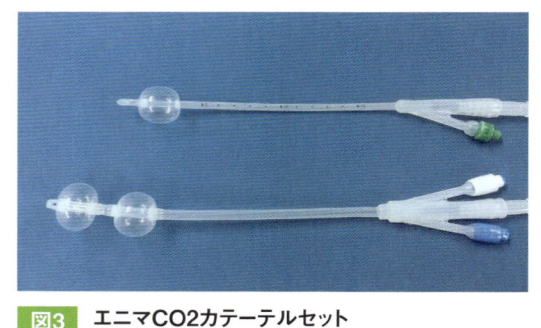

図3 エニマCO2カテーテルセット
シングルバルーンタイプ（上）、ダブルバルーンタイプ（下）

point!

● エニマCO2は日本の大規模臨床試験を経た高品質なメイドインジャパンで、検査を受ける人それぞれの状況に応じた安全で的確な腸管拡張が行えます。

腸管拡張をきわめよう

RECIPE 041

私がこの炭酸ガス自動注入器を選ぶわけ～エーディア

　自治医科大学では炭酸ガス自動注入器にエーディアが販売しているE-Z-EMのプロトCO2Lを使用しています（図1）。この注入器は初心者にも使いやすく、表示が見やすいという特徴があり、広く世界中で使用されている実績のある注入器です[1〜5]。また、付随するカテーテルも柔らかく、操作しやすいのが特徴です（図2）。

▶ プロトCO2Lの特徴

①送気圧の調整は操作が簡単なダイヤル式（図3）。
②送気圧や総送気量は見やすいディスプレイ表示（図3）。
③炭酸ガスボンベの残量表示が付いており、ガス切れで検査を中断する心配がありません。
④送気中に送気ストップ/ランボタンを押すと、いつでも送気を停止可能。
⑤送気圧が50mmHg以上で5秒間継続した場合、電気的安全弁が作動し自動的に圧力を降下させます。
⑥圧力が75mmHgに達した場合は機械的安全弁が作動し、圧力を降下させます。
⑦日本で初めて承認された大腸用自動炭酸ガス注入器で、圧力を一定に保つ事で安定した大腸拡張性を保持します。
⑧日本をはじめ世界30ヶ国で使用されている信用と実績があります。
　1）ACRIN試験をはじめ多くの文献で有用性が証明されています。

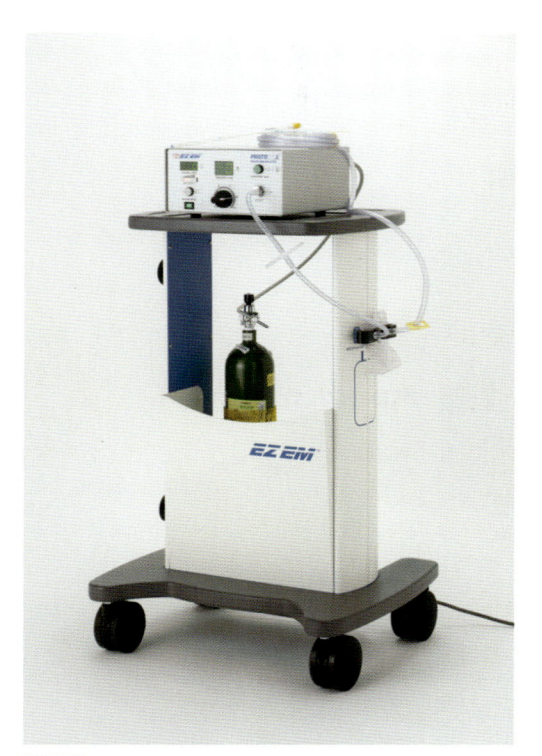

図1 プロトCO2L

<文献>
1) Pickhardt PJ：Screening CT colonography：how I do it. AJR Am J Roentgenol 189(2)：290-298, 2007
2) Shinners TJ et al：Patient-controlled room air insufflation versus automated carbon dioxide delivery for CT colonography. AJR Am J Roentgenol 186(6)：1491-1496, 2006
3) Kim SY et al：Automated carbon dioxide insufflation for CT colonography：effectiveness of colonic distention in cancer patients with severe luminal narrowing. AJR Am J Roentgenol 190(3)：698-706, 2008
4) Yucel C et al：CT colonography for incomplete or contraindicated optical colonoscopy in older patients. AJR Am J Roentgenol 190(1)：145-150, 2008
5) Nagata K et al：Colonic distention at CT colonography：randomized evaluation of both IV hyoscine butylbromide and automated carbon dioxide insufflation. AJR Am J Roentgenol 204(1)：76-82, 2015

腸管拡張をきわめよう　RECIPE 041

2) 米国FDAが承認している大腸用自動炭酸ガス注入器です。

プロトCO2Lカテーテルセットの特徴

①先端は20Fr.の細いカテーテルで、肛門への容易な挿入が可能。
②カテーテルは適度な太さであり少々残液が溜まっても送気が可能。
③疎水性フィルターは炭酸ガスボンベ内の微粒子の侵入および、残渣の機器への侵入を防止します。
④カテーテルは操作性に優れた長さ。

自治医科大学では以上のような特徴があるプロトCO2LとプロトCO2Lカテーテルキットを大腸CT検査に使用していますが、現在までに穿孔などの合併症の報告はありません。また、炭酸ガスの欠品を防ぐため、検査室では常に炭酸ガスボンベの予備を用意しています。

プロトCO2Lの使用方法および大腸CTの検査法に十分な経験のある医師が直腸カテーテルの挿入と装置操作、腸管拡張の評価を行っています。

（金澤英紀）

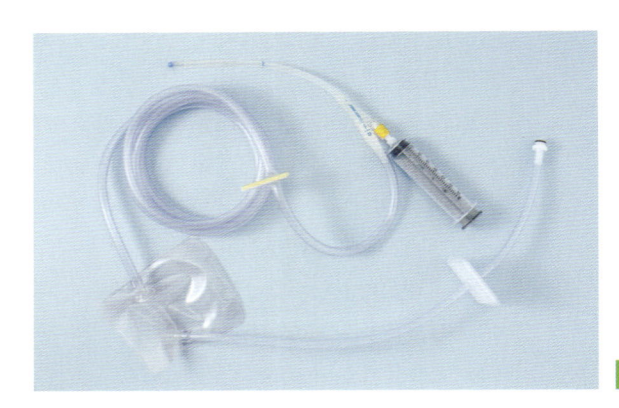

図2　プロトCO2Lカテーテルセット

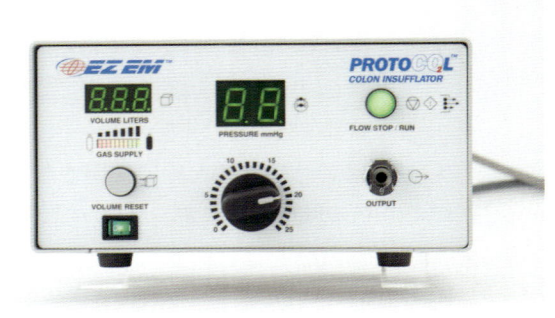

図3　見やすい表示ディスプレイとダイヤル

point!

● プロトCO2Lは操作性に優れ、世界的に使用されている実績があります。

RECIPE 042

撮影条件を理解しよう

管電圧

▶ 管電圧とは

管電圧が高くなると、発生するX線の波長が短くなることにより透過度が増して、厚い物質（吸収係数の大きいもの）も透過します。X線の強度は下記の式で計算されます。

$$X線強度(cps) = K \times V^2 \times i \times Z$$
（K：定数、V：管電圧（kV）、i：管電流（mA）、Z：ターゲット物質の原子番号）

管電圧のみを変化させた場合、X線強度は管電圧の2乗に比例します。X線管電圧が100kVから120kVへと上昇するとX線強度は1.2倍ではなく1.44倍となり、同様に80kVから120kVへと上昇するとX線強度は2.25倍となります。

X線管電圧はX線強度とエネルギー（keV）の両方に影響します。一方、管電流を変化させた場合にX線強度は変化しますが、エネルギー（最大エネルギーや平均エネルギー）は変化しません。

低管電圧設定は低線量化の手法として有用で、その特徴として管電圧を低下させると組織間のコントラストは増強されます。しかしながら、ビームハードニング効果（線質硬化）による影響と線量低下によりノイズが増加する欠点があります。そこで、低管電圧による低線量化を図る場合には、コントラスト増加とノイズ増加のバランスを考慮した必要があるのです。

最近、CT装置の発達により管電圧の変更が撮影目的に合わせて行われるようになりました。その背景には管電流を自動制御するCT-auto exposure control（AEC）の発達、画像再構成時における逐次近似（応用）再構成を使用したノイズ低減処理技術、検出器感度上昇、data acquisition system（DAS）ノイズ低減技術の発達などがあります。

▶ 低線量化に向けた管電圧の設定

大腸CTでは管電圧を120kVに設定するのが一般的ですが、低線量化のために低管電圧撮影を行うことも1つの方法です。低線量化によるノイズの影響は、胸部や腸管など高コントラスト領域においては少なく、腹部臓器などの低コントラスト領域においては増加します。大腸CTは胸部CTと同様に腸管内のガス領域と腸管壁あるいはタギングされた残渣との間に高いコントラストがあります。

1. 管電圧のCT値への影響

CT値は入射X線エネルギーの違いと透過する物質との相互作用により線減弱係数が異なることより変動します。例えば、大腸CTにおいて管電圧を120kVから100kVに下げると、タギングされた腸管内残液のCT値は398HUから487HUに有意に上昇し、一方でDLP（mGy・cm）は16%減少し被ばく線量が有意に低下したと報告されています[1]。さらに、画像ノイズは一定面積のSD値を測定した評価では32%増えたものの、3D像の主観的画質評価ではわずかな変化に限られたと報告しています[1]。著者らが大腸用ファントムで行った実験でも同様で、管電圧の低下に伴い造影剤のCT値は上昇しました（**図1**）。また、管電圧を120kVから80kVに下げると3D管腔像の画質

撮影条件を理解しよう
RECIPE 042

（ざらつき）は若干増強した程度ですが、2D像での画像ノイズ（SD値）は約3倍に増えました（**図2**）。低管電圧大腸CTにおける画像ノイズの増加や3D像の画質劣化は逐次近似法を用いることで許容範囲であるという報告もあります[2]。

2. 管電圧が体厚の違いに及ぼす影響

Changら[1]は管電圧が120kVから100kVへと変化した時に体厚の違いによる被ばく線量を次のように報告しています。100kVの場合は120kVの場合と比較し、体厚22cm未満ではDLPが29％減少、28cm以上はDLPが6％減少となり体厚が薄い受診者ほど被ばく低減効果が大きくなります。

Siegelら[3]は管電圧が140kVから80kVへと変化した時に体厚と画像ノイズの関係について、低い管電圧ほど体厚の増加に伴い画像ノイズが増加する割合が大きくなると報告しています。

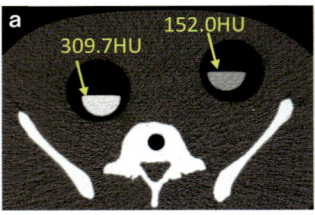

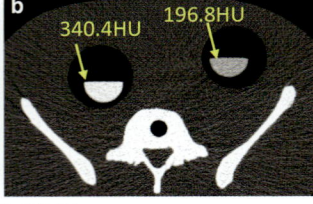

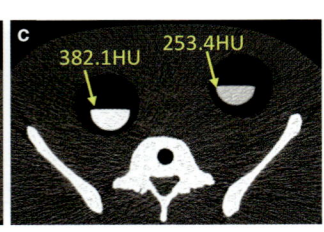

a 120kV　　b 100kV　　c 80kV

図1　管電圧がCT値に与える影響
大腸用ファントムはNCCS型（京都科学）を使用。左のファントム管腔（上行結腸の疑似）内の半分の用量を腸管内残液に見てたガストログラフイン濃度5％の水で満たし、右の管腔（下行結腸の疑似）はガストログラフイン濃度2.5％の水で満たして撮影を行いました。
撮影条件は管電流をCT-AEC（SD値20）、管電圧は120kV（a）、100kV（b）、および80kV（c）として、両管腔内の模擬腸管内残液のCT値を測定しました。管電圧の低下に伴い造影剤のCT値が上昇していることがわかります。

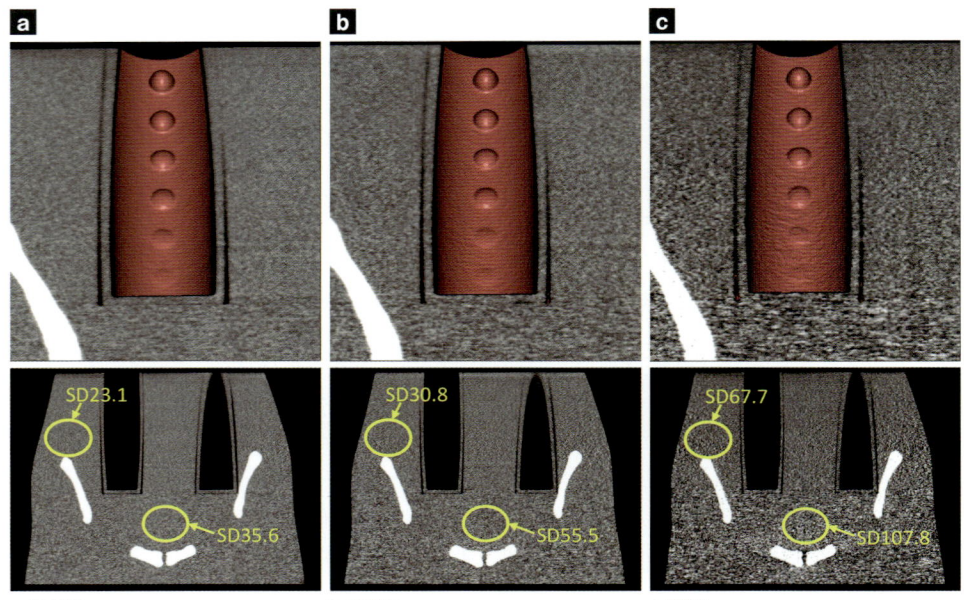

a 120kV　　b 100kV　　c 80kV

図2　管電圧が画像ノイズに与える影響
ファントムによる3D管腔像の主観的画質評価（上段:管腔内に直径10mmの模擬ポリープが6個あり、その高さは上から順に7mm、5mm、3mm、2mm、1mm、0.5mm）、および2D像の同一2領域で画像ノイズ（SD値）測定（下段）を行いました。撮影条件は管電流を160mAで固定し、管電圧は120kV（a）、100kV（b）、および80kV（c）としました。管電圧の低下に伴い、3D像のざらつきは若干強くなる程度でしたが、2D像での画像ノイズは著明に上昇しました。

つまり、体厚が薄い受診者では低管電圧は低線量化に有効ですが、体厚が厚い受診者では管電圧を下げると画像ノイズが増大しやすいため、逐次近似（応用）再構成を用いても読影に影響が出る場合もあるので注意が必要です（**図3**）。

▶ Dual energy撮影

Dual energy CTは2種類の管電圧を使用して撮影することが可能です。これにより、今まで被写体内におけるCT値が同一の場合は判別が困難でしたが、被写体内のX線エネルギー依存性が異なる場合は、判別と被写体内の成分分析が可能となりました。Dual energy CTの方式として1管球により高速に電圧を切り替えるfast kV switching法と2管球を直行して配列し、低電圧と高電圧のX線を同時に放射するdual source CT方式があります。大腸CTではdual energyによって、腸管洗浄およびタギングを行わなくても、腫瘍性病変と残渣の鑑別をする試みが行われています[4,5]。

（岩野晃明）

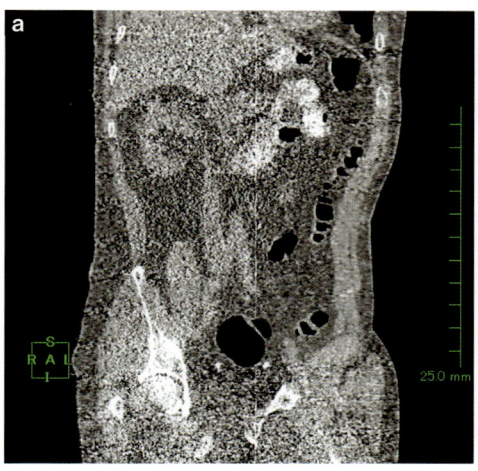

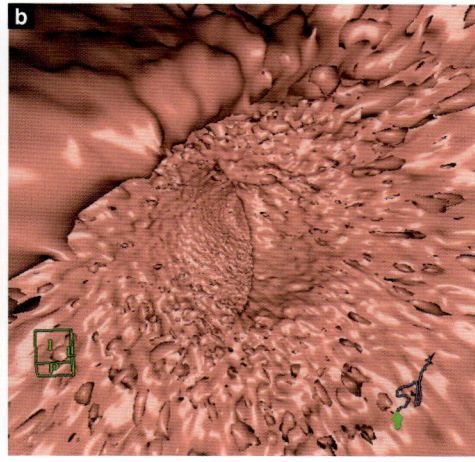

図3 低管電圧撮影による画像ノイズ
症例は50歳の男性。身長171cm、体重98kg。BMIが33.5と体厚が厚い受診者に対し、2体位目を管電圧100kV、管電流をCT-AEC、Reference mAs 18（average mode、シーメンス・ジャパン）として、超低線量撮影（実効線量0.48mSv）を行いました（a 冠状断像）。骨盤内の腸管では逐次近似（応用）再構成で再構成しても画像ノイズが著明でした（b 直腸の内視鏡類似像）。

<文献>
1) Chang KJ et al：Reducing radiation dose at CT colonography：decreasing tube voltage to 100 kVp. Radiology 266(3)：791-800, 2013
2) Shin CI et al：Ultra-low peak voltage CT colonography：effect of iterative reconstruction algorithms on performance of radiologists who use anthropomorphic colonic phantoms. Radiology 273(3)：759-771, 2014
3) Siegel MJ et al：Radiation dose and image quality in pediatric CT：effect of technical factors and phantom size and shape. Radiology 233(2)：515-522, 2004
4) Karcaaltincaba M et al：Dual energy virtual CT colonoscopy with dual source computed tomography：initial experience. Rofo 181(9)：859-862, 2009
5) Karcaaltincaba M et al：Dual-energy CT for diagnostic CT colonography. Radiographics 34(3)：847, 2014

point!

- 管電圧の設定は120kVが一般的です。
- 低管電圧は低線量化に有効ですが、画質の担保に注意が必要です。

撮影条件を理解しよう

RECIPE 043

管電流

　管電流が高くなると、一定面積に当たるX線の量が増すことにより画像の明るさが増します。従来は撮影部位および体型に合わせ手動にて管電流を設定していましたが、撮影者の主観的判断や体型による線量の過不足が生じていました。また体軸方向（Z軸方向）には、同一被写体においても撮影部位よって線量の過不足が生じていました。

　最近では自動露出機構CT auto exposure control（CT-AEC）がCT装置に搭載されるようになり、適正な管電流制御が可能となりました。CT-AECの制御はCT位置決め画像をもとに受診者の大きさを認識して行われます。そして、横断面（XY軸）のX線透過性、体軸方向（Z軸）のX線透過性（肝臓、臍部、骨盤などX線透過の多少にあわせて線量を変調）で総合的に判断され、XY軸およびZ軸に対し管電流を変調させます。

　Graserら[1]大腸CTにおいてCT-AECの制御を2次元的XY軸に行った場合と3次元的XYZ軸方向に行った場合とで比較を行いました。両者で画像ノイズに有意差はなかったのですが、3次元的制御は2次元的制御に比べて被ばく線量が30%以上低減できたと報告しています。

　茂木ら[2]大腸CTにおいてCT-AECと一定管電流との撮影を比較し、CT-AECで撮影を行った群は、被ばくが低減され線量不足による画質低下が起きなかったと報告しています。CT-AECの管電流制御の設定はCTプロトコルで行います。設定値は撮影部位、撮影目的（検診、精密検査、あるいはフォローアップなど）、乳幼児か成人かなどで異なります。

　検診目的の大腸CTでは、低線量化のためにCT-AECを積極的に活用すべきです[1,2]。その設定は、大腸腫瘍性病変を診断する場合と、腸管外病変もあわせて診断する場合とで異なります。大腸腫瘍性病変の診断を目的とする場合には、CT-AECの線量設定を十分に下げて撮影します（**図1**）。腸管外病変もあわせて診断する場合は、1体位（一般的には背臥位）を実質臓器が診断できる範囲で設定し、もう1体位の線量設定を下げます（**表1**）。

　さらに、最近では1mSv以下の超低線量にしても逐次近似（応用）再構成（**Recipe 49、51参照**）[3]を使用することで画像ノイズを低減することが可能です。

（岩野晃明）

<文献>
1) Graser A et al：Dose reduction and image quality in MDCT colonography using tube current modulation. AJR Am J Roentgenol 187(3)：695-701, 2006
2) 茂木智洋 ほか：大腸3D-CTにおける被ばく線量と画質の比較研究–自動露出機構 vs. 一定線量撮影–. 人間ドック 28(1)：22-28, 2013
3) Nagata K et al：Evaluation of dose reduction and image quality in CT colonography：comparison of low-dose CT with iterative reconstruction and routine-dose CT with filtered back projection. Eur Radiol 25(1)：221-229, 2015

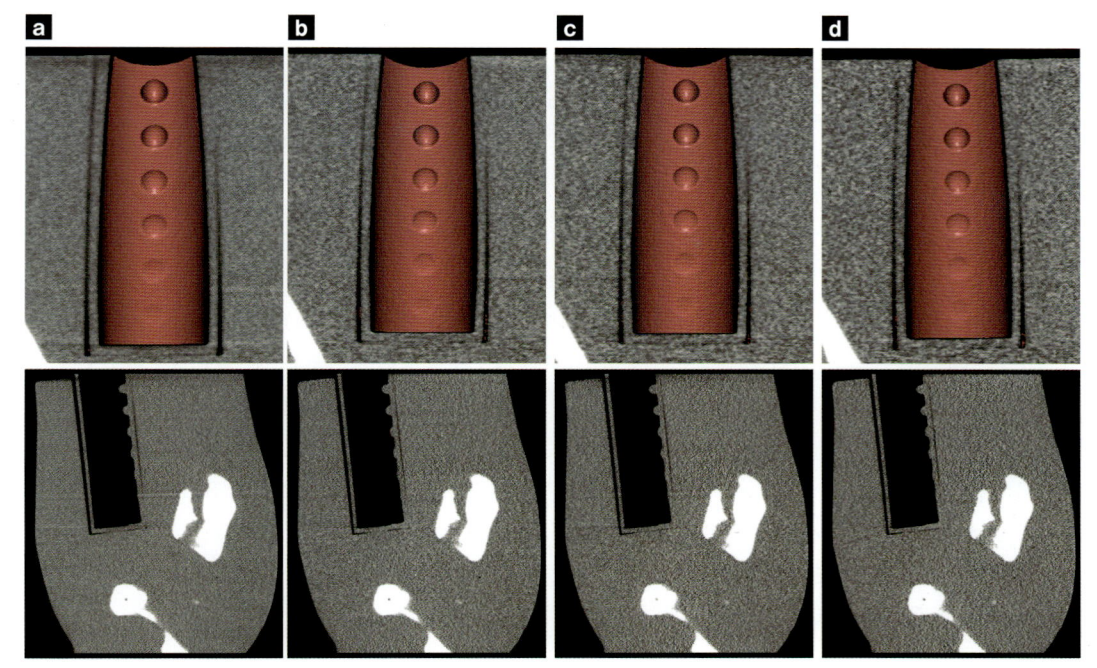

図1 CT-AECの設定の違いが画質と被ばくに及ぼす影響
a CT-AECの線量設定：高（SD15、東芝メディカルシステムズ）、CTDIvol: 23.7
b CT-AECの設定：中（SD25）、CTDIvol: 9.4
c CT-AECの設定：低（SD30）、CTDIvol: 7.7
d CT-AECの設定：超低（SD35）、CTDIvol: 6.6
大腸ファントム（管腔内に直径10mmの模擬ポリープが6個あり、その高さは上から順に7mm、5mm、3mm、2mm、1mm、0.5mm）において、CT-AECの線量設定が画質と被ばくに与える影響を評価しました。CT-AECの線量設定が下がるに伴って画質のざらつきが増加しますが、被ばくは低減します。3D管腔像（上段）は2D像（下段）に比べて、低線量に伴う画質の劣化が比較的少ないです。

表1 低線量撮影におけるCT-AEC設定の目安

	東芝メディカルシステムズ Volume EC	シーメンス Care Dose 4D	GE 3DmA Modulation	日立メディコ Intelli EC	フィリップス Dose Right 3D Modulation
第1体位	SD20 5mmスライス厚時 min 10mA- max 250mA, XY: on	Quality Reference mAs 40-45 average mode	SD20-30 5mmスライス厚時 min 10mA- max 200mA	SD20 min 10mA- maxはモデルによる Intelli IP 併用	DRI10 （Reference mAs 41mAs） iDose Level4
第2体位	SD30-40 5mmスライス厚時 min 10mA- max 250mA, XY: on	Quality Reference mAs 18-25 average mode	SD30-40 5mmスライス厚時 min 10mA- max 200mA	SD30-40 min 10mA- maxはモデルによる Intelli IP 併用	DRI 7 （Reference mAs 29mAs） iDose Level4

＊上記設定は著者らが作成した低線量撮影（管電圧は120kV）の1つの目安です。各装置メーカーが推奨しているわけではありません。CT装置や管電流以外の撮影条件の違い、逐次近似（応用）再構成の有無、検査目的、あるいは読影技術などによって設定が異なります。臨床応用の際には各施設の状況を勘案し、必ず医師の指示のもとで決めてください。また、第1体位、第2体位のどちらの線量を低くするかは施設の考え方によって違いますが、この表では第2体位を低線量設定にしています。

point!

● CT-AECを活用した管電流の低減は画質を担保した低線量撮影を可能とします。
● 低線量大腸CTにおけるCT-AECは表1を参考にしましょう。

撮影条件を理解しよう

RECIPE 044

ピッチ、スライス厚、再構成関数

▶ ビームピッチ（ヘリカルピッチ）

ヘリカルピッチは1スライス分の検出器の幅とX線管の1回転当たりの寝台移動距離との比で表します。一方、ビームピッチはビームのコリメーションに対する1回転当たりの寝台移動距離との比で表されます。ビームピッチは以下の式で表されます。

ビームピッチ＝X線管の1回転あたりの寝台移動距離/ビーム幅

ビームピッチが大きければ、時間当たりのスキャン範囲が広くなるためスキャン時間は短くなり、被ばく量が低減します。その反面、ヘリカルアーチファクトは増加し、後述する実効スライス厚も増大するため体軸方向の分解能が低下します。ビームピッチが小さければ歪みの少ない画像が得られますが、スキャン時間は長くなり、被ばく量が増加します。

▶ スライス厚

CTのスライス厚は、体軸方向に切り出されたX線ビーム幅もしくはマルチスライスCTでは検出列の幅により決まります。スライス厚が厚い場合、多くの光子が検出器に到達し画像ノイズは減少します。しかし、体軸方向の空間分解能が低下します。逆に、スライス厚が薄い場合、体軸方向の空間分解能が向上する一方で画像ノイズは増大します。スライス厚が5mmから10mmに厚くなるとSD値は$1/\sqrt{2}$倍となります。

▶ 再構成関数

画像再構成関数によりコントラスト分解能、空間分解能が変化するので、目的臓器や疾患、検査目的に合わせ選択します。再構成関数がスムースからシャープになるに伴ってSD値が上昇します。大腸CTではスライス厚が薄いため、画像作成に当たり再構成関数は強調関数を使用する必要性は高くなく、スムースな関数を選択したほうが滑らかな3D像を得られます（**図1**）。

また、体格の大きい受診者は、CT-AEC使用時でも装置の出力制限による線量不足によりノイズが増加することがあり、ノイズの少ないスムースな再構成関数が有効な場合もあります。

画像ノイズ増加に対してガウス平滑化処理（画像フィルタ）の利用も有効です（**図2**）。

（岩野晃明）

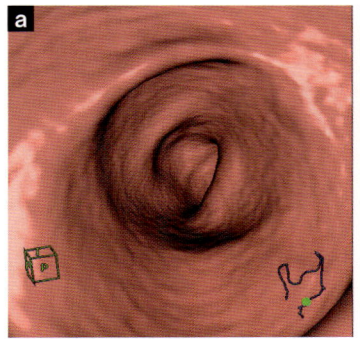

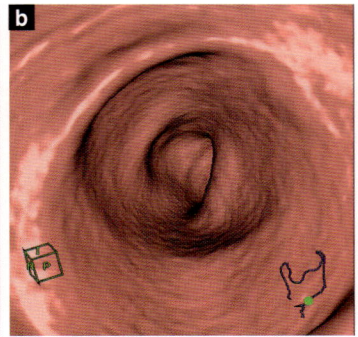

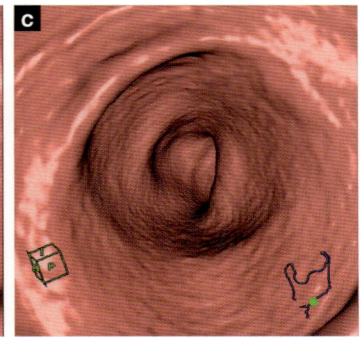

図1 再構成関数の違いが内視鏡類似像に与える影響
a スムースな再構成関数(FC1、東芝メディカルシステムズ)
b 中程度の再構成関数(FC3)
c シャープな再構成関数(FC5)
スムースな再構成関数(a)からシャープな再構成関数(c)に変化させた場合の画像。病変描出能に影響するものではありませんが、スムースな関数を用いた方が滑らかな画像となっています。

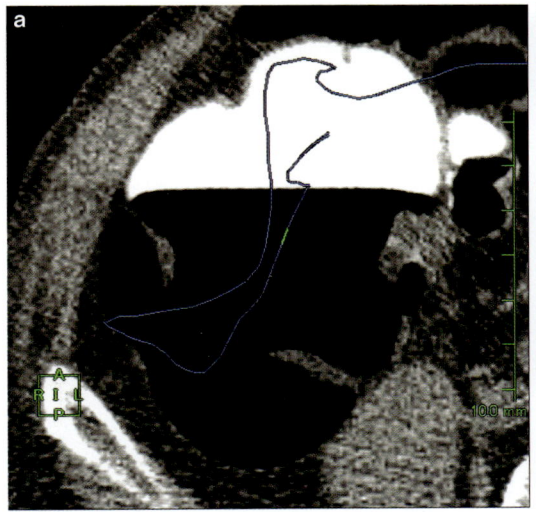

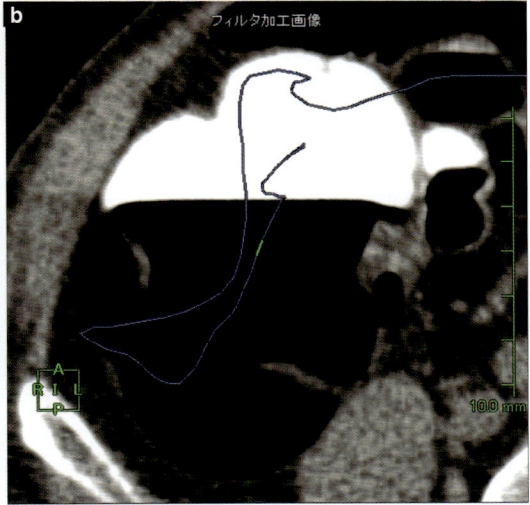

図2 ガウス平滑化処理(画像フィルタ)の効果
a ガウスフィルタOFF
b ガウスフィルタON

point!

● ピッチ、スライス厚、再構成関数の組み合わせにより分解能や被ばく量が変化するので、装置の特性を理解したうえで条件設定を行います。

RECIPE 045 撮影条件を理解しよう

撮影時間と撮影範囲

▶ 撮影時間

　ガントリ回転速度が速いほど1画像を再構成するデータ収集時間が短くなり、臓器の動きなどからなるモーションアーチファクトは減少します。しかし、管電圧、管電流、スライス厚など他のパラメータが同じなら画像ノイズは、スキャン時間の短縮により照射されるX線量も減少するため増加します。現在、大腸CTではガントリ回転速度は0.5秒が一般的です。

　大腸CTの撮影範囲は、64列以上の装置であれば1回の呼吸停止により撮影可能です。16列以下の装置の場合、受診者の息止め時間に合わせた撮影条件の選択が必要です。つまり、大腸CTの撮影範囲が、1回の呼吸停止で撮影できるようにスライス厚とヘリカルピッチを選択します。

　最近ではX線管球の大容量化による高管電流の発生や逐次近似(応用)再構成(**Recipe 49、**51参照)などにより回転速度の高速化に伴う画像ノイズは低減しました。さらに、回転速度上昇と検出器列数増加による撮影時間短縮のために、腸管蠕動によるモーションアーチファクトが起こりにくくなりました。

▶ 撮影範囲

　撮影範囲は**図1**のように全大腸を含んだ肝上縁から肛門部を含んだ恥骨下縁まで設定します。肝上縁よりも頭側に結腸が位置する場合もあり、頭側にある大腸が切れないように

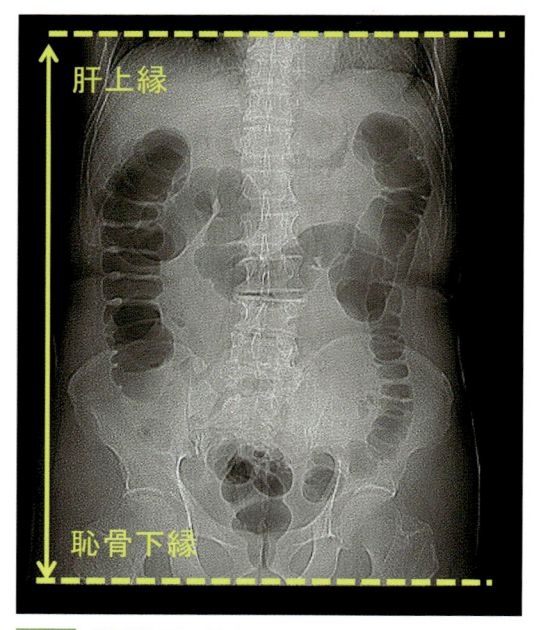

図1 撮影範囲の設定
全大腸を含んだ肝上縁から肛門部を含んだ恥骨下縁まで撮影します。

注意します(**図2**)。

撮影範囲を広くすれば、被ばく線量が増加しますので、必要最低限の範囲とするように心がけます。たとえば、腸管外病変の評価を行わない場合(超低線量撮影など)や腸管外病変を評価する場合であっても1体位は肝臓をすべて含める必要がないので、頭側にある結腸のみを意識した位置決めを行います。

（岩野晃明）

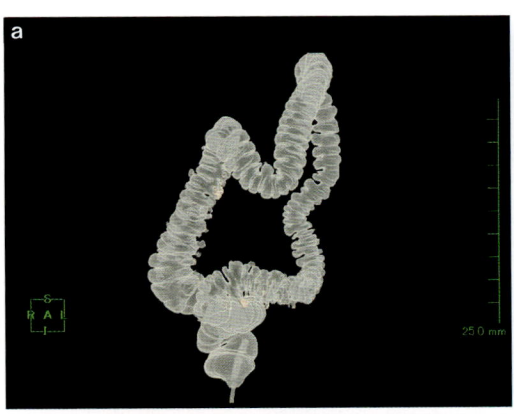

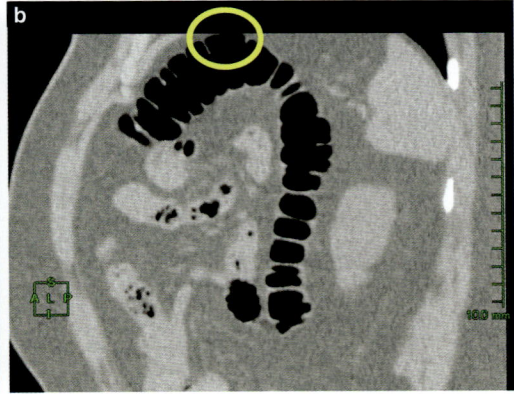

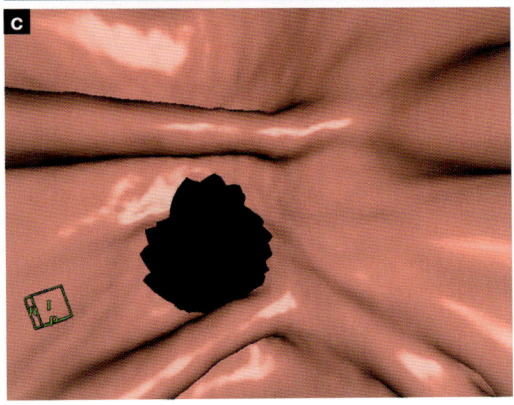

図2　脾弯曲の一部が撮影範囲に含まれなかった例
頭側の位置決めに肝上縁だけを意識すると、肝上縁よりも脾弯曲が頭側に位置する症例では、大腸の一部が撮影されないことがあります。
a 注腸類似像。脾弯曲の位置が頭側に高いことが分かります。
b 矢状断像。脾弯曲の一部が切れています(丸囲い)。
c 内視鏡類似像。データが欠損している領域が黒く表示されています。

point!

- 16列以下の装置では、息止め時間に合わせた条件設定をします。
- 過不足のない撮影範囲を心がけましょう。

撮影線量にもこだわろう

RECIPE 046

線量はどの程度にすべきか

　CT検査は日常診療現場に欠かせない画像診断手法として確立しているため、大腸CTに限らず、種々の検診や腫瘍病変の検索に広く用いられています。ダイナミックCTなどの複数スライス撮影が行われることや、再発検索のため3～6ヶ月ごとのCT検査が行われることも少なくありません。たとえば、Stage III大腸癌の治癒切除後のサーベイランススケジュールは、6ヶ月おきの胸部および腹部CT検査を術後5年間は行うことが望ましいとされています[1]。一方、検診目的の大腸CTは平均的リスクで異常所見がない場合には5～10年に一度の実施が推奨されています（Recipe 82参照）。本項の「撮影線量にもこだわろう」の対象とは人間ドックや便潜血陽性後の精密検査として行う大腸CTです。混同してはいけないこととして、実質臓器も診断する必要がある術前CT検査や定期的な撮影が必要な術後サーベイランス目的のCT検査などでは、ある程度の線量が必要だということです。もちろん、必要以上の回数・線量の検査は行わないように留意しましょう。

　2004年に「Lancet」に発表された論文によると、診断X線に伴う悪性腫瘍の発生率は0.6～1.8%増加するといわれており、特に日本においては約3%増加するとされています[2]。こうした背景から、大腸CTでも被ばく低減の試みが行われています[3～5]。きれいな画像を得ることが目的ではなく、6mm以上の大腸腫瘍性病変を拾い上げられるだけの画質が得られればよいということを肝に銘じましょう。

▶ 低線量撮影の状況と目標

　Boellaardらの検討によると、大腸CTにおける実効線量は世界的に見ると2007年から2011年の間に低減されてはいません。検診目的の大腸CTにおける世界の平均実効線量

<文献>
1) 大腸癌研究会（編）：大腸癌治療ガイドライン医師用2014年版. 金原出版, 東京, 2014
2) Berrington de González A et al：Risk of cancer from diagnostic X-rays：estimates for the UK and 14 other countries. Lancet 363(9406)：345-351, 2004
3) Brenner DJ et al：Computed tomography--an increasing source of radiation exposure. N Engl J Med 357(22)：2277-2284, 2007
4) Costello JE et al：CT radiation dose：current controversies and dose reduction strategies. AJR Am J Roentgenol 201(6)：1283-1290, 2013
5) Nagata K et al：Evaluation of dose reduction and image quality in CT colonography：comparison of low-dose CT with iterative reconstruction and routine-dose CT with filtered back projection. Eur Radiol 25(1)：221-229, 2015
6) Boellaard TN et al：Effective radiation dose in CT colonography：is there a downward trend? Acad Radiol 19(9)：1127-1133, 2012
7) Neri E et al：The second ESGAR consensus statement on CT colonography. Eur Radiol 23(3)：720-729, 2013
8) Liedenbaum MH et al：Radiation dose in CT colonography--trends in time and differences between daily practice and screening protocols. Eur Radiol 18(10)：2222-2230, 2008
9) ACR-SAR-SCBT-MR PRACTICE PARAMETER FOR THE PERFORMANCE OF COMPUTED TOMOGRAPHY (CT) COLONOGRAPHY IN ADULTS. http://www.acr.org/~/media/A81531ACA92F45058A83B5281E8FE826.pdf

は4.4mSvと報告されています。これには地域差があり、ヨーロッパの平均が3.4mSv、北米の平均が7.3mSvであるのに対して、アジアの平均は8.1mSvと高くなっています[6]。大腸CTの撮影プロトコルは、各施設における知識や経験に依存して決められることが多く、実効線量に差が出るのではないかとされています。さらに、腸管外臓器の評価を行う場合には、低ノイズの画像を得るために線量を上げる傾向があります[6]。

▶ 欧州のコンセンサス

European Society of Gastrointestinal and Abdominal Radiology(ESGAR)のコンセンサス第2版[7]では、以下のような低線量撮影が推奨されています。

1. 検診目的の大腸CTでは経静脈造影を使用せず、低線量撮影とします。
2. 管電圧は120kVとしますが、必要に応じて低い管電圧設定も許容される可能性があります。
3. 肥満症例を除き、50mAs以下とします。
4. 使用可能であれば、自動露出機構や逐次近似(応用)再構成も活用すべきです。

以上の条件のもと、検診目的の大腸CTの実行線量は5.7mSv以下[8]を目標とすべきであると考察されています。

▶ 米国の実地パラメータ

American College of Radiology(ACR)を中心とした実地パラメータ[9]では、以下のような低線量撮影が推奨されています。

1. 検診目的の大腸CTは、経静脈造影を使用しない低線量撮影で行います。
2. 通常の腹部骨盤CTの線量より少なく、つまり半分から4分の1程度にすべきです。
3. Tube potentialは120kVp、effective mAsは50～80mAsを目安とします。
4. 自動露出機構や逐次近似(応用)再構成などを活用して実行線量3mSv程度まで低減することが可能です。

(金澤英紀)

point!

- 検診目的の大腸CTの実効線量は5.7mSv以下を1つの目安として低線量撮影を行いましょう。
- 体格の良い受診者の実効線量が平均値よりある程度高くなることは許容されます。

RECIPE 047 撮影線量にもこだわろう

実効線量の計算法と記録のすすめ

▶ 吸収線量情報の意義

2011年の原子力発電所の事故以降、放射線被ばくの話題が日常生活で頻繁に聞かれるようになりました。一般の方の被ばくに対する関心や知識も高くなり、受診者からCTや単純X線写真の被ばくについて質問される機会も増えています。

検査に伴う医療被ばくの情報を適切に伝えるため、そして低線量撮影を行うため、検査ごとに吸収線量情報を記録し目安となる実効線量を自施設で把握しておくことが大切です。現在、商用CTの多くで検査ごとに吸収線量情報として、$CTDI_{vol}$（Volume CT Dose Index）やDLP（Dose Length Product）などが表示されます（図1）。これらの線量情報は、検査ごとの実効線量の概算を把握するうえで有用です。

▶ CTDI

CTDIは線量測定の指標となるもので、測定サイズを人体に近づけたファントム内に測定用のCT電離箱を挿入して測定します。なお、ヘリカルCTではヘリカルピッチなどを考慮した$CTDI_{vol}$の値を用います。

▶ DLP

$CTDI_{vol}$に体軸方向の照射範囲の長さ＝L（cm）をかけたものがDLPとなります。

$$DLP = CTDI_{vol} \times L (Gy \cdot cm)$$

▶ 実効線量の計算法

人体の被ばく線量は各々の臓器や組織に対して等価線量および等価線量に各臓器・組織の組織荷重係数を乗じた実効線量があります。医療現場においては、CT検査時にモニタリングされるDLPに対して、DLP-実効線量換算係数をかけることで実効線量を概算することが可能です。表1にDLP-実効線量換算係数を提示します[1]。大腸CTでは腹部・骨盤部の換算係数0.015を用います。例えば、DLPが50 Gy・cmであれば、実効線量は50×0.015＝0.75mSvとなります。

ただし、実効線量はファントムで計測したデータからの推定値にすぎず、受診者の体格による補正は行われていないため、実際の被ばく線量ではないことに留意してください。

<文献>
1) Valentin J：International Commission on Radiation Protection.：Managing Patient Dose in Multi-Detector Computed Tomography (MDCT). ICRP Publication 102. Ann ICRP 37(1)：1-79, 2007
2) 永田浩一ほか：超低線量撮影のレシピ. Rad Fan 13(7)：31-33, 2015
3) Chang KJ et al：Reducing radiation dose at CT colonography：decreasing tube voltage to 100 kVp. Radiology 266(3)：791-800, 2013
4) Nagata K et al：Evaluation of dose reduction and image quality in CT colonography：Comparison of low-dose CT with iterative reconstruction and routine-dose CT with filtered back projection. Eur Radiol 25 (1)：221-229, 2015

▶ 記録のすすめ

検査ごとに撮影条件、受診者の体格（BMIなど）、吸収線量情報（DLPなど）、そして計算された実効線量などを記録しておくことをおすすめします。これにより自施設の大腸CTにおける撮影線量の動向を把握することができます。検査ごとの線量を把握することは、低線量化への意識を高めることになりますし、受診者への正確な情報提供を可能とします[2]。大腸CTでも被ばく低減の臨床応用がすすめられていますので、是非取り組んでみましょう[3,4]。

記録はExcelなどのスプレッドシートソフトウェアを用いて整理するとよいでしょう。身長・体重を入力するとBMIが自動表示され、DLPを入力すると実効線量の概算が表示される記録簿サンプルを本書の読者特典ページ（p207）からダウンロードできます。自施設に必要な項目を加えるなど調整したうえで日常診療に取り入れてみてください。

（金澤英紀）

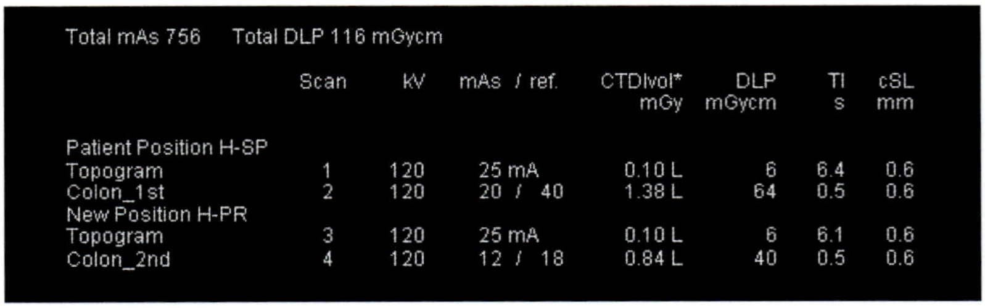

図1 大腸CTの吸収線量情報
この症例の総DLPは116mGy·cmと表示されており、DLPに実効線量換算係数（成人の腹部・骨盤部では0.015）を乗じることで実効線量は1.74mSvと推定できます。1体位目のDLPは64mGy·cm、2体位目のDLPは40mGy·cmであり、2体位目の実効線量は0.6mSvという超低線量撮影です。

表1　DLP-実効線量換算係数（ICRP 2007 Pub 102より）[1]

検査部位	成人
頭頸部	0.0031
頭部	0.0021
頸部	0.0059
胸部	0.014
腹部・骨盤部	**0.015**
体幹部	0.015

point!

- DLPを記録することで実効線量が概算できます。
- 実効線量を把握することは低線量化や正確な情報提供に役立ちます。

撮影線量にもこだわろう

RECIPE 048

低線量撮影をするために

　大腸CTが検診検査として普及するためには、受診者の被ばく線量の低減が必須です。低線量大腸CTに関して、適切な範囲で線量を低減すること、画像ノイズを低減することに着目した検討が報告されています[1〜5]。低線量撮影を行うためには、管電圧（**Recipe 42**）、管電流（**Recipe 43**）、ピッチ（**Recipe 44**）、あるいは撮影範囲（**Recipe 45**）などの調整が有用です。このレシピでは低線量大腸CTを簡便に実行するために、CTの自動露出機構（Automatic Exposure Control：AEC）を使用した低管電流による撮影について説明します。

▶ CT-AEC

　体格に合わせて個々人に適切な管電流を設定することは必ずしも容易ではありません。同じ個人でも、骨盤内の大腸の画質を担保するように管電流を固定してしまうと、体厚の薄い季肋部や臍部付近の大腸に対しては過線量となってしまいます。この課題を解決するのが、近年多くのCTに搭載されているAECです。AECはCT位置決め画像をもとに受診者のX線透過性を計算して、管電流を自動調整する機能です。CT-AECの使用により、画質の均一化と同時に必要以上の管電流を流さないことによる被ばく低減が可能です。CT-AECの性能研究班の報告[6]によると、各社により性能の差はあるものの、被ばく低減につながるとされています。大腸CTでも、一定の管電流で撮影するより、CT-AECを活用した低管電流で撮影することで被ばく低減が可能なことが示されています（**図1**）[7]。具体的な設定は**Recipe 43**の**表1**を参照してください。大腸CTにおけるCT-AECの活用は欧米でも推奨されています[8,9]。

（金澤英紀）

<文献>
1) van Gelder RE et al：CT colonography at different radiation dose levels：feasibility of dose reduction. Radiology 224(1)：25-33, 2002
2) Brenner DJ et al：Computed tomography--an increasing source of radiation exposure. N Engl J Med 357(22)：2277-2284, 2007
3) Costello JE et al：CT radiation dose：current controversies and dose reduction strategies. AJR Am J Roentgenol 201(6)：1283-1290, 2013
4) Nagata K et al：Evaluation of dose reduction and image quality in CT colonography：Comparison of low-dose CT with iterative reconstruction and routine-dose CT with filtered back projection. Eur Radiol 25(1)：221-229, 2015
5) Yee J et al：Advances in CT Colonography for Colorectal Cancer Screening and Diagnosis. J Cancer 4(3)：200-209, 2013
6) Muramatsu Y et al：[Performance evaluation for CT-AEC(CT automatic exposure control)systems]. Nihon Hoshasen Gijutsu Gakkai Zasshi 63(5)：534-545, 2007
7) 茂木智洋ほか：大腸3D-CTにおける被ばく線量と画質の比較研究 ―自動露出機構 vs. 一定線量撮影―. 人間ドック 28(1)：22-28, 2013
8) ACR-SAR-SCBT-MR practice parameter for the performance of computed tomography (CT) colonography in adults. http://www.acr.org/~/media/A81531ACA92F45058A83B5281E8FE826.pdf
9) Neri E et al：The second ESGAR consensus statement on CT colonography. Eur Radiol 23(3)：720-729, 2013

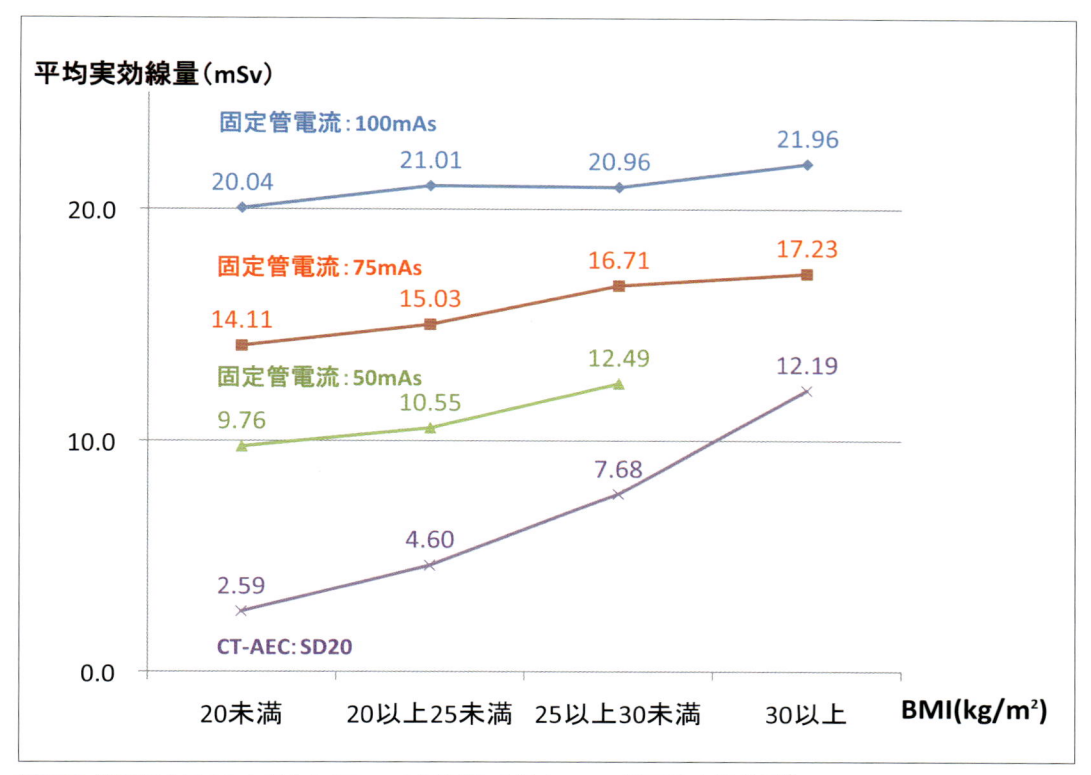

図1 管電流を固定した場合とCT-AECを使用した場合のBMI別平均実効線量[7]

BMI20未満において、CT-AEC（SD20）を使用した群は固定管電流100mAsとした群と比較して平均実効線量が約87％低減し、BMI30以上でも約45％低減します。CT-AECの使用は固定電流に比べて個人にあわせた線量とするため、画質を維持した低線量大腸CTを可能とします。
（文献7より改変引用）

point!

● 低線量大腸CTを行うために、CT-AECを使用した低管電流で撮影しましょう。

撮影線量にもこだわろう

RECIPE 049

超低線量撮影をするために

　大腸CTでは、内腔をガスで拡張し残渣は造影剤でタギングするため、病変との間にCT値の良好なコントラストが得られます。そのため、腸管内腔の観察を主な目的とする検診目的の大腸CTでは超低線量撮影が可能です。超低線量撮は低線量撮影と同様に、CT-AECを活用した低管電流による撮影が主体となりますが、CT-AECをさらに厳しい設定にするために画像ノイズがさらに強くなります。一般的な画像再構成法であるFBPでは画像ノイズの影響で読影が困難となるので、逐次近似（応用）再構成で行う必要があります（**Recipe 50、51参照**）。

超低線量CTにおける実効線量

　American College of Radiology（ACR）を中心とした実地パラメータでは、低管電流、撮影時間の短縮、場合によって低管電圧を推奨しています[1]。さらに、CT-AECおよび逐次近似（応用）再構成を活用することで、自然放射線による年間線量に近い3mSv以下にすることが可能です[1]。CT-AECと逐次近似（応用）再構成を活用した場合の実効線量と画質の担保について**表1**に示します[2]。この表から、超低線量大腸CTでも画質が担保されていることがわかります。

超低線量撮影における病変別感度

　Iannacconeらは男性14名、女性13名での小規模での対象ではあるものの、超低線量大腸CTによる病変別感度を検討しています[3]。感度は、10mm以上で100%（3/3）、9〜6mmで100%（3/3）、そして5mm以下では66.6%（4/6）と報告しており、2体位の合計実効線量は男性で平均1.7mSv、女性で平均2.3mSvでした。また、超低線量と通常線量の大腸CTにおける松本らの検討では、5mm以上の病変別感度は通常線量群で87.5%、超低線量群で85.0%であり、両群間で感度に差がなかったと報告しています[4]。したがって、検診目的の大腸CTでも病変については、超低線量撮影でも問題ないといえます。ただし、超低線量大腸CTでは高度な読影技術が必要とされることから、臨床で応用する場合には超低線量症例でのトレーニングを行っておく必要があります[5]。

（金澤英紀）

<文献>
1) ACR-SAR-SCBT-MR practice parameter for the performance of computed tomography (CT) colonography in adults. http://www.acr.org/~/media/A81531ACA92F45058A83B5281E8FE826.pdf
2) Nagata K et al：Evaluation of dose reduction and image quality in CT colonography：comparison of low-dose CT with iterative reconstruction and routine-dose CT with filtered back projection. Eur Radiol 25(1)：221-229, 2015
3) Iannaccone R et al：Feasibility of ultra-low-dose multislice CT colonography for the detection of colorectal lesions：preliminary experience. Eur Radiol 13(6)：1297-1302, 2003
4) 松本徹也ほか：被曝低減・超低線量 CT colonographyの臨床応用. Mutislice CT 2005 BOOK. 映像情報medical 37(7)：104-111, 2005
5) 消化管先進画像診断研究会（監）：大腸CTを身につける! 症例で学ぶ大腸CT診断. シーピーアール, 東京, 2014

表1 CT-AECと逐次近似（応用）再構成を活用した場合の実効線量と画質の担保[2]

CT-AECの設定	画像再構成法	線量評価 1体位あたりの平均実効線量	線量評価 コントロール群と比較した線量低減率	画質評価 直腸S状部での評価（2点以上で読影可能）	画質評価 コントロール群との画質の比較
SD20（コントロール群）	フィルタ補正逆投影法	1.88mSv	NA	2.01点	NA
SD28	逐次近似（応用）再構成法	0.92mSv	−48.5%	2.85点	有意に良好
SD35	逐次近似（応用）再構成法	0.69mSv	−64.1%	2.63点	有意に良好
SD40	逐次近似（応用）再構成法	0.57mSv	−70.6%	2.81点	有意に良好
SD45	逐次近似（応用）再構成法	0.46mSv	−75.1%	2.04点	コントロール群と同等

NA, not available. （文献2より改変引用）

point!

- CT-AECと逐次近似（応用）再構成を活用した超低線量大腸CTは画質を担保した被ばく低減が可能です。
- 超低線量大腸CTを行うために十分な読影トレーニングが必要です。

画像再構成法を学ぼう

RECIPE 050

FBP
(Filtered Back Projection)

▶ 画像再構成

　大腸CTは画像を保ちながら、被ばく線量をいかに下げるかが重要な課題の1つです。従来、被ばく線量の低減という観点ではあまり着目されてこなかった画像再構成方法が、近年見直されており、画質あたりの被ばく線量比を大きく改善することを主眼とした技術が注目されています[1]。

　CTは被写体にX線を照射し透過後の減弱したX線を検出器で測定します。画像再構成とは、その測定データから得られる線減弱係数分布を数学的方法によって、被写体の断面を復元することをいいます。CT装置における画像再構成の原理は、1917年にオーストリアの数学者J. Radonによって、「2次元あるいは3次元の物体はその投影データの無限集合から一意的に再生できる」ことを数学的に証明したことが礎になっています。CTは被写体の横断面内の減弱係数の分布をある方向に合計して得られる一時分布（投影）を多数方向について行い、そこから横断画像を復元しなければならず、この問題を解決する数学的方法がRadonの定理なのです。

　画像再構成は、多くのCT装置で用いられている解析的再構成方法と、近年、臨床応用が急速に進み、画質の向上や被ばく低減に大きく起因する逐次近似（応用）再構成法の2つに大別さ れます。本項では解析的再構成方法の1つであるフィルタ補正逆投影（filtered back projection：FBP）法について説明します。

▶ FBPとは

　FBPは、逆投影法を改良したもので、各方向から投影された値を逆に画素面に戻して合計することにより原画像を再現するものです。単純な逆投影（back projection）で生じるボケを補正するために、あらかじめフィルタ処理するのがFBPです[2]。元の投影に対してある特性のあるフィルタ処理を行い、補正後の投影を計算で求めてから逆投影することで原画像を再現します。フィルタとして用いられる関数は画像再構成関数と呼ばれ、撮影目的や撮影部位により選択されます。

　現在多くの商用CTでFBPが用いられている理由は、この手法が他の手法と比較して画像再構成時間に優位性を持つためです。しかし、低線量域では雑音の多い画像となってしまうため、線量をある程度上げる必要がありこれが被ばく量増加につながっています[3]。

　CTがさらに進化するためには、これまで以上の被ばく低減、空間および時間分解能向上などが求められ、FBPでは今後の対応が難しくなってきているのが現状です。

（清水徳人）

<文献>
1) NPO法人肺がんCT検診認定機構：低線量肺がんCT検診の知識と実務 改訂2版. オーム社, 東京, 2013
2) 久保直樹：フィルタ補正逆投影法・逐次近似法について. START 48：13-15, 2012
3) Kalra MK et al：Low-dose CT of the abdomen：evaluation of image improvement with use of noise reduction filters pilot study. Radiology 228(1)：251-256, 2003

画像再構成法を学ぼう

RECIPE 051

逐次近似（応用）再構成法

▶ 逐次近似（応用）再構成とは

　大腸癌に対する検診目的で大腸CTを行う場合、対象者は無症状でその多くが健康者であるため、医療被ばくは可能な限り最小限としなければなりません。大腸CTでは、ガス、軟部組織、そしてタギングされた残渣を区別する必要があります。これらのCT値の差は比較的大きいため、画像再構成がFBPであってもある程度の低線量化が可能です。しかし、大腸CTの特質として2体位の撮影を行うために、被ばく量をより低減する取り組みが望まれます。

　近年登場した、逐次近似再構成（iterative reconstruction：IR）あるいは、逐次近似法を応用した画像再構成技術は、画像の解像度を保ちつつ、ノイズ成分のみを消去する特徴を有し、診断能を低下させることなく（超）低線量撮影を実現する可能性がある画像再構成方法です[1,2]。この手法は、投影データに対する実測値と計算値の差を比較し、補正を繰り返し真の画像に近い画像を再構成していきます。超低線量で撮影されたCTの画像再構成は、FBPではノイズが多く臨床応用が困難でしたが、逐次近似（応用）再構成法では画質が担保されるためその有効性が大腸CTでも注目されています[3]。

▶ 臨床応用

　逐次近似（応用）再構成法はCT装置メーカ各社から出ており、代表的にはAIDR 3D（東芝メディカルシステムズ）、IRIS/SAFIRE（シーメンス・ジャパン）、ASiR/ASiR-V/Veo（GEヘルスケア・ジャパン）、Intelli IP（日立メディコ）、iDose[4]/IMR（フィリップス）などが挙げられます。超低線量撮影でもこれらの逐次近似（応用）再構成法により画質を担保することが可能となり、大腸CTの検診への応用に弾みがついたといっても過言ではありません。

　従来のFBPを用いた大腸CTに比べると、逐次近似（応用）再構成法による超低線量大腸CTでは画質を維持しつつ線量を50〜75%低減することが可能となりました（**図1、2**）[4]。逐次近似（応用）再構成にはメーカごとに強度の設定があり、強度を上げることによりノイズが減少します（**図3**）。臨床例を参考に、各施設での大腸CTの画質を判断しながら撮影プロトコルならびに逐次近似（応用）再構成の強度を決めていくことが肝要です。

（清水徳人）

<文献>
1) Hara AK et al：Iterative reconstruction technique for reducing body radiation dose at CT：feasibility study. AJR Am J Roentgenol 193(3)：764-771, 2009
2) Silva AC et al：Innovations in CT dose reduction strategy：application of the adaptive statistical iterative reconstruction algorithm. AJR Am J Roentgenol 194(1)：191-199, 2010
3) Hara AK et al：Reducing the radiation dose for CT colonography using adaptive statistical iterative reconstruction：A pilot study. AJR Am J Roentgenol 195(1)：126-131, 2010
4) Nagata K et al：Evaluation of dose reduction and image quality in CT colonography：comparison of low-dose CT with iterative reconstruction and routine-dose CT with filtered back projection. Eur Radiol 25(1)：221-229, 2015

画像再構成法を学ぼう

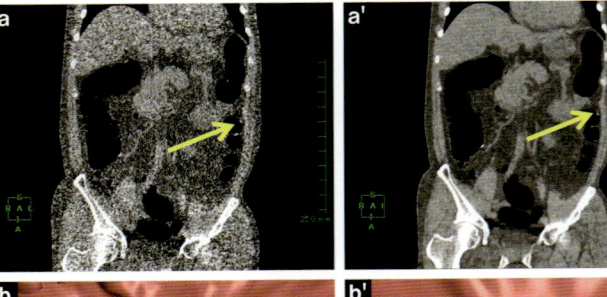

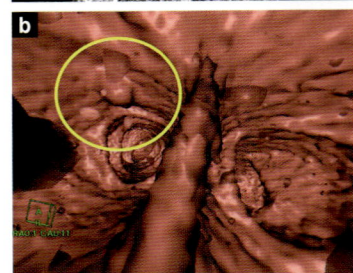

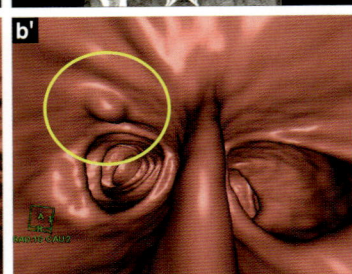

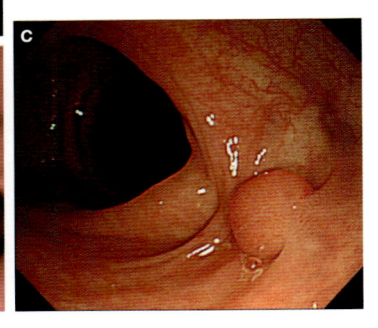

RECIPE 051

図1 超低線量大腸CTにおける逐次近似応用再構成の臨床例1
任意型検診を受けた61歳、男性。撮影プロトコルは管電圧が100kV、CT-AECはVolume EC（東芝メディカルシステムズ）でSD45としました。DLPは41.4mGy・cm、実効線量の目安は0.62mSv。FBPによる画像再構成をFBPで行った冠状断像（a）と内視鏡類似像（b）。ノイズが多く病変の指摘（矢印および丸囲い）は困難でした。AIDR 3D（東芝メディカルシステムズ）の強度Strongで再構成された冠状断像（a'）と内視鏡類似像（b'）ではノイズが減少したため病変が明瞭に指摘できます。続いて実施された大腸内視鏡検査で下行結腸に6mmのIsポリープを認め（c）、病理組織学的診断はtubular adenomaでした。

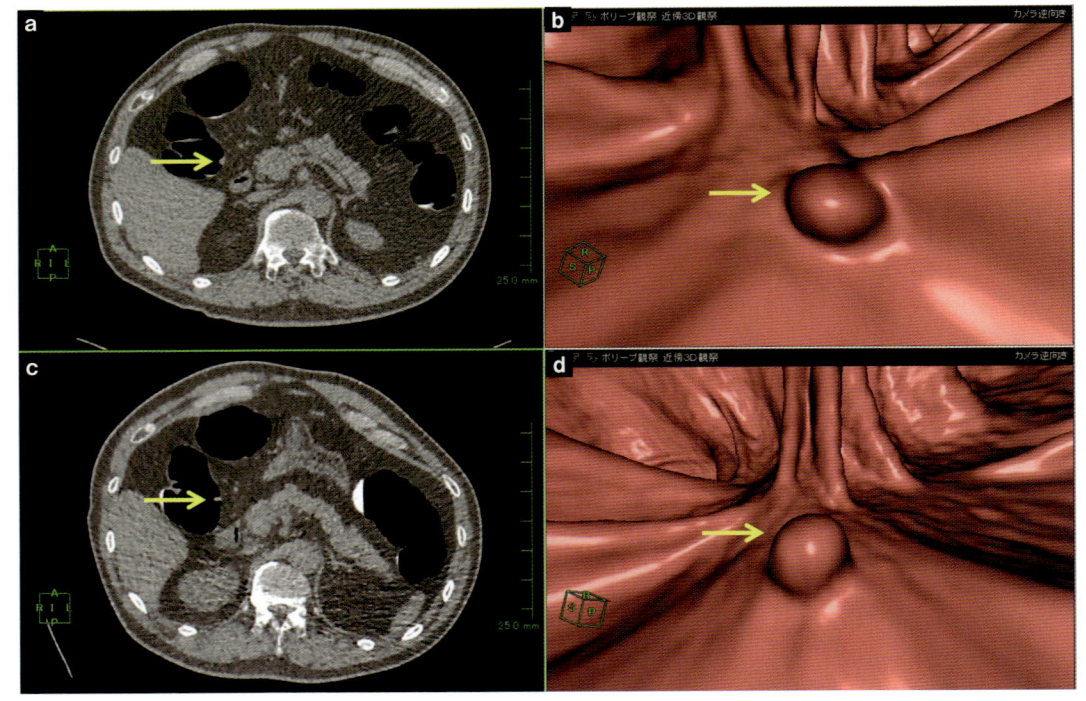

図2 超低線量大腸CTにおける逐次近似応用再構成の臨床例2
任意型検診を受けた52歳、男性。第1体位（背臥位）の撮影プロトコルは、管電圧が120kV、CT-AECはCare Dose 4D（シーメンス・ジャパン）でQuality Reference mAs 45としました。DLPは119mGy・cm、実効線量の目安は1.79mSv。FBPによる画像再構成をFBPで行った横断像（a）と内視鏡類似像（b）で横行結腸に6mmのIsポリープが指摘できます（矢印）。第2体位（右側臥位）の撮影プロトコルは、管電圧が120kV、CT-AECはCare Dose 4D（シーメンス・ジャパン）でQuality Reference mAs 18としました。DLPは56mGy・cm、実効線量の目安は0.84mSv。SAFIRE（強度:5）で再構成された横断像（c）と内視鏡類似像（d）では、1mSv以下の超低線量撮影であるにもかかわらず、第1体位（a、b）と同様にポリープが明瞭に観察されます。続いて実施された大腸内視鏡検査では、大腸CTで指摘された部位に6mmのIsポリープを認め、病理組織学的診断はtubular adenomaでした。

102

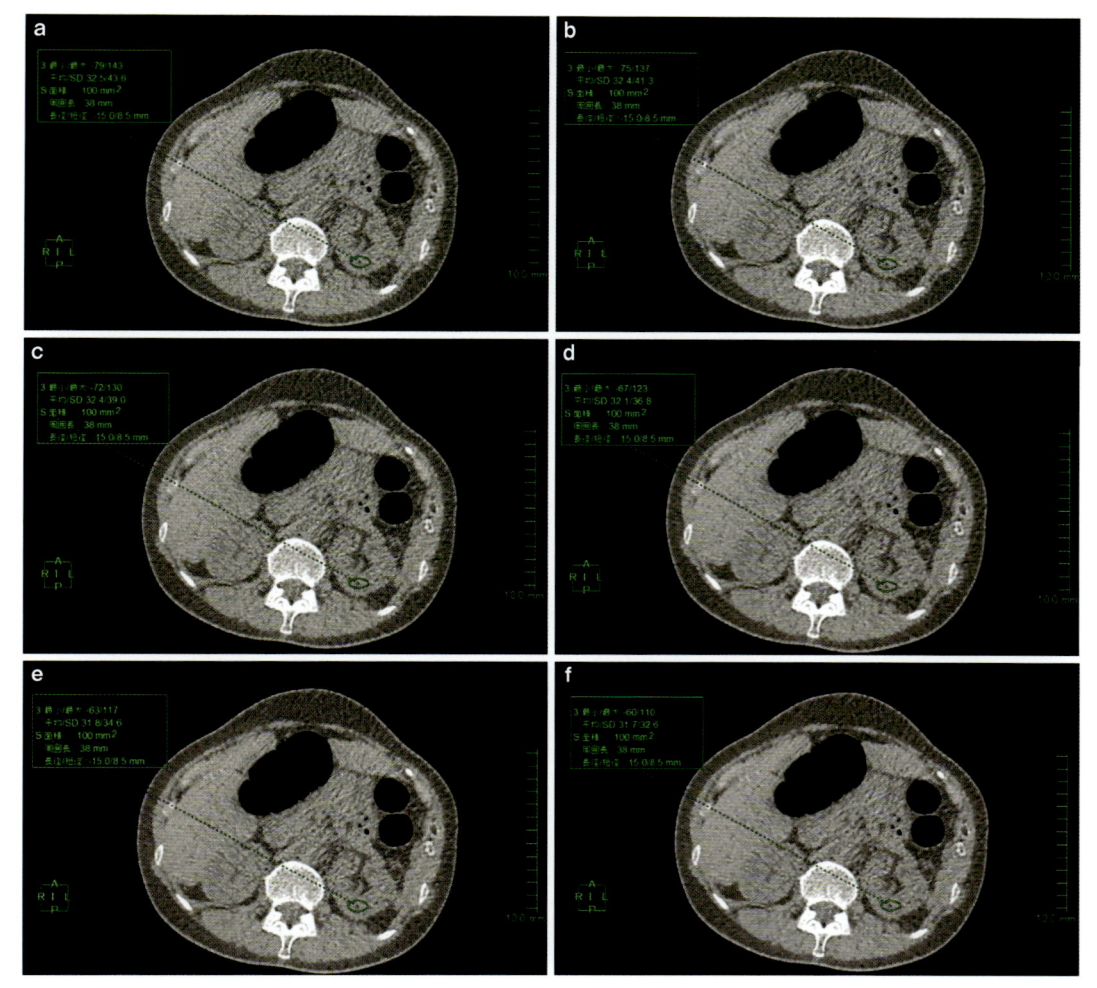

| 図3 | 逐次近似応用再構成の強度とノイズの比較例

任意型検診を受けた59歳、女性。撮影プロトコルは、管電圧が100kV、CT-AECはCare Dose 4D（シーメンス・ジャパン）でQuality Reference mAs 30としました。DLPは38mGy・cm、実効線量の目安は0.57mSv。画像再構成をFBP（a）、SAFIREの強度1（b）、強度2（c）、強度3（d）、強度4（e）、および強度5（f）で作成しました。それぞれの画像再構成に対して、左腎の同じ部位に対してサイズ100mm²のROI（circular region of interest）でSD（standard deviation）によるノイズ測定を行いました[4]。SD値はFBP（a）で43.6、SAFIREの強度1（b）で41.3、強度2（c）で39.0、強度3（d）で36.8、強度4（e）で34.6、および強度5（f）で32.6でした。同様にして直腸管腔内の同じ部位に対して、SD値を測定したところFBPで17.5、SAFIREの強度1で15.8、強度2で14.0、強度3で12.2、強度4で10.4、および強度5で8.6でした。FBPに比べて逐次近似応用再構成SAFIREでノイズが減少していること、SAFIREの強度を上げるほどノイズが減少することがわかります。

point!

- FBPは再構成時間が短い長所がある一方で、低線量ではノイズが多くなる短所があります。
- 逐次近似（応用）再構成法により画質を維持した（超）低線量大腸CTが可能となりました。

RECIPE 052 読影テクニックをマスターしよう

読影の基本

▶ 大腸のCT画像の種類

　大腸CTの画像は生データとして取得され、撮影装置からサーバに送られます。撮影された画像は評価のために2Dや3Dのデータに加工されます。画像の加工は読影のために、さまざまなワークステーション（WS）が市販されています。各社のWSのいずれも様々な工夫がなされており、どれを選んでも基本的な読影に問題が起きることはないでしょう。2D像としては、Multi-Planar Reconstruction（MPR）画像による多断面での評価ができます。3D像としては大腸のガス領域を切り抜いて半透明にすることで得られる注腸類似像（CT enema, dual-contrast CT enema image）[1,2]、それを内腔から見た内視鏡類似像（フライスルー／virtual colonoscopy）が代表的です。注腸類似像では全体像の把握や粗大な病変の診断に役立ちます（図1）[1,2]。また、病変の存在部位を確認するのに有用です。内視鏡類似像では、内視鏡に近い画像が得られますので、小さな病変の拾い上げに有効です。

▶ WS

　処理スピードは高速化されており、ストレスなく使えるようになってきました。大腸CT

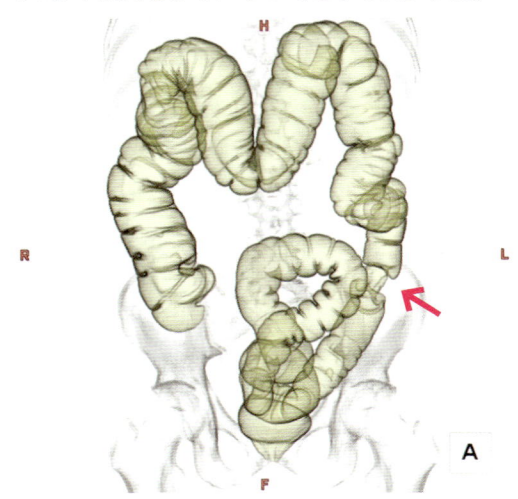

図1 注腸類似像（CT enema）
下行結腸からS状結腸移行部に腫瘍（矢印）が認められます。

<文献>
1) Nagata K et al：CT Air-contrast enema as a preoperative examination for colorectal cancer. Dig Surg 21(5-6)：352-358, 2004
2) Nagata K et al：Polyethylene glycol solution (PEG) plus contrast medium vs PEG alone preparation for CT colonography and conventional colonoscopy in preoperative colorectal cancer staging. Int J Colorectal Dis 22(1)：69-76, 2007
3) Pickhardt PJ et al：Polyp detection at 3-dimensional endoluminal computed tomography colonography：sensitivity of one-way fly-through at 120 degrees field-of-view angle. J Comput Assist Tomogr 33(4)：631-635, 2009
4) Neri E et al：Time efficiency of CT colonography：2D vs 3D visualization. Comput Med Imaging Graph 30(3)：175-180, 2006
5) Taylor SA et al：Polyp detection with CT colonography：primary 3D endoluminal analysis versus primary 2D transverse analysis with computer-assisted reader software. Radiology 239(3)：759-767, 2006
6) Hara AK et al：ACRIN CT colonography trial：does reader's preference for primary two-dimensional versus primary three-dimensional interpretation affect performance? Radiology 259(2)：435-441, 2011
7) Mang T et al：Comparison of axial, coronal, and primary 3D review in MDCT colonography for the detection of small polyps：a phantom study. Eur J Radiol 70(1)：86-93, 2009
8) Mang T et al：Comparison of diagnostic accuracy and interpretation times for a standard and an advanced 3D visualisation technique in CT colonography. Eur Radiol 21(3)：653-662, 2011
9) Pickardt PJ et al：Primary 2D versus primary 3D polyp detection at screening CT colonography. AJR Am J Roentgenol 189(6)：1451-1456, 2007
10) 消化管先進画像診断研究会（監）：大腸CTを身につける! 症例で学ぶ大腸CT診断. シービーアール, 東京, 2014

用ソフトでは、2Dと3Dの比較読影が容易にできるよう、2体位比較読影ができるよう工夫されており、使い勝手が改善してきています。

3D像の読影をするに当たって最初に大腸を抽出することが必要です。現在のWSでは、その作業のほとんどが自動で行ってくれます。しかし、大腸の拡張が不十分である場合、術後などで形態が変形している場合などは、自動で抽出できない場合もあり、手動操作を加える必要があります。方法はWSによって異なりますので、使い方を熟知しましょう。

▶ 読影の実際

読影方法は、大きく分けて3D像から始める方法（primary 3D reading）、2D像から始める方法（primary 2D reading）の2種類があります。

Primary 3D readingでは、内視鏡類似像で直腸から始まり盲腸に至るまで内腔を飛んでいくようにして（フライスルー）粘膜面を読影していきます。盲腸まで行ったら、カメラを反転して直腸まで戻り、死角のないように読影します。この作業を2体位で行い、病変を認めた場合は両体位でマッチングします。視野角には好みがありますが、120°で読影すると見逃しを少なくできると報告されています（Recipe 53参照）[3]。Primary 2D readingは内腔に死角を作らないように2Dの横断像で直腸から腸管の内腔を追跡していく（lumen tracking）方法です（Recipe 54参照）。集中力が必要で、読影の習得に時間を要します。Primary 3D readingとprimary 2D readingを比較するとそれぞれの利点があることが報告されています[4〜5]。例えば、タギングされた固形残渣が多い場合や腸管拡張の悪い場合は、2D像をなるべく活用したほうが時間を節約できます。最新の報告では、primary 3D readingでもprimary 2D readingでも精度に差はないことが示されています[6]。結論としてはどちらの読影法でも構いませんが、それぞれの画像の特性を理解した上で、3D像と2D像の両方を組み合わせて読影することが大切です[7〜10]。

▶ 腸管外臓器の読影

腸管内を読影するための画像では、スライス厚が薄すぎて読影に時間を要しますし、画質が低下します。3〜5mm程度の画像を別に作成して読影します。ただし、現在の大腸CTでは被ばく低減のため線量が低く設定されており、腸管外臓器の読影が困難な場合もあります。肝臓内の病変などは小さな病変では特に指摘が困難です。腸管外臓器の読影をしないという選択もあります。超低線量で撮影する場合、腸管外臓器の診断能力は通常のCTよりも低いことや、腸管外臓器自体の読影をしない場合は事前にインフォームドコンセントのうえ受診者から同意を得ておくことが必要です。

（木島茂喜）

point!

- 大腸CTの3D像は注腸類似像（CT enema）、内視鏡類似像（virtual colonoscopy）の2つが代表的で、それぞれ部位診断、存在診断に役立ちます。
- 3D像と2D像はどちらから読影してもよいですが、両者を組み合わせて読影します。

読影テクニックをマスターしよう

RECIPE 053

Primary 3D reading

▶ Primary 3D readingの読影方法（図1）

　Primary 3D readingでは拡張した腸管を追跡し、直腸から盲腸まで連続したルートを作成します。次に、フライスルー（Virtual Endoscopy：VE）で指定したルートに沿って直腸から大腸の近位側に向かって内腔を飛んでいくように読影をしていきます。盲腸まで行ったら、カメラを反転して遠位側方向に直腸まで読影することで、死角のないようにします。病変を疑った場合には、2D像でその領域の性状（内部CT値や均一性など）・形状・大きさなどを評価します。この作業を背臥位・腹臥位などの2体位で行い、病変を両体位でマッチングします。腸管の往復だけでは視界に入らない死角が存在することにも注意が必要です（**図1**）[1]。

▶ Primary 3D readingの特徴

　以前はハードウェア・ソフトウェアの性能上3D像の再構成に時間がかかっていたことから、primary 2D readingが好まれる傾向にありました[2]。しかし、現在ではコンピュータの進歩によって短時間で容易に3D再構成画像が得られるようになりその利用が進んでいます[3]。

　Primary 3D readingの特徴は、VEを用いるため、普段内視鏡を行っている内科医や外科医にとって馴染みやすいことが挙げられます。また、2D評価ではわかりづらい大腸ヒダの立体的構造や小さなポリープについて、3D像では比較的容易に見つけることができます。さらに、読影技術の習得が早いことも特徴の1つです[4]。

　前処置・拡張が良好な腸管ではprimary 3D readingが良い適応と考えられますが、腸管拡張が不十分な場合、前処置が不十分な場合、あるいは炎症後の腸管狭窄などの病態では、primary 2D readingによる読影の方が容易です[5]。また、primary 3D readingはVEで腸管を往復する必要があることから、primary 2D readingよりも読影時間が長いとされています[6]。

　理解していただきたい重要なこととして、2D像と3D像は相補的な関係にあり、どちらか一方の画像で成り立つものではなく、必ず両者を用いて読影をする必要があるということです（**図2**）[7]。

（藤井裕之）

<文献>
1) Beaulieu CF et al：Display modes for CT colonography. Part II. Blinded comparison of axial CT and virtual endoscopic and panoramic endoscopic volume-rendered studies. Radiology 212(1)：203-212, 1999
2) Macari M et al：Comparison of time-efficient CT colonography with two- and three-dimensional colonic evaluation for detecting colorectal polyps. AJR Am J Roentgenol 174(6)：1543-1549, 2000
3) Taylor SA et al：European Society of Gastrointestinal and Abdominal Radiology (ESGAR)：consensus statement on CT colonography. Eur Radiol 17(2)：575-579, 2007
4) 消化管先進画像診断研究会(監)：大腸CTを身につける！症例で学ぶ大腸CT診断. シービーアール, 東京, 2014
5) Mang T：When to Use Which Evaluation Strategy; CT Colonography：A Guide for Clinical Practice. Thieme Medical Publishers, P51, 2013
6) Johnson CD et al：Accuracy of CT colonography for detection of large adenomas and cancers. N Engl J Med 359(12)：1207-1217, 2008
7) Neri E et al：The second ESGAR consensus statement on CT colonography. Eur Radiol 23(3)：720-729, 2013

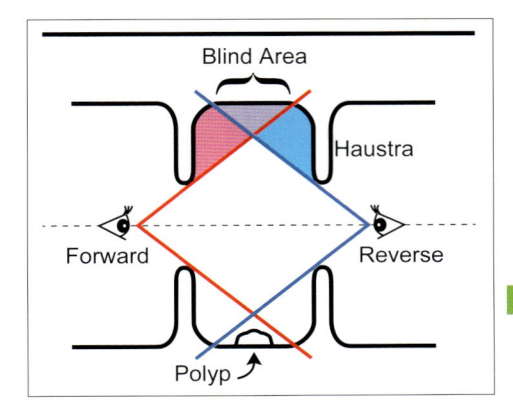

図1 フライスルーにおける死角
（文献1より引用）
Blind Area：死角
Forward：往路
Reverse：復路

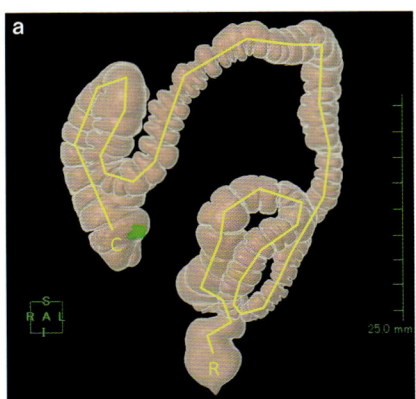

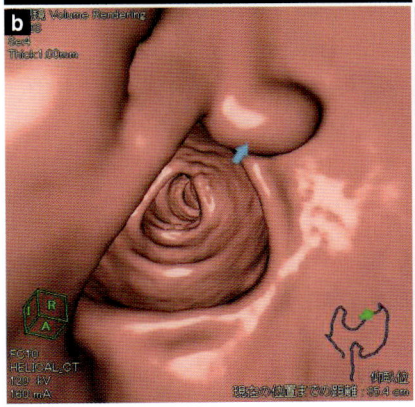

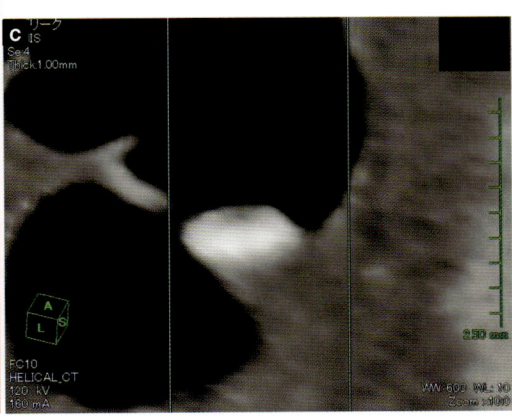

図2 Primary 3D reading
注腸類似像(a)のように、直腸から盲腸までルートを作成します。フライスルーで直腸→盲腸→直腸と往復して腸管を検索していきます。Primary 3D readingでは(b)のようにフライスルーでの観察がメインとなります。病変を疑ったら、(c)のように2D像を用いてその領域の性状や大きさについて評価します。指摘した領域は断面が白く一部にガスを認めることから、病変ではなくタギングされた残渣であることがわかります(c)。この作業を背臥位・腹臥位などの2体位で行い、病変を両体位でマッチングします。

point!

● Primary 3D readingは内視鏡医に馴染みやすく、読影の習得が比較的容易です。

読影テクニックをマスターしよう

RECIPE 054

Primary 2D reading

Primary 2D readingの読影方法

　Primary 2D readingは、その名のとおり2Dの横断像を基本にして大腸ポリープを検出していく方法です。Primary 2D readingは内腔の粘膜面に死角を作らないように直腸から順に近位側の腸管粘膜面を追跡していくlumen tracking法を用います。肛門から頭側のスライスへ腸管を追っていき、腸管が追えなくなったら尾側へ追い直す、という方法を繰り返していきます。横断像を基本としますが、横行結腸などでは適宜矢状断を用いるなど、追跡する腸管を評価しやすい断面を用いるようにしましょう。病変が疑われた場合3D像も合わせて真の病変か否かを評価します。これを背臥位や腹臥位などの2体位で評価を行い、各体位で指摘した病変をマッチングさせます。具体的な方法を**図1、2**に示します。

どのような場合にprimary 2D readingがより有用か

　大規模試験の結果、primary 2D readingとprimary 3D readingの病変の拾い上げ精度に差はなかったと報告されています[1]。欧州消化器腹部放射線学会議(European Society of Gastrointestinal and Abdominal Radiology：ESGAR)による大腸CTに関する合意宣言[2]でも読影者の好みと施設のワークステーションによってprimary 2D readingかprimary 3D readingのどちらを選択してもよいとされています。また適切なトレーニングを受けた読影者は、どちらの読影方法を用いても精度高く病変を検出できると報告されています[3]。重要なことは、2D像と3D像（フライスルー）は互いに相補的な関係であり、必ず両者を用いて病変を評価することです[2]。

　Primary 2D readingの利点として、primary 3D readingのように腸管を直腸→盲腸/盲腸→直腸と往復する必要がなく、結果として読影時間が短くなることが挙げられます[1,4]。また、primary 3D readingでは読影する前に腸管の経路を作成する必要がありますが、腸管拡張が不十分な場合、前処置が不十分な場合、炎症後の腸管狭窄などの病態においてはフライスルーのルート作成が困難となる場合があります。このような場合にはprimary 2D readingのほうが読影は容易となります[5]。さらに、タギングされた残液内の粘膜面の観察は、2D像の観察が必要です。欠点としては、primary 3D readingに比べて読影技術の習得が難しいことが挙げられます。

（藤井裕之）

<文献>
1) Johnson CD et al：Accuracy of CT colonography for detection of large adenomas and cancers. N Engl J Med 359(12)：1207-1217, 2008
2) Neri E et al：The second ESGAR consensus statement on CT colonography. Eur Radiol 23(3)：720-729, 2013
3) Hara AK et al：ACRIN CT colonography trial：does reader's preference for primary two-dimensional versus primary three-dimensional interpretation affect performance? Radiology 259(2)：435-441, 2011
4) van Gelder RE et al：A comparison of primary two- and three-dimensional methods to review CT colonography. Eur Radiol 17(5)：1181-1192, 2007
5) Mang T：When to Use Which Evaluation Strategy；CT Colonography：A Guide for Clinical Practice. Thieme Medical Publishers, P51, 2013

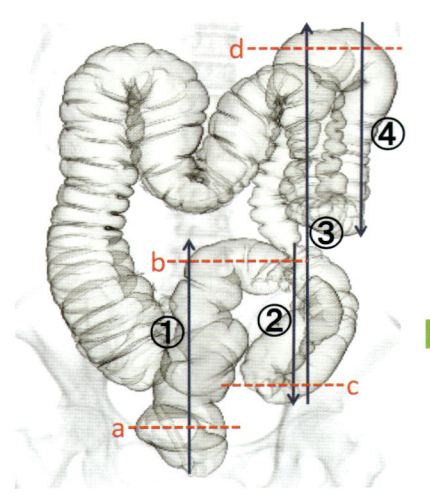

図1 Primary 2D readingでの腸管粘膜の追い方

注腸類似像を用い、primary 2D readingにおけるスライスの送り方を説明します。肛門から始まり、横断像を基本に頭側にスライスを送っていきます（①）。S状結腸で腸管が追えなくなったら、今度は尾側へスライスを送り腸管を追っていきます（②）。S状結腸が尾側で追えなくなったら、折り返してスライスを頭側へ送っていきます（③）。下行結腸が頭側で追えなくなったら、折り返し尾側へスライスを送っていきます（④）。実際には横断像で読影しますので、**図2**のように腸管を追っていくことになります。

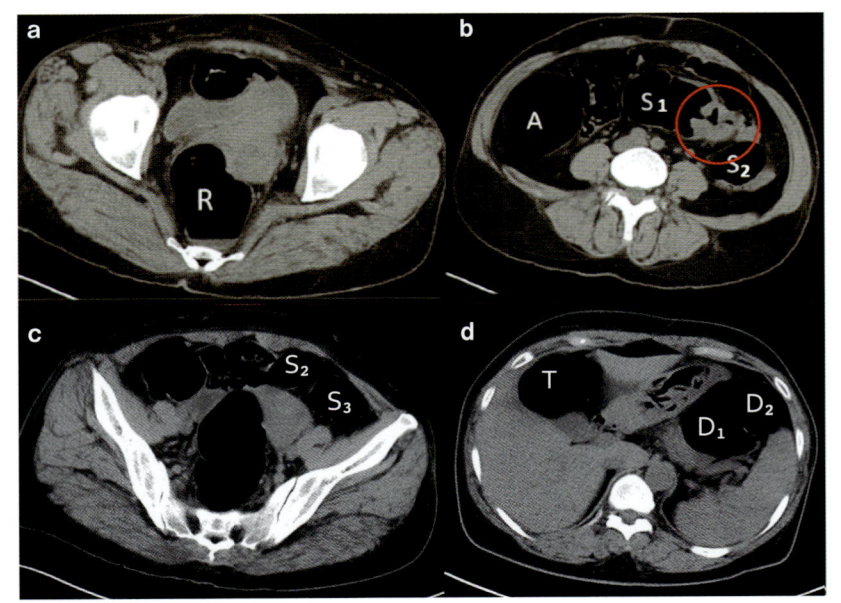

図2 図1の各部位（a～d）に対応する実際の横断像

a 直腸粘膜面（R）を観察します。頭側にスライスを移していきます。
b S状結腸粘膜面（S$_1$）の観察。粘膜面を観察しながら、S状結腸のトップまで頭側にスライスを移していきます。内腔に突出した不整型の粘膜肥厚を認め腫瘍性病変が疑われます（丸囲い）。S$_1$の粘膜面がなくなるまで観察し、反転して尾側の観察になってからS$_2$の粘膜面を観察します。この段階では、上行結腸（A）はまだ観察しません。
c S状結腸粘膜面（S$_2$）の観察。粘膜面を観察しながら、S状結腸のボトムまで尾側にスライスを移していきます。S$_2$の粘膜面がなくなるまで観察してから反転し、頭側への観察に移ってからS$_3$の粘膜面を観察します。
d 下行結腸粘膜面（D$_1$）の観察。粘膜面を観察しながら、脾弯曲部まで頭側にスライスを移していきます。D$_1$の粘膜面がなくなるまで観察し、反転して尾側の観察になってからD$_2$の粘膜面を観察します。この段階では、横行結腸（T）はまだ観察しません。

point!

- **Primary 2D readingは読影が短時間です。**
- **腸管拡張が不十分な場合、前処置が不十分な場合、炎症後の腸管狭窄などの症例に適した読影法です。**

読影テクニックをマスターしよう

RECIPE 055

2体位比較読影の重要性

▶ 大腸CTでは2体位撮影が基本

欧州消化器腹部放射線学会議（European Society of Gastrointestinal and Abdominal Radiology：ESGAR）による大腸CTに関する合意宣言[1]でも採択されているように大腸CTでは背臥位・腹臥位など2体位撮影を基本とします。体位変換が難しい場合や腸管拡張度から必要と判断した場合などでは側臥位を用います（**Recipe 38**参照）。背臥位と腹臥位のどちらを先に撮影しても腸管拡張度に差はないとされていますが、腹臥位から撮影開始したほうが体位変換時の痛みや腸管内圧の上昇が緩やかという報告があります[2]。また、右側臥位は良好な腸管拡張に最も適していること、一方で腹臥位では腸管拡張度が悪いことから、Pickhardtらは背臥位と右側臥位の2体位を基本体位にすべきと主張しています（**図1**）[3]。

2体位比較読影によって得られる利点は以下に挙げられます。

・腸管拡張が改善し、ポリープ検出の感度が上がります[4,5]。
・残液や残渣が体位によって移動し、ポリープと偽病変の鑑別ができるため特異度が上がります。
・広基性病変と有茎性病変の鑑別が容易となります。

▶ 体位による腸管拡張の違い

大腸の各区分は体内で前後方向に異なった位置に存在するため、他臓器や皮下脂肪などによる圧排の影響が体位によって異なります。大腸を拡張させるガスは重力方向と反対方向に集まるため、大腸区分ごとに拡張度が異なることがよく見られます（**図1**）[3]。2体位で撮影することにより拡張不足による読影への影響を極力減らし、結果的に病変検出の感度と特異度が上がります[4,5]。背臥位では上行結腸と横行結腸が拡張しやすい反面、直腸が虚脱しやすく、腹臥位では下行結腸、直腸が拡張しやすい反面、横行結腸が虚脱することが多いと報告されています[4,6]。いずれの体位でもS状結腸が最も虚脱しやすいため、本撮影前のスカウト像で腸管の拡張度を確認する必要があります（**Recipe 39**参照）[3,4,7,8]。

▶ ポリープと偽病変の鑑別

腸内の残渣はポリープとの鑑別が問題とな

<文献>
1) Neri E et al：The second ESGAR consensus statement on CT colonography. Eur Radiol 23(3)：720-729, 2013
2) Sosna J et al：CT colonography：positioning order and intracolonic pressure. AJR Am J Roentgenol 191(4)：1100, 2008
3) Pickhardt PJ et al：Volumetric analysis of colonic distention according to patient position at CT colonography：diagnostic value of the right lateral decubitus series. AJR Am J Roentgenol 203(6)：W623-628, 2014
4) Yee J et al：Comparison of supine and prone scanning separately and in combination at CT colonography. Radiology 226(3)：653-661, 2003
5) Chen SC et al：CT colonography：value of scanning in both the supine and prone positions. AJR Am J Roentgenol 172(3)：595-599, 1999
6) Taylor SA et al：Optimizing colonic distention for multi-detector row CT colonography：effect of hyoscine butylbromide and rectal balloon catheter. Radiology 229(1)：99-108, 2003
7) Morrin MM et al：CT colonography：colonic distention improved by dual positioning but not intravenous glucagon. Eur Radiol 12(3)：525-530, 2002
8) Boellaard TN et al：Colon distension and scan protocol for CT-colonography：an overview. Eur J Radiol 82(8)：1144-1158, 2013

ります。1体位だけではその病変が本当にポリープかどうかわからないことがありますが、原則として、残渣は体位により移動すること、Ip病変を除いて病変は移動しないことを利用して鑑別が可能となります（**図2**、**Recipe 63、64** 参照）。また、有茎性病変（Ip病変）の茎も体位を変えることにより明瞭となり、広基性病変（Is病変やIIa病変など）との鑑別が容易となります（**図3**）。

（藤井裕之）

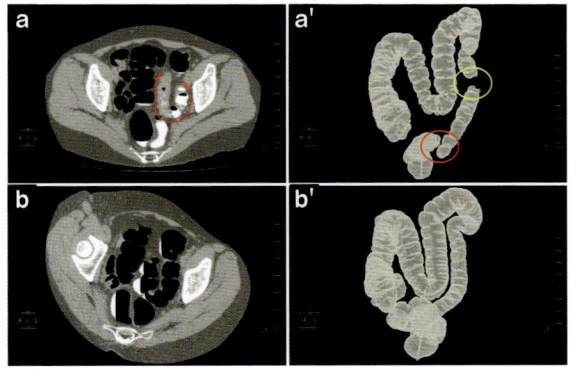

図1　体位による残液の移動や腸管拡張の違い

第1体位は背臥位で撮影しました。横断像（a）でS状結腸の拡張不良（矢印）、注腸類似像（a'）でS状結腸の近位側（赤囲い）と下行結腸中部（黄色囲い）の拡張不良を認めます。S状結腸と下行結腸の拡張が得られやすい右側臥位で2体位目を撮影しました。良好な腸管拡張が得られています（b、b'）。体位によって、腸管拡張程度、残渣や液貯留の局在が変わることに注意しましょう。

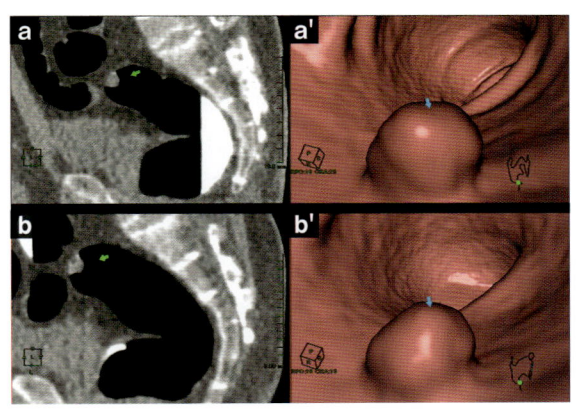

図2　2体位比較によるポリープの検出

a 背臥位 矢状断像　　a' 背臥位 内視鏡類似像
b 腹臥位 矢状断像　　b' 腹臥位 内視鏡類似像

上段の背臥位と下段の腹臥位で病変の位置が変化せず、さらに内部のCT値が均一であることから偽病変でなくポリープだとわかります。

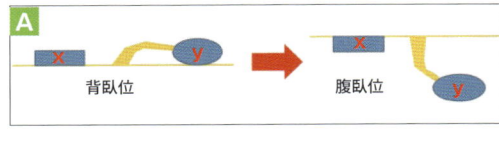

図3　2体位比較による広基性病変と有茎性病変の鑑別

A 広基性病変（x）は体位により変化しませんが、有茎性病変（y）はポリープの頭部が重力に従って移動します。
B
a 背臥位 矢状断像　　a' 背臥位 内視鏡類似像
b 腹臥位 矢状断像　　b' 腹臥位 内視鏡類似像

背臥位（上段）ではポリープの茎がわかりづらく無茎性病変のように見えますが、腹臥位（下段）ではポリープの頭部が移動し茎が明瞭に観察されるため有茎性病変であることがわかります。

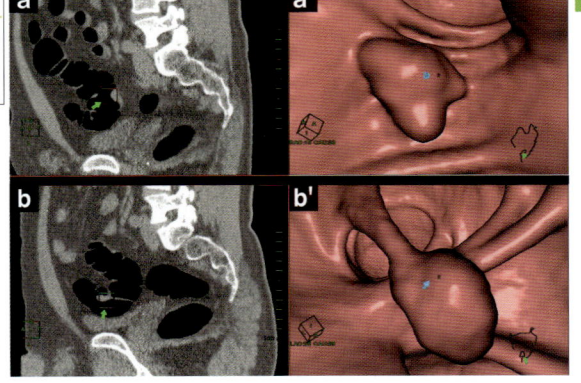

point!

● 大腸CTは2体位比較が基本！

読影テクニックをマスターしよう

RECIPE 056

病変の大きさはどう測る？

▶ 病変測定の基本

　検診の大腸CTの目的は大腸癌の早期発見・治療にあります。ポリープの大きさが前癌病変としてのリスク分類とその後のマネージメントに影響するため、病変の正確な測定の重要性は論を待ちません。病変の測定方法について、大腸CTの検査結果を分析および報告する際に用いられるカテゴリーシステム「C-RADS（CT Colonography Reporting and Data System）[1]」では、MPR（多断面再構成像）を用い病変の最大断面を長径として測定するよう記載されています。**図1**に具体的な計測方法を示します。有茎性病変では茎は測定せず、頭の部分を測定することに注意が必要です。欧州消化器腹部放射線学会議（European Society of Gastrointestinal and Abdominal Radiology：ESGAR）による大腸CTに関する合意宣言[2]では、ウインドウ幅を狭くすると病変が過小評価されるため、広めのウインドウ幅で計測するよう記載されています。しかしながら、平坦病変では軟部条件でないと病変が判然としない場合があり、適宜display settingを変えることも必要です。最も大事なことは、測定時に使用した計測画面をレポートとして残すことで、どのような条件で計測されたかを客観的に示すことにあります。

▶ 2D測定と3D測定

　2D測定法では、MPR像を用いてポリープの最大径を計測します。特に楕円形病変において1断面の評価では最大面が描出されず、病変を過小評価することがあり、必ず多断面での評価が必要です（**図2**）。Display settingは病変の計測に影響し、ウインドウ幅が狭いほど病変が過小評価されます（**図3**）。測定時は適切なdisplay settingであることを確認しましょう。

　3D測定法では、内視鏡類似像からポリープの最大径を測定します。2D測定法と違い、複雑な形態のポリープでも最大径を計測しやすいという利点があります。ただし、残渣や液

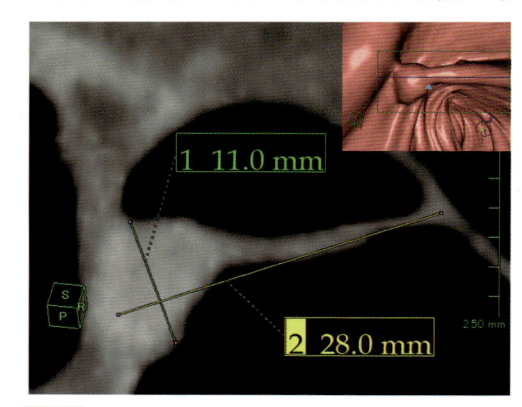

図1　具体的な測定方法
病変の最大断面は11mm（黄緑色計測）ですが、茎を含めて測定してしまうと28mm（黄色計測）になってしまいます。Ipポリープでは頭の部分だけを測定します。

<文献>
1) Zalis ME et al：CT colonography reporting and data system：a consensus proposal. Radiology 236(1)：3-9, 2005
2) Neri E et al：The second ESGAR consensus statement on CT colonography. Eur Radiol 23(3)：720-729, 2013
3) Summers RM：Polyp size measurement at CT colonography：what do we know and what do we need to know? Radiology 255(3)：707-720, 2010
4) Punwani S et al：Measurement of colonic polyp by radiologists and endoscopists：who is most accurate? Eur Radiol 18(5)：874-881, 2008
5) de Vries AH et al：Polyp measurement based on CT colonography and colonoscopy：variability and systematic differences. Eur Radiol 20(6)：1404-1413, 2010

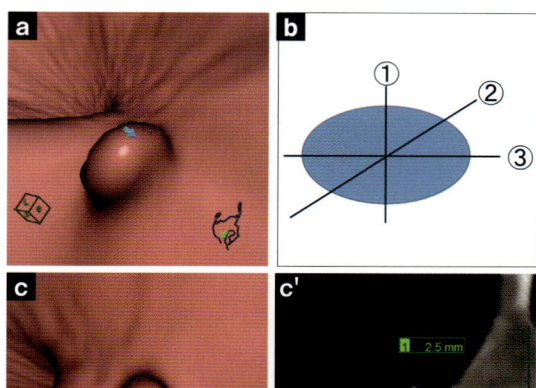

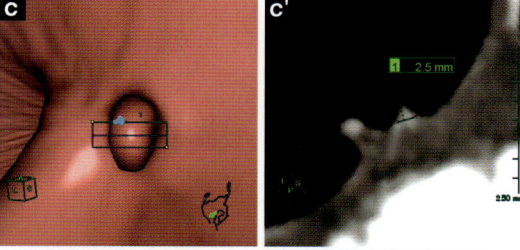

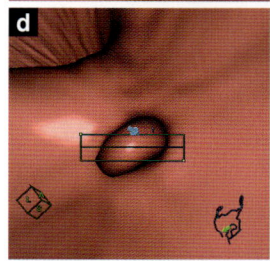

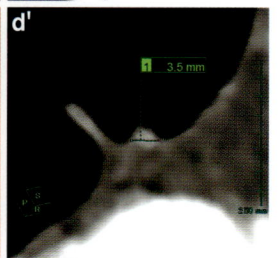

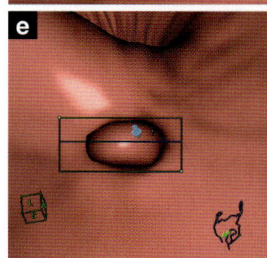

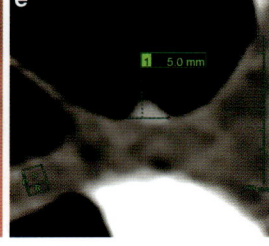

体がポリープに付着している場合には計測に誤差が生じる恐れがあります。ESGARコンセンサスでは、2D測定を第一に推奨しています[2]。

最近のワークステーションでは病変の自動測定機能が付いているものも見られます。しかし、自動測定方法では、ポリープの一部のみを病変として認識していたり、病変でない大腸ヒダを病変として含めていたりすることもあります。病変が正確にとらえられているかを読影医自身も確認しましょう。

▶ 内視鏡と大腸CTの測定誤差

複数の研究から、大腸CTは内視鏡に比べて病変の測定がより正確で、観察者間誤差も小さいと報告されています[3〜5]。C-RADSに用いられている大きさの分類は、内視鏡所見に基づいたリスク分類であり、この誤差をどう反映していくかは今後の研究の成果を待つ必要があります。

（藤井裕之）

図2　最大径の描出
病変を同定したら大きさを測定します（a）。2D評価法において1断面のみの評価では、①から③のように計測に誤差が生じ得ます（b）。必ず多断面で評価し、最大面を描出するようにしましょう。図2bの①のように最小径で測定した場合（c）、断面は2.5mmです（c'）。図2bの②のように斜めに測定した場合（d）、断面は3.5mmです（d'）。図2bの③のように最大径で測定した場合（e）、断面は5mmです（e'）。

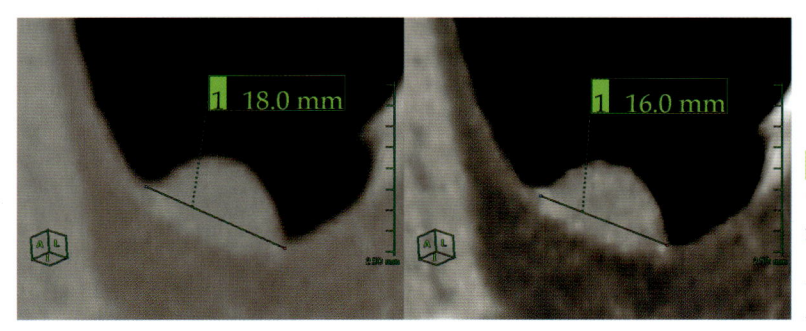

図3　ウインドウ幅と病変の大きさ
広いウインドウ幅（左：1,500HU）では18mm、狭いウインドウ幅（500HU）では16mmと同じ病変でも計測値に差が出てしまいます。広めのウインドウ幅で計測しましょう。

point!
● 病変は多断面2D像で丁寧に観察し、最大径を計測しましょう。

RECIPE 057 読影テクニックをマスターしよう

腸管前処置の違いによる読影の注意事項

腸管前処置で使用する洗浄剤・下剤が少なくなれば、一般に受診者の負担は軽くなりますが、高度な読影技術や読影時間の延長など読影者の負担が増します（**図1**）。

▶ 通常用量洗浄剤・下剤の前処置での読影

通常用量の前処置では、多量の腸管洗浄剤・下剤を内服するため、腸管内の液状残渣の量が多くなります。このため病変が液状残渣に埋もれてしまうことがよくあります。しかし、固形残渣は少ないため、読影は容易です。液状残渣でブラインドになっている領域は、もう一方の体位の3D像で確認すること、そして両体位の2D読影を行うことにより見落としなく観察することが可能です。

▶ 低用量洗浄剤・下剤の前処置での読影

低用量の前処置では、液状残渣が少なくなり読影は比較的容易になることが多いのですが、症例によっては固形残渣が目立ち、前処置の効果にバラツキがあります。固形残渣が多く残ってしまった場合は読影が難しくなります（**図2**）。今後、大腸CTの利点である前処置の軽減が普及する可能性があり、低用量症例に対する読影トレーニングも必要です[1]。

▶ 洗浄剤・下剤を使用しない前処置での読影

洗浄剤・下剤を使用しない前処置では、固形残渣が多くなるため読影は難しくなります。固形残渣が多いために3D読影が困難となり、結果的に2D読影が主体となります。このため、初心者では読影が難しくそのうえ読影時間も長くなります。CADを併用することで精度が担保される報告もありますが[2]、日本では薬事承認されたCADがないのが現状です（2015年8月現在）。また、タギングされた残渣はCT値の高い領域ですので、この領域だけをコンピュータ処理して除去する電子クレンジング（electronic cleansing）という方法もあります。電子クレンジングは理論的には固形残渣を消去することで3D読影を可能にするはずですが、臨床的には病変まで消えてしまう場合や残渣が十分に除去されない場合もあり、その臨床応用には慎重な判断が求められます[3]。

（木島茂喜）

<文献>
1) 消化管先進画像診断研究会(監)：大腸CTを身につける! 症例で学ぶ大腸CT診断. シービーアール, 東京, 2014
2) Zalis ME et al：Diagnostic accuracy of laxative-free computed tomographic colonography for detection of adenomatous polyps in asymptomatic adults：a prospective evaluation. Ann Intern Med 156(10)：692-702, 2012
3) 消化管先進画像診断研究会(監)：大腸CTテキスト. 南江堂, 東京, 2015

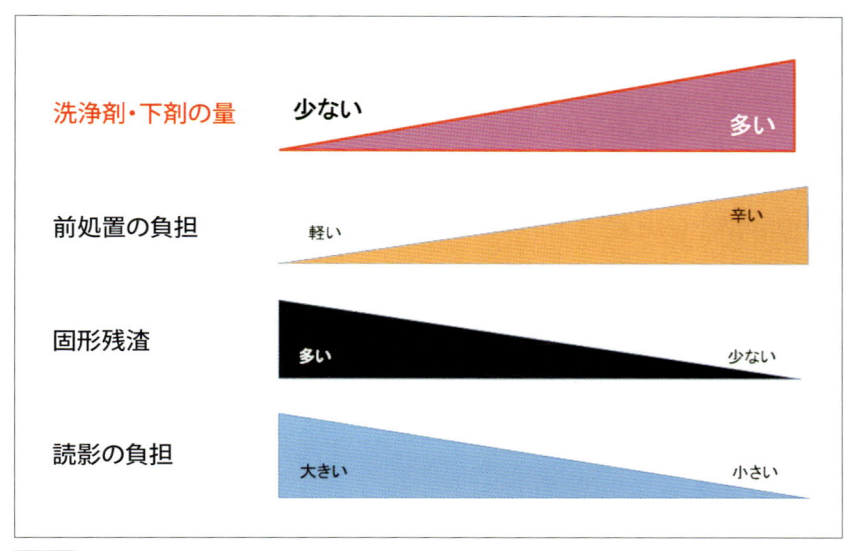

図1 前処置と読影の負担はトレードオフ

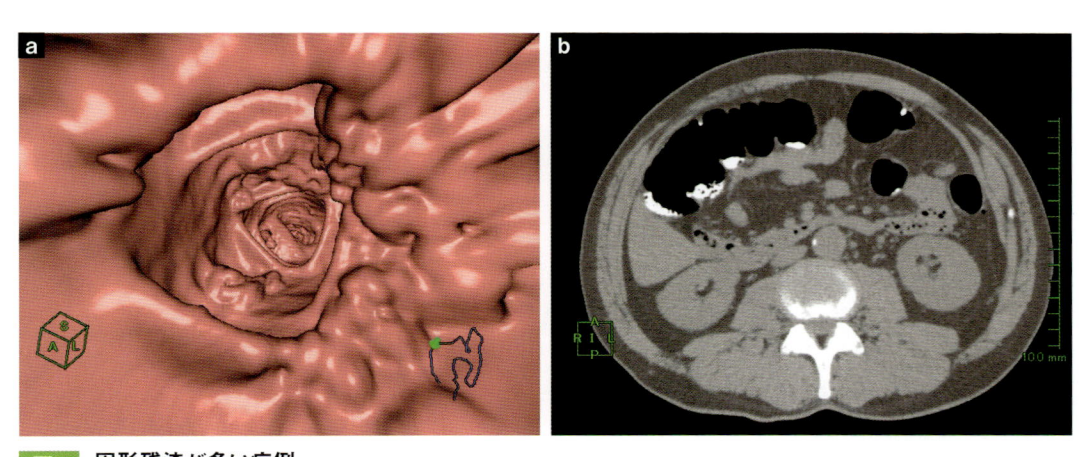

図2 固形残渣が多い症例
3D読影（a）ではポリープとの鑑別が難しく2D像（b）での確認が不可欠です。

point!

● 洗浄剤・下剤は、通常用量＜低用量＜使用しない、の順に固形残渣が多くなり、読影は難しくなります。

読影テクニックをマスターしよう

RECIPE 058

特殊な3D像（仮想展開画像など）、電子クレンジングやCADについて

仮想展開画像（大腸展開像、Virtual Dissection、Virtual Gross Pathology）など

大腸CTはワークステーション（WS）を用いて3D像をさまざまに加工した表示が可能です。標準読影で使用されるフライスルー（内視鏡類似像）以外で、よく見られるのは仮想展開画像です。仮想展開画像は管腔臓器である大腸を切り開いて平面状にした画像です。いわゆる"かばやき"画像です。平面であれば1枚の画像で表示することができます。大腸は細長い管腔臓器であるため内腔をフライスルーで読影していくのは時間がかかります。この問題点の解決を試みた方法といえるでしょう。

しかし、仮想展開画像は強い歪みを生じていることを考慮する必要があります。地図の手法と同じで、曲面を平面にするためには必ず歪みが生じ、精度が一定とならない可能性があります（**図1**）。馬嶋らは仮想展開画像による病変の拾い上げ精度はフライスルーでの拾い上げに比べて劣っていると報告していま

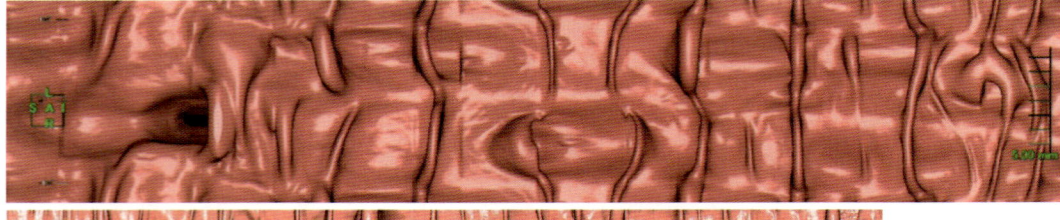

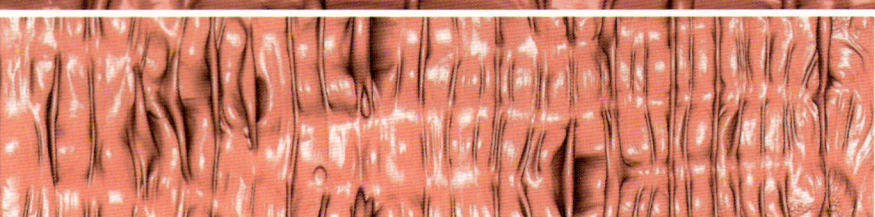

図1 仮想展開画像：歪みがあるため読影には注意が必要

＜文献＞
1) 馬嶋健一郎ほか：大腸CTの読影法「大腸展開像」vs.「仮想内視鏡像」：Pilot study. 日消がん検診誌(in press)
2) Christensen KN et al：Pictorial review of colonic polyp and mass distortion and recognition with the CT virtual dissection technique. Radiographics 30(5)：e42, 2010
3) Johnson KT et al：CT colonography using 360-degree virtual dissection：a feasibility study. AJR Am J Roentgenol 186(1)：90-95, 2006
4) Röttgen R et al：CT-colonography with the 16-slice CT for the diagnostic evaluation of colorectal neoplasms and inflammatory colon diseases. Rofo 175(10)：1384-1391, 2003
5) Zalis ME et al：Tagging-based, electronically cleansed CT colonography：evaluation of patient comfort and image readability. Radiology 239(1)：149-159, 2006
6) 永田浩一ほか：電子クレンジングソフトウェアによる大腸3D-CT検査画像の構築. 日本大腸肛門病会誌 61(4)：204-205, 2008
7) Neri E et al：The second ESGAR consensus statement on CT colonography. Eur Radiol 23(3)：720-729, 2013
8) Morimoto T et al：Computer-aided detection in computed tomography colonography：current status and problems with detection of early colorectal cancer. Radiat Med 26(5)：261-269, 2008

す[1]。また、肛門部の病変や拡張が不良となった部位は表示ができない欠点があります。仮想展開像を使って読影する場合は、病変の候補を拾い上げた後で通常の3D像や2D像で病変の確認をすることが必要です。仮想展開画像以外にも特殊加工3D像があり、パノラマ表示、キューブ表示などいろいろな表示方法が開発されています。こうした画像を活用するにあたって、注意が必要なのは仮想展開画像と同様に歪みを生じるということです。特殊加工した3D像を使った読影方法は、精度検証が不十分な段階で、小規模な後ろ向き研究が報告されているにすぎません[2~4]。また、大腸CTを先進的に取り入れている欧米のガイドラインでも使用を積極的に推奨する記載はありません。通常の2Dや3D読影の代わりとして使用することはできないのです。マイナス面があることを念頭に、使用する場合はあくまでも補助的なものと考える必要があるでしょう。

▶ 電子クレンジング（Electronic Cleansing）とは

電子クレンジングとは、WSを用いてタギングされた造影剤を消去することです[5,6]。読影の負担を軽減し、見逃しを減らすことが期待されています。特に液体残渣の消去に有効です。しかし、小病変を一緒に消してしまうことがありますし、また造影剤との境界が不自然な形態となり、偽病変になることがあります。現状では、研究段階であり精度検証は不十分です。技術の進歩によりこうした問題も徐々に解決される可能性があります。

▶ コンピュータ支援診断： Computer-Aided Detection （CAD）

大腸CTでは腸管内の隆起を検出するためのアルゴリズムが開発され、早くからCADが研究されてきました。米国ではアメリカ食品医薬品局（Food and Drug Administration：FDA）で認可されています。CADの有用性は欧米で報告され、ガイドラインにも記載されています[7]。CADを使用するに当たっては、注意すべきことはCAD任せにしてはいけないということです。特に習熟していない読影者では、CADの所見に依存してしまう傾向があり、特異度が低下することが示されています[8]。

CADは読影の負担を軽減できる可能性がありますが、2次読影として使用し、見逃しを減らす目的に使うことが推奨されています[7]。CADはポリープのような隆起性病変の指摘は得意ですが、表面型病変の検出は苦手ですし、場合によっては進行がんなどの粗大腫瘍を指摘できないことがあります。もちろん、腸管外病変の検出もできません。前処置が不十分で残渣が多い場合も精度は低下します。CADに依存するのではなく、読影トレーニングを受けた人が読影することで精度が担保されているということを忘れてはいけません。今後、さらなる研究開発が期待されている分野です。

（木島茂喜）

point!

● 仮想展開画像などの特殊加工画像は歪みを生じます。エビデンスは不十分であり、使用する場合はあくまでも補助的なものと考えられます。
● 電子クレンジングやCADは今後の発展が期待されます。

腸管外病変を診断すべきか（できるか）？

▶ 腸管外病変を診断した場合の有用性について

　大腸CTでは肺底部、上腹部、骨盤部が撮影範囲に含まれており、偶発的に腸管外病変が発見される場合があります。過去の報告ではスクリーニングの大腸CTを受けた2,277例のうち、1,037例（46%）に腸管外病変が認められ、そのうち240例（11.0%）に精査が必要であったと報告されています[1]。最終的にハイリスク病変は腸管内が9例、腸管外が7例（腸管外悪性腫瘍6例、大きな大動脈瘤1例）で、腸管のみの評価と比べて78%ハイリスク病変を検出できると結論づけています。腸管外病変の診断にも有用である可能性があります。

▶ 腸管外病変を診断した場合の不利益について

　検診目的の大腸CTでは（超）低線量かつ非造影CTであり、腸管外の評価に制限があることに注意が必要です（図1）。さらに、拾い上げ不要の病変を指摘してしまう可能性もあり、追加検査による侵襲や合併症、あるいはコストの増大について慎重に判断しなければなりません[2]。大腸CTによる腸管外病変の診断について見解がまとまっていないことが、米国で本検査が公的保険（Medicare）にいまだ収載されていない理由の1つとされています[3,4]。今後、日本でも学会間の議論を経たうえでのコンセンサスの形成が必要です。いずれにしても、事前のインフォームド・コンセントの取得が重要と考えられます。

▶ E-RADSとは？

　大腸CTの検査結果を分析および報告する際に用いるカテゴリーシステム「C-RADS (CT Colonography Reporting and Data System)[5]」では、腸管外病変についてもE-RADSとしてカテゴリー化し、E0～E4までの5段階で評価します（表1）。

1. E0
　人工関節や脊椎術後の金属アーチファクトなどにより軟部組織の評価に制限がある場合を指します。特にスクリーニングの大腸CTでは低線量かつ非造影CTであり、腸管外の評価に制限があることに注意が必要です。

2. E1
　臨床的に問題となる所見がないことを指し、大動脈後左腎静脈や、上腸間膜動脈への置換肝動脈などの破格がE1に含まれます。

3. E2
　臨床的に重要性の低い所見を指し、単純性肝嚢胞や腎嚢胞、椎体血管腫などが挙げられます。

<文献>
1) Veerappan GR et al：Extracolonic findings on CT colonography increases yield of colorectal cancer screening. AJR Am J Roentgenol 195(3)：677-686, 2010
2) Rutter CM et al：Extracolonic findings from CTC：balancing risks and benefits. AJR Am J Roentgenol 193(5)：W470, 2009
3) Whitlock EP et al：Screening for colorectal cancer：a targeted, updated systematic review for the U.S. Preventive Services Task Force. Ann Intern Med 149(9)：638-658, 2008
4) Dhruva SS et al：CMS's landmark decision on CT colonography--examining the relevant data. N Engl J Med 360(26)：2699-2701, 2009
5) Zalis ME et al：CT colonography reporting and data system：a consensus proposal. Radiology 236(1)：3-9, 2005

4. E3

均一な高吸収の腎嚢胞など、おそらく良性と考えられるが悪性の可能性が否定できない場合に用いられます。E3では精査が推奨されます。

5. E4

放置すると受診者の健康に支障をきたすような病変が認められた場合に用いられます。充実性腎腫瘤、腫大リンパ節、大動脈瘤、1cm以上の不均一な石灰化肺結節などが例として挙げられます。大腸癌の周囲脂肪織浸潤、リンパ節転移はE4とします。

具体的な例を**図2**に示します。　　（藤井裕之）

表1　E-RADS分類

E0.	**評価制限あり**：アーチファクトにより腸管外軟部組織の評価が著しく制限
E1.	**正常検査ないし破格**：腸管外に異常所見なし 　例　a. 破格：大動脈後左腎静脈など
E2.	**臨床的に重要でない所見**：精査の必要なし 　例　a. 肝、腎：単純嚢胞 　　　b. 胆嚢：胆嚢炎を伴わない胆嚢結石 　　　c. 椎体：血管腫
E3.	**おそらく重要でない所見**：精査が推奨される 　例　a. 石灰化や辺縁不整を伴わない高吸収な複雑性腎嚢胞
E4.	**重要な所見**：主治医への連絡が必要 　例　a. 腎：充実性腫瘤 　　　b. リンパ節腫大 　　　c. 血管病変：大動脈瘤 　　　d. 肺：1cm以上の不均一な石灰化結節

文献5より引用改変

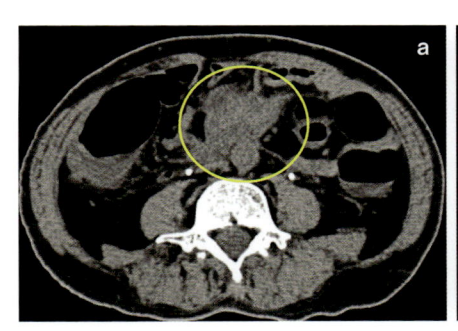

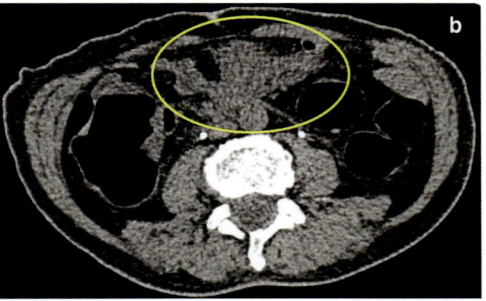

図1　低線量CTでは指摘が難しかった腸間膜悪性リンパ腫

通常線量（a）では指摘可能な腸間膜悪性リンパ腫（○）が、低線量（b）では通常の腸管との区別が難しくなります。このように低線量CTでは指摘できない病変があることに注意が必要です。

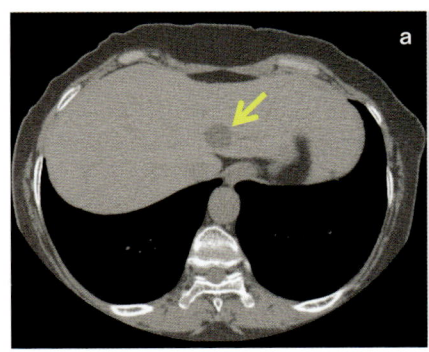

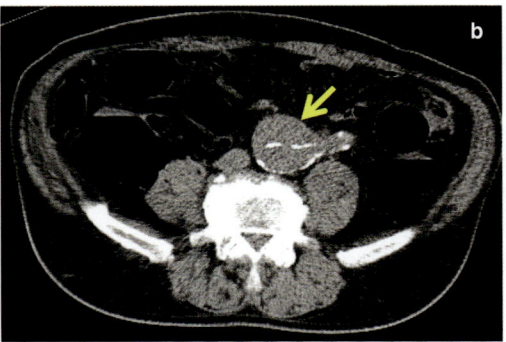

図2　E-RADSの具体例
（a）E2:肝嚢胞　（b）E4:大動脈解離

point!

- 腸管外病変の診断にも有用かもしれません。
- ただし、検診の大腸CTでは評価に限界があること、追加検査による不利益がありえることに注意が必要です！

読影テクニックをマスターしよう

RECIPE
060

読影トレーニングの必要性

大腸CTの読影トレーニングに必要なこと

読影トレーニングは大腸の解剖、大腸癌の基本知識、精度を保つための撮影技術、読影する上での注意点などをおさえる必要があります。病変の診断に当たっては基本さえ理解できれば読影は難しくありません。なぜならば、腸管内を評価するに当たって、難しい鑑別診断は多くないからです。基本的には治療の必要性の可能性がある6mm以上のポリープをC-RADSに従ってレポートを作成すれば臨床上の役割は果たしていることになります[1]。ただし、大腸CTは通常の腹部CTよりも低線量で撮影されることが多いこともあり、画質が荒くなります。病変を拾い上げるための経験はある程度必要です。

読影トレーニングに必要な経験症例数

これまでに精度検証が行われた欧米や日本の大規模臨床研究では、読影者には規定の読影トレーニングを行っています。これは、精度を担保するためには必要なことです。European Society of Gastrointestinal and Abdominal Radiology(ESGAR)のガイドラインでは、読影を始めるに当たって、内視鏡で病変の有無が事前に確認されており、かつ有所見の症例が50％以上含まれている50症例以上のトレーニングを求めています[2]。米国では、American College of Radiology(ACR)などの団体により、適切な講習を受けた後に内視鏡で病変の有無が確認されている大腸CT症例を50～75症例以上を標準的読影法(特殊な3次元画像を使用しない)でトレーニングすることを推奨しています[3]。ただし、これらの経験数を積んでもなおラーニングカーブが一定にならないことは大規模臨床試験などの経験から知られていました。Liedenbaumらによると初心者を対象にした読影トレーニングの研究から平均で164例程度を読影すれば、読影能力はおおむね経験のある読影者と同等の精度が得られることが示されています[4]。

<文献>
1) Zalis ME et al：CT colonography reporting and data system：a consensus proposal. Radiology 236(1)：3-9, 2005
2) Taylor SA et al：European Society of Gastrointestinal and Abdominal Radiology (ESGAR)：consensus statement on CT colonography. Eur Radiol 17(2)：575-579, 2007
3) ACR-SAR-SCBT-MR practice parameter for the performance of computed tomography (CT) colonography in adults. 2014 Accessed at March 3, 2015
http://www.acr.org/~/media/A81531ACA92F45058A83B5281E8FE826.pdf
4) Liedenbaum MH et al：Evaluation of a standardized CT colonography training program for novice readers. Radiology 258(2)：477-487, 2011
5) Boone D et al：CT colonography：who attends training? A survey of participants at educational training workshops. Clin Radiol 66(6)：510-516, 2011
6) 消化管先進画像診断研究会(監)：大腸CTを身につける！症例で学ぶ大腸CT診断. シービーアール, 東京, 2014
7) Lauridsen C et al：Effect of a tele-training programme on radiographers in the interpretation of CT colonography. Eur J Radiol 81(5)：851-856, 2012

▶ トレーニングの方法は

　内視鏡検査によって病変の有無が確認されている大腸CT実施症例を用いて、読影トレーニングを行う必要があります。内視鏡をゴールデンスタンダードとしていない症例で、読影経験を積んでも、実際に病変の存在が確認されていないのでは、経験を積んだことにはなりません。自分が間違えやすい症例や所見に関して、気づかないままになってしまう危険があります。しかし、両検査で所見が確認されている症例を多く準備することは容易ではありません。最も有用なのは、各種学会や研究会で行われているハンズオントレーニングに参加することです（**図1**）[5]。消化管先進画像診断研究会（GAIA）が監修している教科書も発売されています。この教科書の症例はすべて内視鏡で病変が確認されており、20症例分の画像データが入っているCDも付属されていますので、症例を補強するツールになります[6]。また、インターネットを使った遠隔トレーニングの有用性も報告されており[7]、日本でも消化管先進画像診断研究会（GAIA）で試みが始まっています。

（木島茂喜）

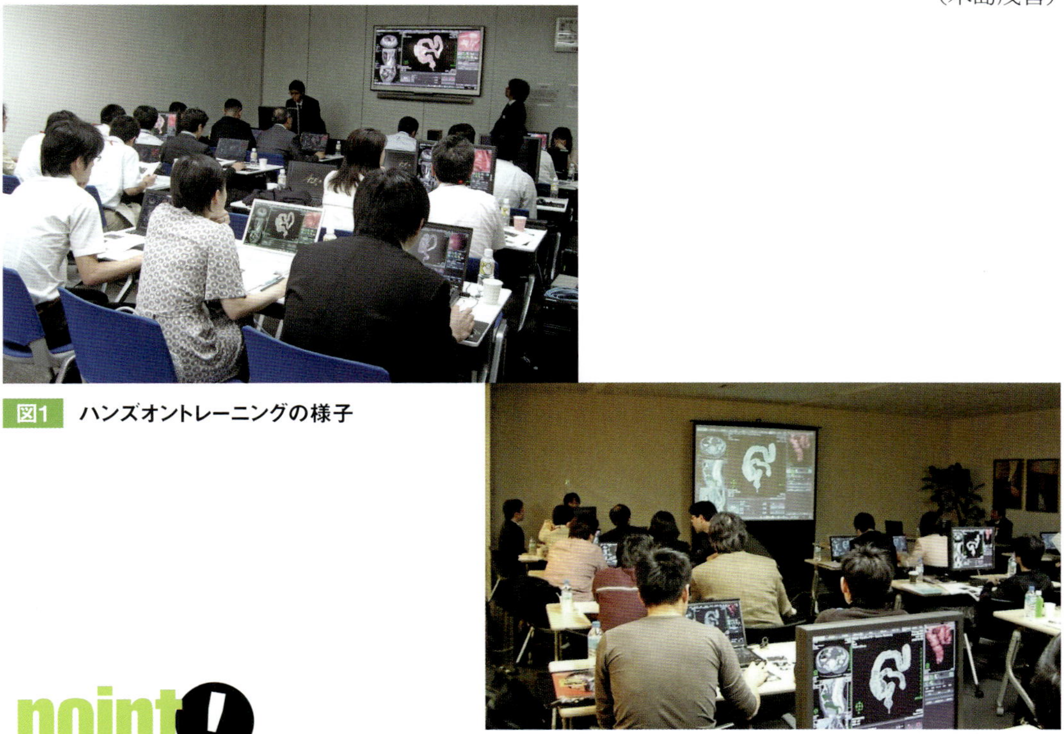

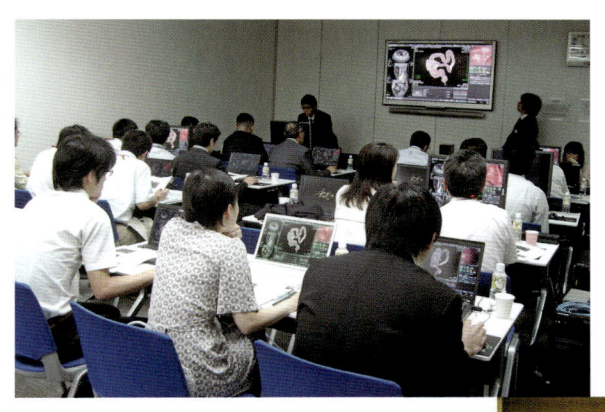

図1 ハンズオントレーニングの様子

point!

- 事前に内視鏡で病変の有無が確認されている症例データを用いて標準的読影方法でトレーニングしましょう。
- 精度を一定にするには最低164例の読影トレーニングが必要です。
- ハンズオントレーニングや教科書を使った症例の蓄積を行いましょう。

読影テクニックをマスターしよう

RECIPE 061

小さなポリープは拾うべきか？

10mm以上の大腸ポリープについて

　大腸CTで10mm以上のポリープが陽性となった症例に大腸内視鏡を推奨することに対しては、コンセンサスが得られています[1,2]。10mm以上のポリープでは、2.6％にがんが見られ、高度異型、絨毛腺腫、管状絨毛腺腫、鋸歯状腺腫といった治療の必要性が高い病変（advanced neoplasia）は28.0％を占めています[2]。つまり、10mm以上のポリープの3割以上に治療の必要性があり、それが大腸内視鏡が推奨される理由となります。さらに、平均的リスクの患者における10mm以上のポリープの有病率は5〜10％程度であり、陽性者に大腸内視鏡を課しても検診の効率性や経済性に問題がないとされています[2]。こうした背景から、10mm以上のポリープを検出した場合には、大腸内視鏡を速やかに実施するよう検査報告書に記載することが望ましいのです。

6〜9mmの大腸ポリープについて

　9mm以下の病変に対する精査の是非については、現在までのところ明確ではありません[1]。Liebermanらは、平均的リスクの患者における6〜9mmのポリープの有病率は9.1％であり、このうち6.6％にadvanced neoplasiaが見られるものの、がんは0.2％にすぎないと報告しています[2]。しかし、このサイズのポリープでも管状腺腫は61％に認め、内視鏡治療による利益も否定できません。一方で、がんへの進展スピードの観点から、6〜9mmのポリープに対して、3年は安全に経過を見られるという報告もあります[3]。欧米ではこうした背景から、6〜9mmのポリープ陽性者には、2〜3年後に大腸内視鏡あるいは大腸CTの実施が推奨されています。たとえば、C-RADSでは6〜9mmのポリープ2個以内であれば3年後のサーベイランスを、6〜9mmのポリープを3個以上認める場合には大腸内視鏡の速やかな実施を推奨しています（Recipe 79参照）[4]。日本ではこのサイズのポリープが大腸CTで指摘された場合のコンセンサスはまだありませんが、検査報告書への記載は必要です。大腸内視鏡実施の判断について現状では、欧米の指針を参考に各施設の放射線科医と消化器医が連携して判断すべきと考えられます。

5mm以下の大腸ポリープについて

　5mm以下のポリープのうちadvanced adenoma

<文献>
1) Banerjee S et al：CT colonography for colon cancer screening. Gastrointest Endosc 63(1)：121-133, 2006
2) Lieberman D et al：Polyp size and advanced histology in patients undergoing colonoscopy screening：implications for CT colonography. Gastroenterology 135(4)：1100-1105, 2008
3) Hofstad B et al：Growth of colorectal polyps：redetection and evaluation of unresected polyps for a period of three years. Gut 39(3)：449-456, 1996
4) Zalis ME et al：CT colonography reporting and data system：a consensus proposal. Radiology 236(1)：3-9, 2005
5) Johnson CD et al：Accuracy of CT colonography for detection of large adenomas and cancers. N Engl J Med 359(12)：1207-1217, 2008

は1.7%に過ぎず、高度異型やがんは0.06%と、きわめてまれです[2]。このサイズのポリープ陽性者への大腸内視鏡の実施あるいは内視鏡治療を実施した場合のリスクは、がんの進展リスクを上回ると考えられています。さらに、5mm以下のポリープは大腸CTの検出精度限界を超えているとの観点[5]から米国の多くの放射線科医は、検査報告書に記載することを推奨していません[2]。こうした理由をもとに、5mm以下の小さなポリープを大腸CTで拾い上げる意義は非常に少ないといえます。

（永田浩一）

point!

- 10mm以上のポリープは検査報告書に報告するとともに、速やかに大腸内視鏡を実施しましょう。
- 6〜9mmのポリープは検査報告書に報告する必要はあるものの、その対応は専門医の判断にゆだねられます。
- 5mm以下のポリープを大腸CTで拾い上げる意義は少ないとされます。

Mini Quiz Case04

四角領域を診断してください。

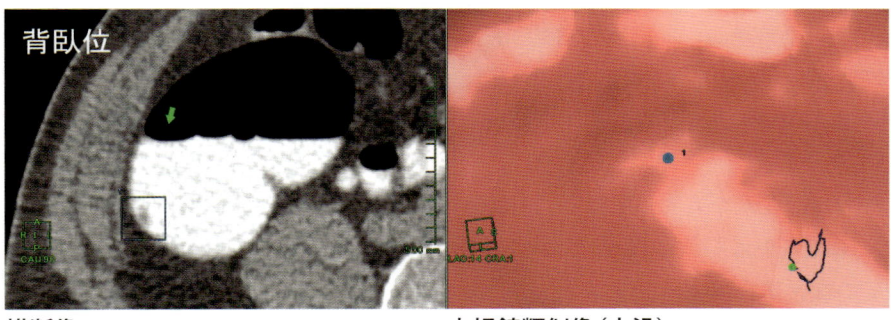

背臥位　横断像
内視鏡類似像（水没）

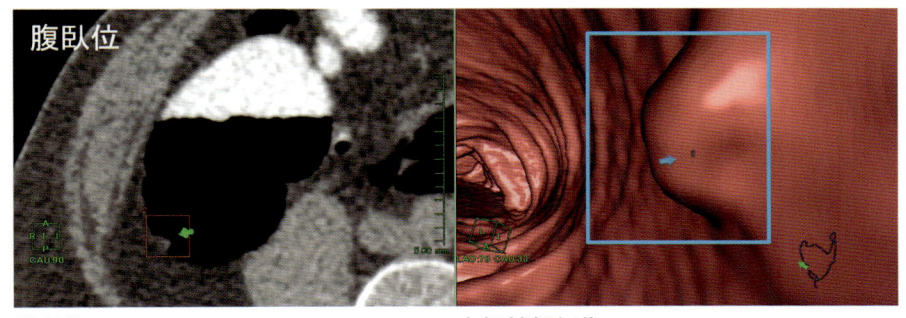

腹臥位　横断像
内視鏡類似像

解答は212ページ

読影のコツとピットフォール

RECIPE 062

肉眼型（大腸癌取り扱い規約とパリ分類）

▶ 大腸癌取り扱い規約

　大腸癌研究会の「大腸癌取扱い規約[1]」では、大腸癌の肉眼分類として0〜5型までの基本分類が用いられます。0型（表在型）は壁深達度がTis、T1の早期がんと推定される病変を指し、Ip（有茎性）、Isp（亜有茎性）、Is（無茎性）、Ⅱa（表面隆起型）、Ⅱb（表面平坦型）、Ⅱc（表面陥凹型）に分けられます（**表1**）。以下に注意点を述べていきます。

①表在型の肉眼型の判定は内視鏡所見を優先し、組織発生や腫瘍、非腫瘍の違いを考慮せずに病変の形を全体像としてとらえます。
②肉眼型分類は病理組織学的検索の結果、表在型病変が進行がんであっても変更しません。
③腺腫性病変の肉眼型にも表在型の亜分類を準用します。
④表在型の2つの要素を有する腫瘍では、面積が広い病変を先に記載し、Ⅱa+Ⅱcのように「+」でつなぎます。

⑤LST（Laterally Spreading Tumor）は径10mm以上の側方発育傾向を示す"発育形態分類"を表す用語であり、肉眼分類には含めません。

▶ パリ分類

　多くの欧米の内視鏡医にとって、治療方針は病変の大きさや局在、生検病理組織所見により決定されるものであり、日本の分類は複雑すぎて実際的でないと考えられていました。それに対して、日本の内視鏡医たちは内視鏡分類は内視鏡治療の適応を判断するうえで重要と考えていました。2003年に内視鏡医、外科医、病理医の国際グループがパリに集まり、日本の内視鏡分類の有用性と臨床的意義を検討するワークショップが行われました。このワークショップにおいて形成された合意事項が「パリ内視鏡分類[2]」として発表されました。大腸においては、基本的に「大腸癌取扱い規約」に則っており、胃癌取扱い規約[3]の肉眼的

表1 肉眼型分類

0型：表在型	0型（表在型）の亜分類	
1型：隆起腫瘤型	Ⅰ：隆起型	Ⅱ：表面型
2型：潰瘍限局型	Ip：有茎性	Ⅱa：表面隆起型
3型：潰瘍浸潤型	Isp：亜有茎性	Ⅱb：表面平坦型
4型：びまん浸潤型	Is：無茎性	Ⅱc：表面陥凹型
5型：分類不能		

（文献1より引用改変）

<文献>
1) 大腸癌研究会（編）：大腸癌取扱い規約（第8版）. 金原出版, 東京, 2013
2) The Paris endoscopic classification of superficial neoplastic lesions：esophagus, stomach, and colon：November 30 to December 1, 2002. Gastrointest Endosc 58(6Suppl)：S3-43, 2003
3) 日本胃癌学会（編）：胃癌取扱い規約（第14版）. 金原出版, 東京, 2010

分類にも基づいて進行がんを1〜5型、表在型と判断される病変を0型に分類します。0型の病変は**図1**、**2**に示すように0-Ⅰ〜0-Ⅲ型に分けられますが、0-Ⅲ型はBarrett食道と胃に対してのみ用い、大腸では用いられません。また、0-Ⅰsp型は臨床的意義に乏しいため、0-Ⅰs型として扱います。0-Ⅰs型と0-Ⅱa型の違いは高さであり、生検鉗子（2.5mm：先端を閉じた一般的な生検鉗子の高さ）を超えないものを0-Ⅱa型として扱い、それより高いものを0-Ⅰs型として扱います。

内視鏡分類の臨床的意義

表在型病変の肉眼分類の臨床的意義は粘膜下浸潤の危険性を予測できることにあります。パリ分類では工藤らのデータから以下のように報告しています。

① 1cm未満の病変の粘膜下層への浸潤は1%未満
② 0-Ⅰ型病変では病変の大きさに応じて粘膜下層への浸潤の危険性が上昇し、2cm以上の病変では30%まで上昇
③ 0-Ⅰs型病変は0-Ⅰp型病変よりも粘膜下浸潤の危険性が高い
④ サイズが同じであれば、0-Ⅱa型と0-Ⅱb型は0-Ⅰ型よりも粘膜下浸潤の危険性は低い
⑤ 0-Ⅱc型を含む病変では、病変の大きさが1cm未満でも粘膜下浸潤の危険性が高い

（藤井裕之）

図1　表在型病変の分類
Type 0：0型
Polypoid：ポリープ状
Non-Polypoid：非ポリープ状
Slightly Elevated：わずかに隆起
Flat：平坦
Slightly Depressed：わずかに陥凹
Excavated（ulcer）：陥凹（潰瘍）
（文献2より引用）

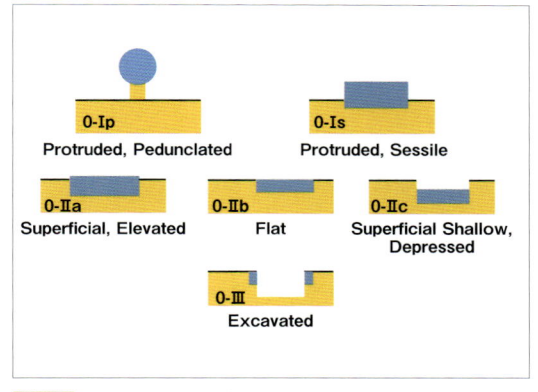

図2　表在型病変のシェーマ
Protruded：隆起型
Pedunclated：有茎型
Sessile：無茎型
Superficial, Elevated：表面隆起型
Flat：表面平坦型
Superficial Shallow, Depressed：表面陥凹型
Excavated：陥凹潰瘍型
（文献2より引用）

point!

- 表在型病変の肉眼分類で粘膜下浸潤の危険性が予測できます。
- 大腸CTのレポート記載は、内視鏡医に伝わる肉眼型分類を用いるようにしましょう。

読影のコツとピットフォール

RECIPE 063

病変の特徴

▶ 病変の診断について

Primary 3D readingで読影を行う場合には、3D像つまり内視鏡類似像で病変を疑う隆起を拾い上げ、MPR像で内部陰影を確認します（**Recipe 53**参照）。Primary 2D readingであれば横断像等の2D像で粘膜面の隆起を拾い上げ、内視鏡類似像で病変と矛盾しない形態であるか確認します（**Recipe 54**参照）。2D像と3D像の病変の特徴をそれぞれ見ていきましょう。

▶ 病変の2D像の特徴

病変は軟部組織ですから内部CT値は通常2桁の数値をとり内部濃度は均一です（**図1a**）。内部のCT値や濃度を確認するためには拡大して観察することも大切です（**図1b**）。病変では内部濃度は均一ですが、（超）低線量撮影した場合には、病変でも内部がノイズのために不均一に見える場合があります。ノイズなのか不均一なのかを鑑別するためには、筋肉、膀胱あるいは子宮といった軟部組織と比較することが有効です。こうした周囲臓器と病変を疑った領域の内部濃度の様子が同程度であれば均一であると判断できます。また、原則として病変は移動しませんが（**図1c**）、残渣の場合は体位変換に伴い重力方向に移動していることが確認できます。ただし、病変でもIp病変は頭部が移動しますし（**Recipe 66**参照）、残渣でも粘調度が高いものは移動しないことがあります（**Recipe 64**参照）。

▶ 病変の3D像の特徴

病変の形状として矛盾しない領域を拾い上げます（**図1d**）。病変の内視鏡像に接する機会が少ない場合には、院内カンファレンスへの参加やトレーニングテキストを活用して身につけましょう[1]。毛羽立ち、角ばったり、細長いなどといった形状は通常は病変ではなく固形残渣となります（**図2**）。最近のワークステーション（WS）では背側方向を常に画面の下方向に表示する機能を備えているものもあります。この機能がある場合には、拾い上げた領域の移動の有無も確認しましょう。

（永田浩一）

<文献>
1) 消化管先進画像診断研究会(監)：大腸CTを身につける! 症例で学ぶ大腸CT診断. シービーアール, 東京, 2014

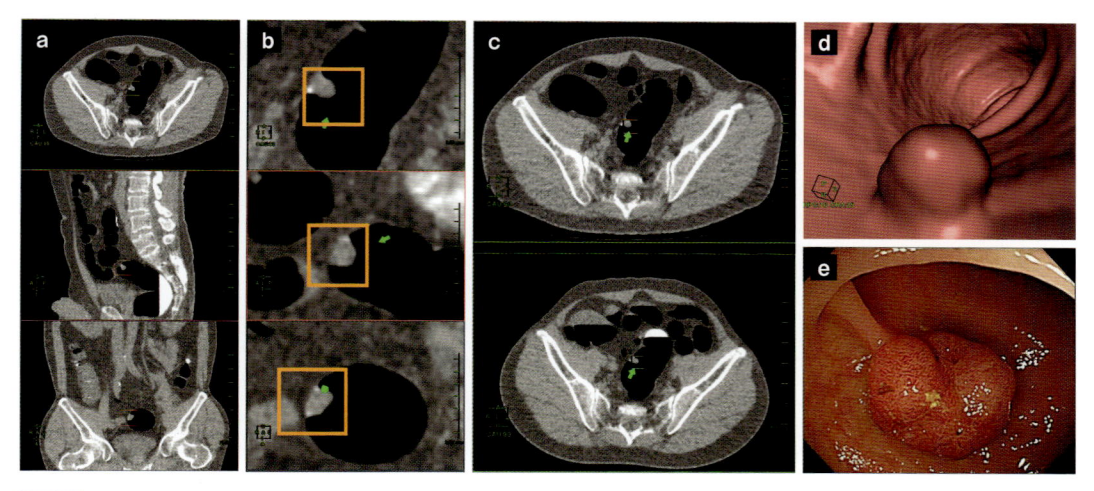

図1
a 2D像。上から横断像、矢状断像、冠状断像で、病変がオレンジの囲いで示されています。腸管や筋肉と同程度の軟部陰影を呈しています。
b 拡大した2D像。上から横断像、矢状断像、冠状断像で病変がオレンジの囲いで示されています。
c 上は背臥位、下が腹臥位。タギングされた残渣は移動していますが、2体位を比較することで矢印部分の病変が移動していないことがわかります。
d 3D像（内視鏡類似像）。病変として矛盾していない形状を呈しています。
e 大腸内視鏡像。大腸CTで指摘された病変が内視鏡で直腸S状部に12mmの病変が確認されました。

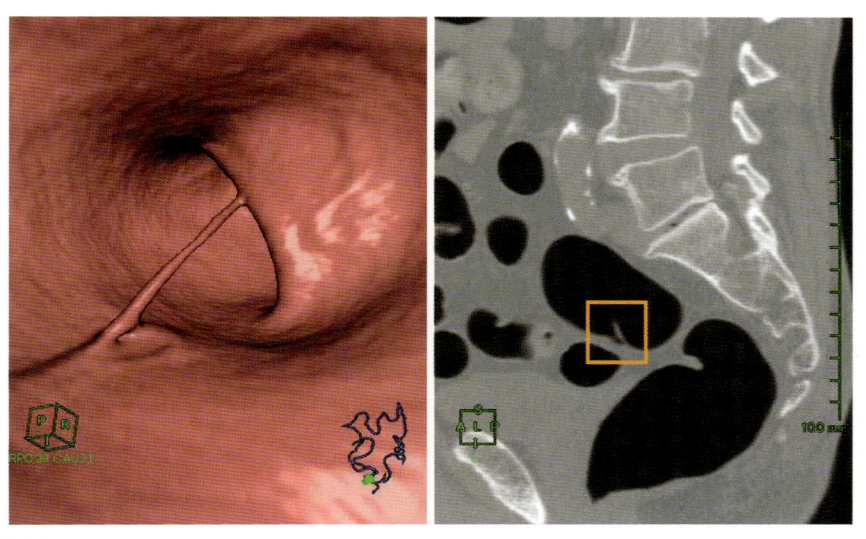

図2 3D像（a）と2D像（b）ともに細長い形状を認めますが、形状から病変ではないことがわかります。

point!

- 病変の形状を3D像でとらえ、2D像で内部CT値と均一性により病変であることを確認しましょう。
- 病変の特徴をつかむためにはWSを活用したトレーニングが有効です[1]。

読影のコツとピットフォール

RECIPE 064

残渣の特徴

▶ 残渣の診断について

　3D像（内視鏡類似像）で病変を疑う領域を指摘した場合、それが真の病変なのか、残渣なのかを2D像（MPR像）で正しく判定する必要があります。この判断があいまいになると偽陽性が増えることになり検査の精度が低下してしまいます。それでは、残渣の特徴を見ていきましょう。

▶ タギングされた残渣の特徴

　残渣はタギングにより内部CT値は高くなります（Recipe 15参照）。タギングの状態にもよりますが、通常は200以上のCT値をとり白く表示されます（図1）。きちんとタギングされていればそれだけで残渣と判断できますが、体位変換により重力方向に移動していることも重要な手掛かりとなります（図1）。

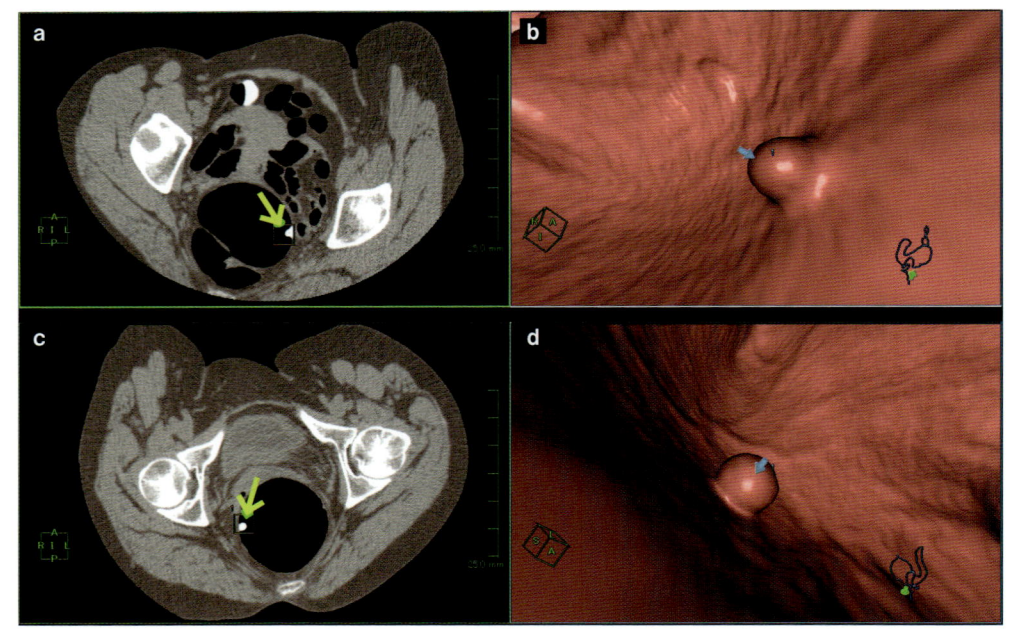

図1 上段（a、b）は左側臥位、下段（c、d）は右側臥位。3D像（内視鏡類似像）では病変のように観察されます。左側（a、c）の2D像（横断像）で指摘した領域（黄緑矢印）が白く染まっており、タギングされた残渣であることがわかります。また、2体位比較で指摘した領域が左側臥位（a）では直腸の左壁に、右側臥位（c）では直腸の右壁に移動していることからも残渣と判断できます。

<文献>
1) 消化管先進画像診断研究会（監）：大腸CTを身につける！症例で学ぶ大腸CT診断. シービーアール, 東京, 2014

不完全なタギングの場合の残渣の特徴

　腸管前処置の効果や状態は受診者によって異なります。また、腸管洗浄剤や下剤を減量あるいは使用しなくてもヨード造影剤によるタギングによって検査は可能です。しかし、腸管洗浄剤や下剤の量が少なくなるにしたがって、タギングは不完全になる傾向があります（Recipe 23、27参照）。また、憩室内に残存している残渣は一般的にタギングが不良となります。タギングが不完全であっても、内部に気泡や空気の混入を確認できれば残渣と判断することが可能です（**図2**）。残渣の特徴をつかむためには実際の症例でトレーニングを積むことが大切です[1]。

（永田浩一）

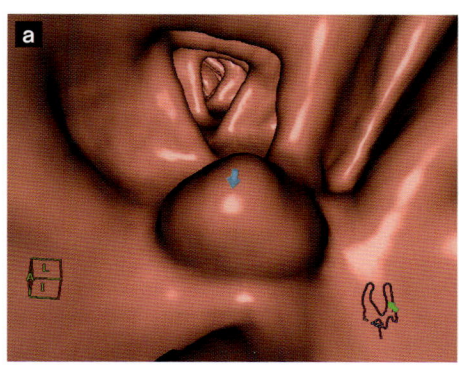

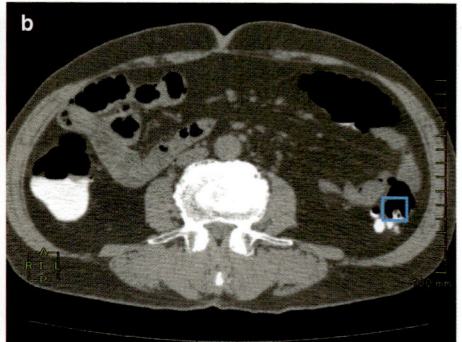

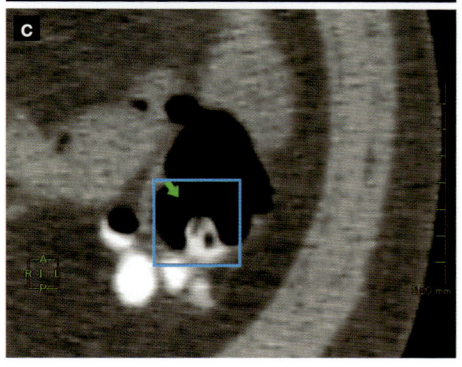

図2　a 3D像で病変の可能性がある隆起部分を認めます。
　　　b 横断像。3D像で指摘した領域が水色の囲いで示されています。周囲に憩室が多発しています。
　　　c 横断像を拡大して観察してみます。矢印および囲いで示された領域は軟部組織と同様な灰色部分を認めますが、不完全であるものの白くタギングされていること、さらに黒く抜けている部分も認めガスの混入も確認できます。3D像でポリープ様に観察された領域は不完全にタギングされた固形残渣であり、真の病変ではないと判定できます。

point!

- 残渣はタギングにより白く染まります。
- 体位変換により残渣は移動します。
- タギングが不完全でも、気泡や空気の混入の確認で残渣と判断できます。

読影のコツとピットフォール

RECIPE 065

タギングされていない残渣の特徴

　ヨード造影剤の飲み忘れなどの原因で、タギングされていないことが検査開始後にわかる場合があります。また、内視鏡挿入不能の場合に、タギングを追加せずに大腸CTが予定されることがあるかもしれません。いずれの場合も可能であればタギングの追加前処置を行うことが理想的です（**Recipe 86**参照）。やむを得ずタギングがない症例に対して読影を行う場合には、残渣の特徴を把握して検査精度が少しでも向上するように努めましょう。

い均一な領域であることもあります。この場合でも、残渣は体位変換によって移動する性質を利用することで残渣と病変の鑑別が可能です。つまり、2体位の画像を比較して拾い上げた領域が重力方向に移動していれば残渣と判断することが可能です（**図2**）。ただし、粘調度の高い便の場合は移動しないことがありますし、Ipポリープでは頭部が移動すること（**Recipe 66**参照）がありますので注意してください。

（永田浩一）

▶ タギングされていない残渣の特徴

1. 気泡の混入

　残渣の2D像の特徴の1つは内部に気泡が混入していることが多い点です（**図1**）。ただし、病変に残渣がかぶさっていることもあるので注意が必要です。残渣と判断した領域の中に真の病変が隠れている場合もあります。残渣と疑われる領域の中に気泡のない均一な領域がないか丁寧に観察してください。

2. 体位変換による腸管内の移動

　残渣であっても内部に気泡の混入を認めな

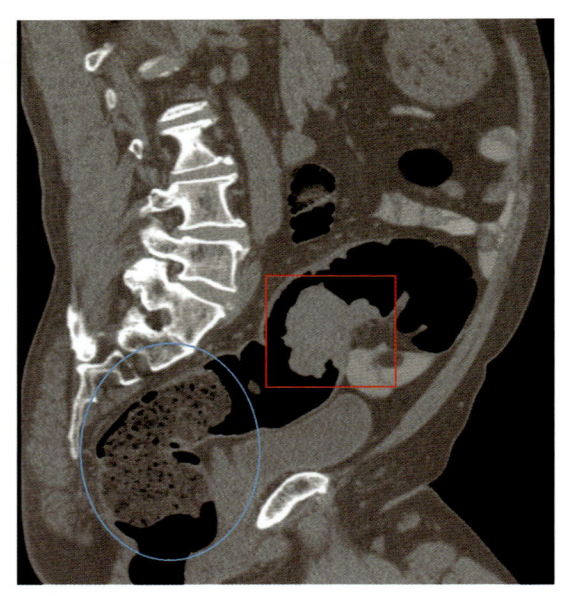

図1 赤い四角部分は気泡の混入のない均一な領域であり腫瘍です。水色の丸囲い部分は多数の気泡の混入を認め、タギングされていないものの固形残渣であることがわかります。

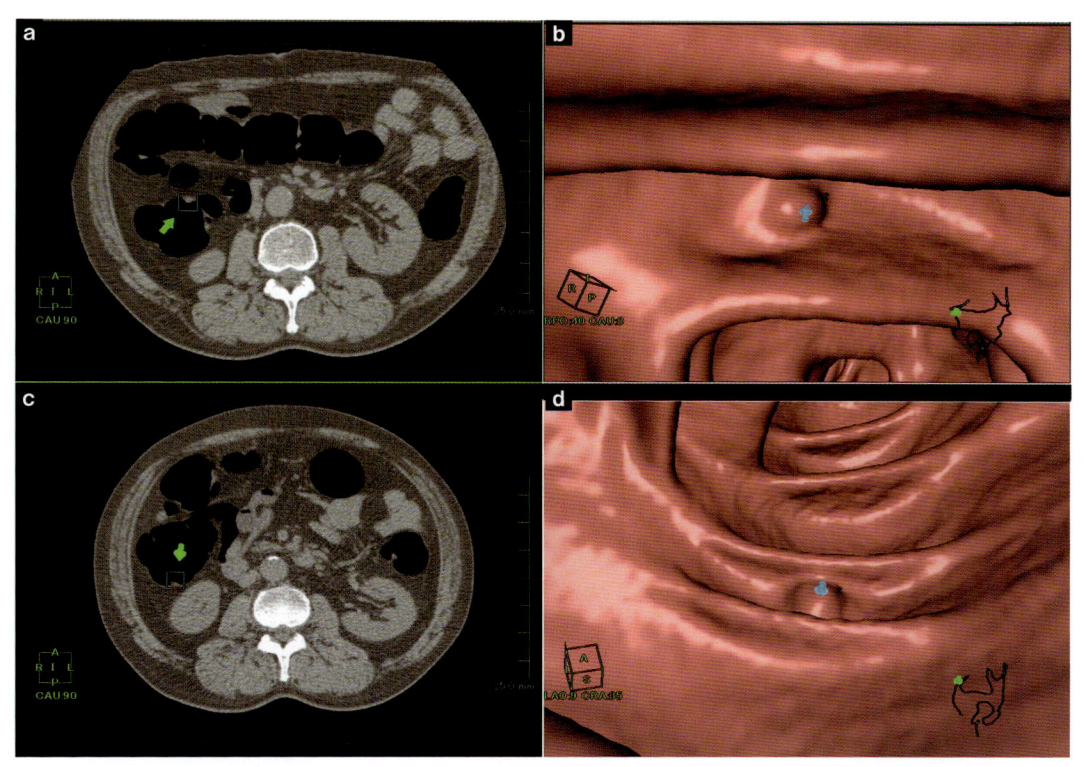

図2 上段(a、b)は腹臥位、下段(c、d)は背臥位。b、dの3D像(内視鏡類似像)では病変のように見える隆起を認めます。左側(a、c)の2D像(横断像)では、指摘した領域(黄緑矢印)の内部は比較的均一であるため病変でも矛盾しません。しかし、2体位比較で指摘した隆起部分が腹臥位(a)では上行結腸の腹側に、背臥位(c)では上行結腸の背側に移動していることから残渣と判断できます。

point!

- タギングされていないことがわかれば、精度向上のためタギングの追加前処置を検討しましょう。
- 気泡の存在や移動が確認できれば残渣をある程度同定することができます。

読影のコツとピットフォール

RECIPE 066

Ip病変のピットフォール

　茎(stalk)を有する隆起性病変をIp病変といいます(**Recipe 62**参照)。Ip病変は他の病変にはないピットフォールがあるので注意しましょう。

▶ Ip病変の可動性

　Ip病変は茎を有するために、茎の根部を軸にした可動性を有します。Ip病変の頭部は重力方向に移動しますので、茎の存在を確認せずに頭部だけに注目してしまうと、移動する固形残渣と誤認してしまいます。2体位比較読影で内部が均一だけれども移動している場合には茎の有無をきちんと確認しましょう。茎が確認できれば、茎の根部を軸に頭部が移動しているIp病変だと判断できます(**図1**)。

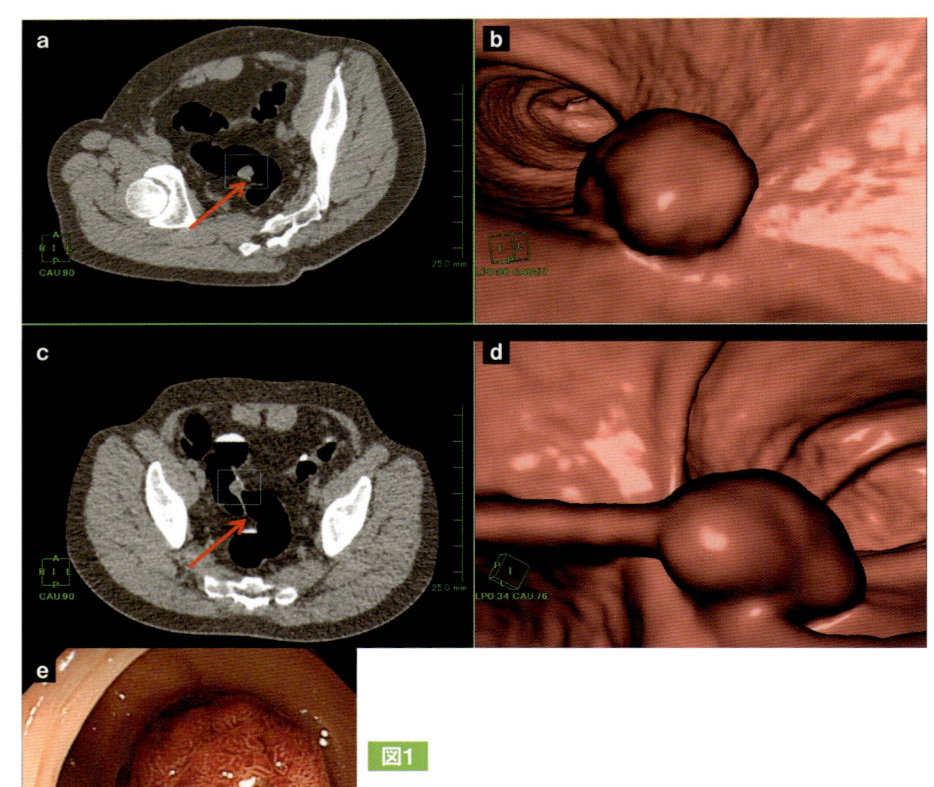

図1
上段(a、b)は背臥位、下段(c、d)は腹臥位。内視鏡類似像(b、d)で隆起を認めます。茎の長さや太さあるいは茎の根部と頭部の位置関係により茎が明瞭に観察できる場合(d)もあれば、茎が観察できない場合(b)もあります。2D像(横断像)において、赤矢印の茎の根部を軸に病変の頭部が(水色囲い部分)が背臥位(a)では背側に、腹臥位(c)では腹側に移動しています。背臥位では根部と頭部をつなぐ茎が明瞭に観察できます。大腸CTに続いて実施された大腸内視鏡でS状結腸に16mmのIp病変が同定されました(e)。茎(矢印)が観察されます。

▶ 茎・頭部と粘膜の隙間に注意

病変頭部と根部の位置関係によっては、頭部・茎と大腸粘膜の間に隙間が生じます。この隙間が2D像で気泡のように見えることがあります。隙間のガスを残渣内気泡と判断してしまうと、拾い上げ領域を残渣と誤って判断してしまいますので注意してください(**図2**)。

（永田浩一）

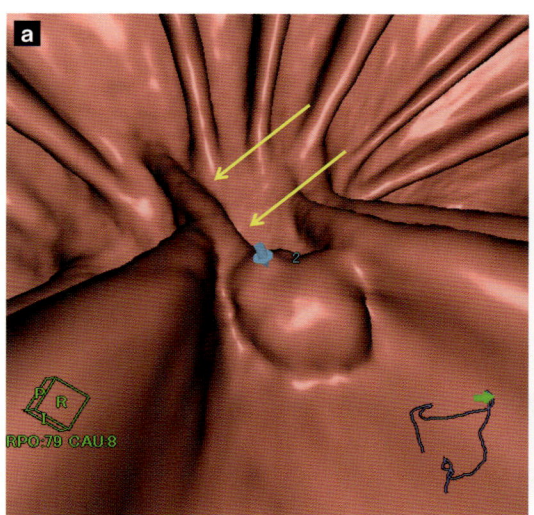

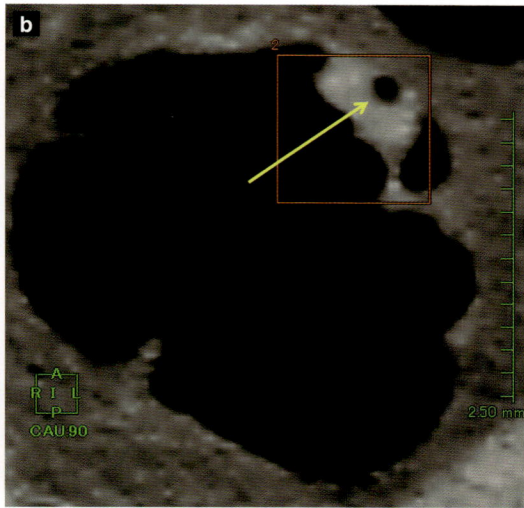

図2　下行結腸の10mmのIp病変
a 内視鏡類似像で茎（矢印）を伴った病変が観察されます。
b 病変部分の横断像。矢印部分にガスの存在を認めます。このガスを残渣内の気泡と判断してしまうと、病変を固形残渣と誤認してしまいます。実際には、矢印部分は病変の茎および頭部と大腸粘膜にはさまれた隙間のガスを見ています。

point!

- ●Ip病変は移動します。
- ●2D像では気泡が混入しているように見える場合があります。

RECIPE 067

読影のコツとピットフォール

ヒダの上にある病変のピットフォール

　ヒダ上の病変を、横断像などの2D像で拾い上げができるようになるにはある程度の熟練が必要です。大腸展開像（Virtual Gross Pathology）による拾い上げも困難と報告されています[1]。ヒダ上にある病変は見落としやすいため、その特徴を把握しておく必要があります。

▶ ヒダの上にある病変の2D像

　ヒダの上にある病変は2D像ではヒダの一部の太まりとして観察されます。しかし、ヒダそのものとの区別が難しいために、その拾い上げは慣れないと容易ではありません（**図1a〜d**）。内視鏡類似像では比較的容易に診断できるので、primary 2D reading（**Recipe 54**参照）でもフライスルーによる観察をきちんと行う必要があります（**図1e**）。ヒダ上にある病変の2D像での拾い上げは難しいこと（**図2**）を肝に銘じ、トレーニングを積みましょう[2]。

（永田浩一）

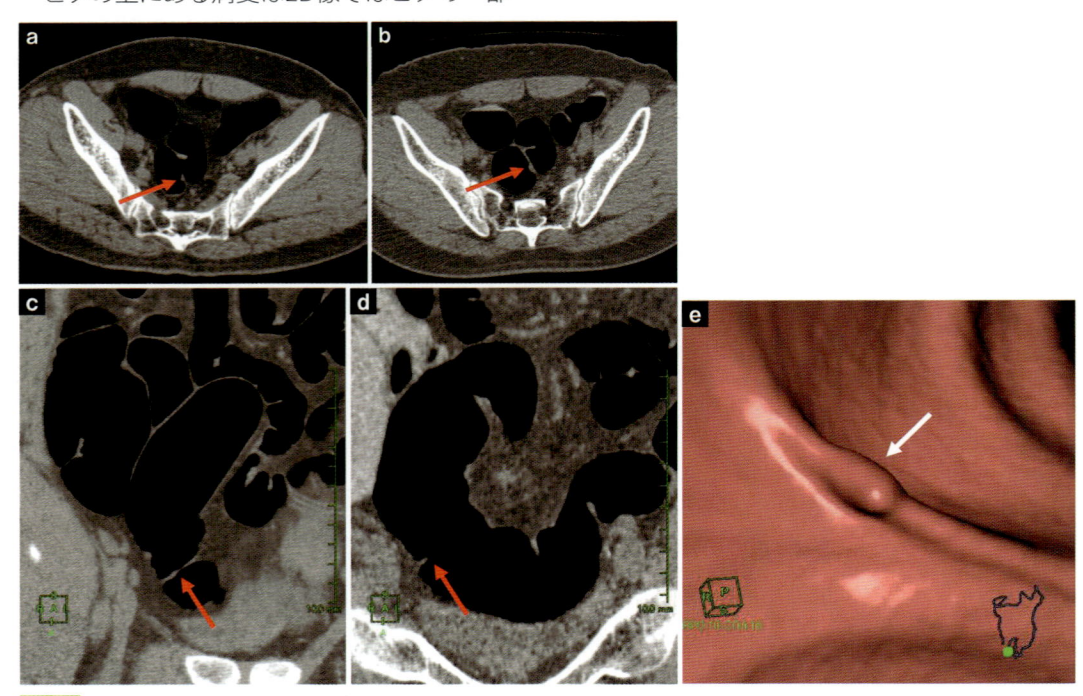

図1 **直腸S状部の5mmのIs病変**
横断像（a 背臥位、b 腹臥位）でも冠状断像（c 背臥位、d 腹臥位）でもヒダの一部が太まっていることが分かりますが（矢印）、同定はなかなか困難です。内視鏡類似像（e）ではヒダの上にある病変が容易に指摘できます。

<文献>
1) 馬嶋健一郎ほか：大腸CTの読影法「大腸展開像」vs.「仮想内視鏡像」：Pilot study. 日消がん検診誌(in Press)
2) 消化管先進画像診断研究会（監）：大腸CTを身につける！ 症例で学ぶ大腸CT診断. シービーアール, 東京, 2014

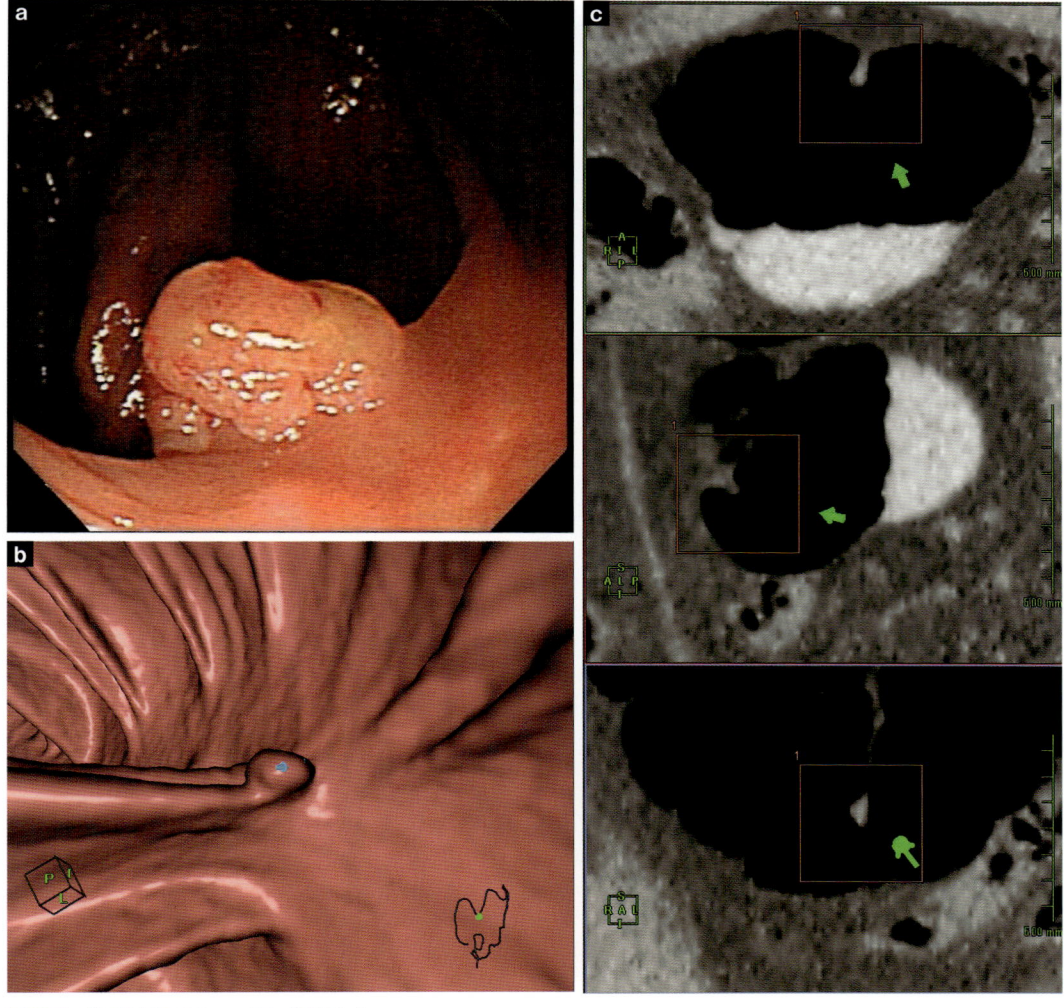

| 図2 | **横行結腸の6mmのIs病変（a）** |

内視鏡類似像（b）では隆起病変を容易に指摘できます。しかし、ヒダの上にあるために、2D像（c）ではヒダの太まり（オレンジの囲い、黄緑の矢印）としかとらえることができません。

point!

- ヒダ上の病変は2D像での拾い上げが難しいです。
- フライスルーを使わないと、ヒダ上の病変は見落とすかもしれません。

読影のコツとピットフォール

RECIPE 068

水没・埋没病変のピットフォール

▶水没・埋没病変の診断法

　タギングは固形残渣と真の病変の鑑別に有効なだけでなく（**図1**）、水没あるいは埋没している病変の拾い上げにも大切です[1]。水没・埋没している病変を3D像で観察することはできませんが、2D像ではタギングされた白い残渣内に軟部組織のCT値を示す灰色の領域として指摘できます。

　水没・埋没病変の診断方法を身につけましょう[1]。1体位の3D像で病変を拾い上げたら、もう一方の体位の画像と比較読影をします。もう一方の体位の同じ腸管部位が残液・残渣で満たされていても、2D像で対応する病変がないかきちんと確かめます（**図2**）。水没・埋没している陰影が体位変換で大きく移動していれば、タギングされていない固形残渣と判断できます（**図3**）。両体位の同じ腸管部位が残液で満たされている場合（**図4**）、あるいは残渣が多くあ

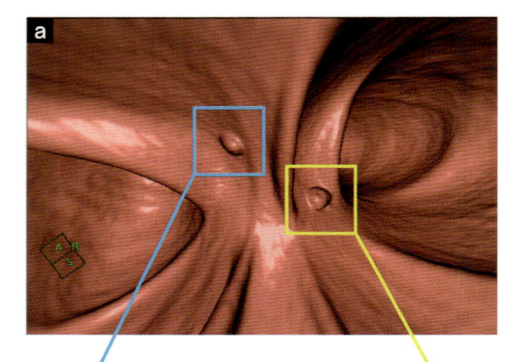

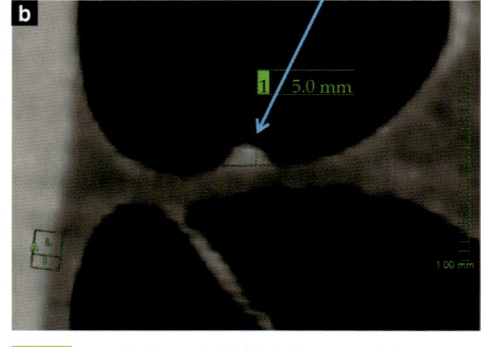

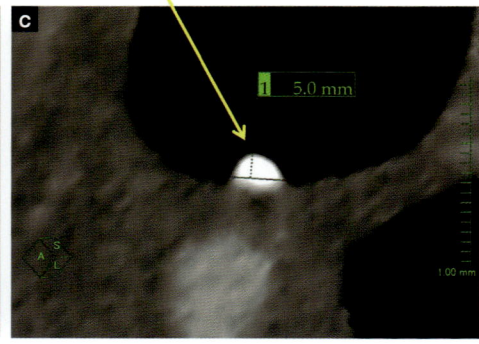

図1	a S状結腸の内視鏡類似像で2つの隆起を認めます。
	b 左側の隆起はタギングされていないため真の病変と診断されます。
	c 右側の隆起はタギングされているため固形残渣と判断できます。

る場合（**図5**）は、両体位とも2D像で丁寧に診断します。2体位の比較読影で可動性がないこと、Ip病変の場合は茎の根部が移動していないことを確認することが大切です。

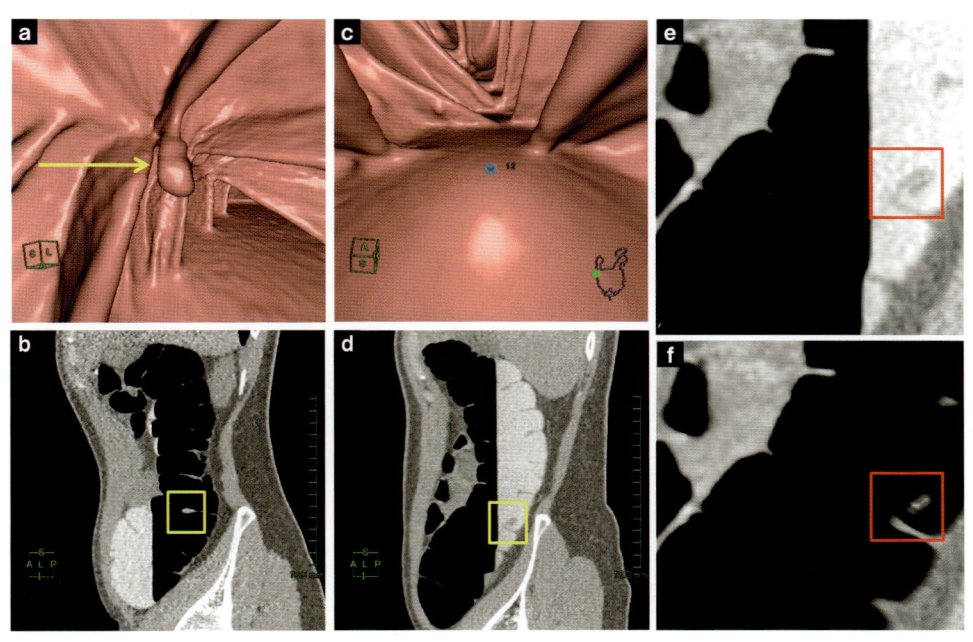

図2
a 腹臥位の内視鏡類似像。上行結腸に10mmのIp病変（矢印）を認めます。
b 腹臥位の矢状断像。Ip病変（四角囲い）を認めます。
c 背臥位の内視鏡類似像。aに相当する部位を見ていますが、病変は水没しているために観察できません。
d 背臥位の矢状断像。タギングされた白い残液の中に、軟部組織陰影（四角囲い）を認めます。Ip病変のため、病変の頭部が重力に従って背側に移動しています。
e dの拡大像。
f 電子クレンジング後の画像。タギングされた白い残液は電子的に消去され、軟部組織（四角囲い）が残り描出されています。病変はdの陰影と比べると削れて小さくなっています。この症例では、実効線量1.2mSv（DLP：82mGy・cm）と比較的少ない線量で撮影されました。

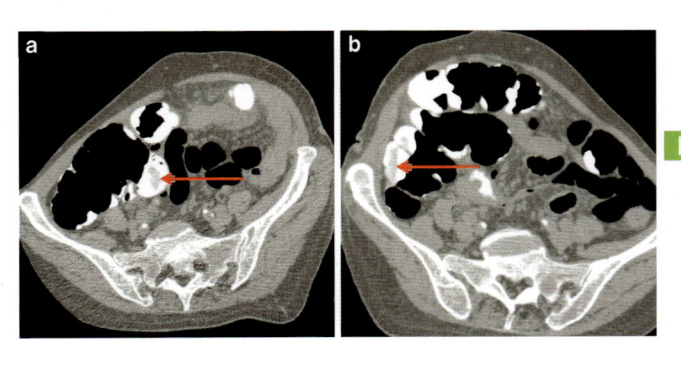

図3 **Dry変法（Recipe 26〜29参照）で前処置が行われた症例の横断像**
上行結腸の白くタギングされた残渣内に灰色の陰影（矢印）を認めますが、左側臥位（a）と右側臥位（b）でそれぞれ重力方向に移動しており、タギングされていない固形残渣であることがわかります。

RECIPE 068 読影のコツとピットフォール

水没・埋没病変に対する電子クレンジング

最近では、電子クレンジング（electronic cleansing）機能[2,3]が搭載されたワークステーションも増えていますが、この技術による病変の拾い上げ精度の検証は十分ではないため臨床応用には注意が必要です。電子クレンジングによる3D像の読影は、画像の加工の度合いが強いため病変が削れてしまったり、変形したり、あるいは欠損してしまう危険すらあります（**図2e、f**）[4,5]。Fletcherらは、10mm以上の病変で電子クレンジングが有効と判断されたのは半数程度にすぎないと報告しています[4]。これはタギングが良好であっても、残液・残渣のCT値は均一でないことに起因します。また、（超）低線量撮影の場合にはさらに画像が劣化する可能性があります。

（永田浩一）

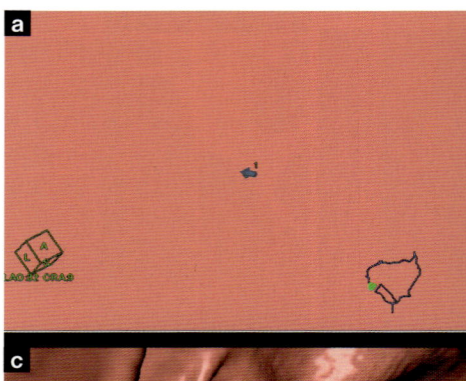

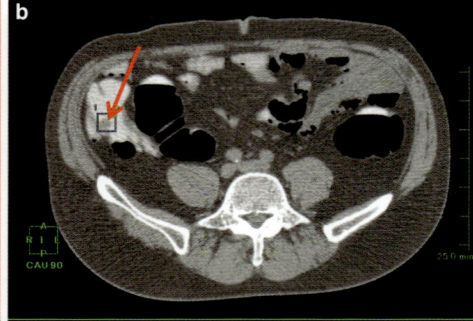

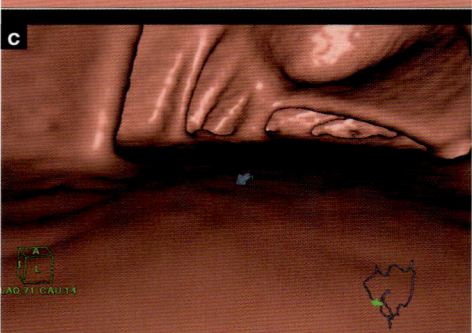

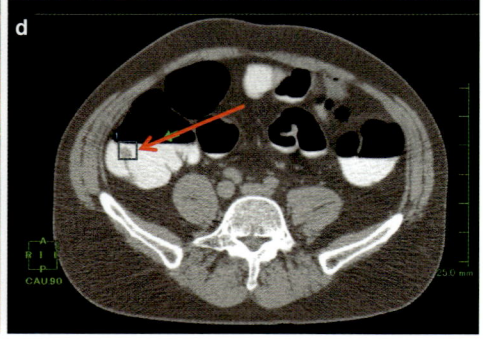

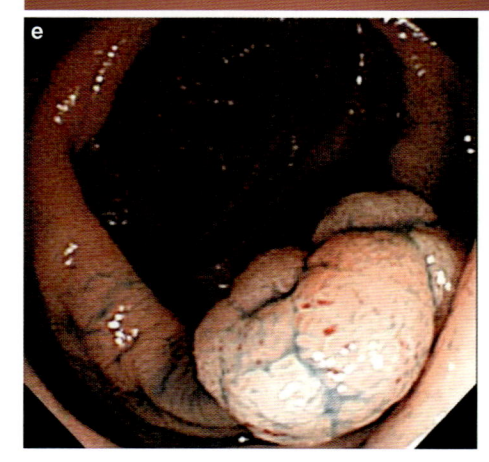

図4 PEG-C法（Recipe 18〜21参照）で前処置が行われた症例

上行結腸の一部が2体位ともに残液で満たされているため、3D像では腹臥位（a）、背臥位（c）ともに病変を確認できません。横断像で、腹臥位（b）、背臥位（d）ともに残液内に12mmの軟部組織（矢印）が水没していることが確認できます。部位が同じで内部CT値が均一であることから病変であることがわかります。大腸CTに続いて行われた大腸内視鏡で病変は切除されました（e）。

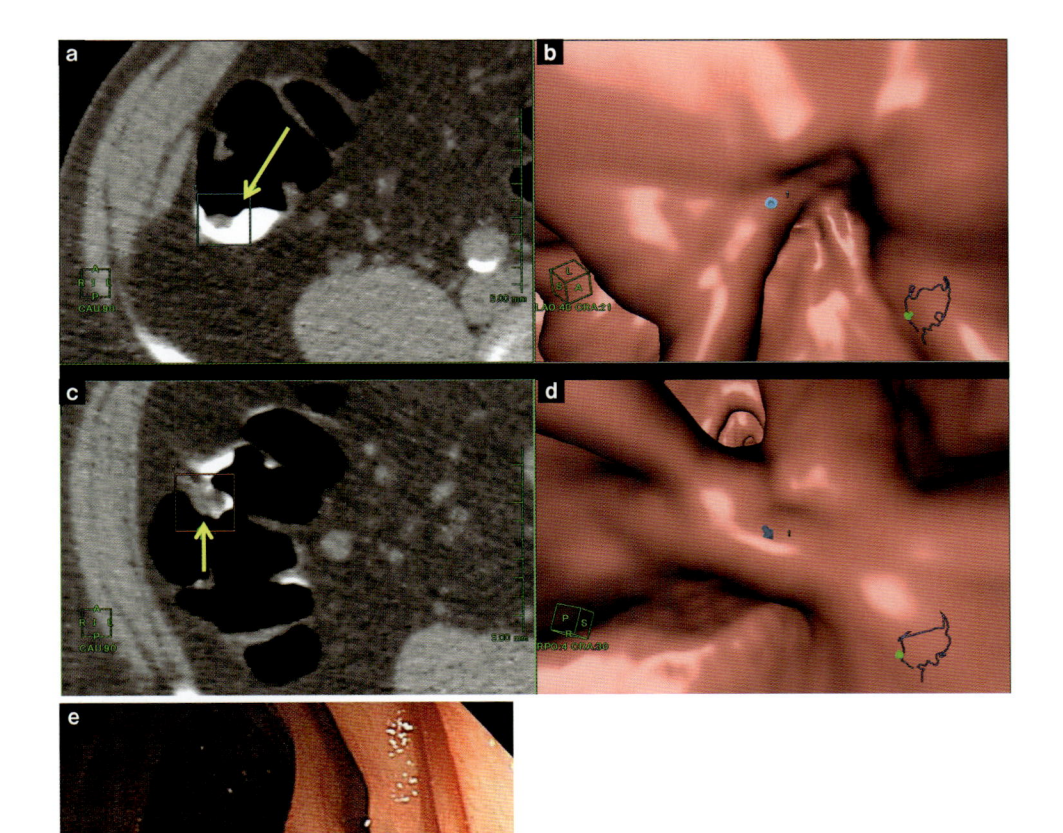

図5 低用量PEG-CM法（Recipe 22〜25参照）で前処置が行われた症例

上行結腸で固形残渣が多いため、3D像では背臥位(b)、腹臥位(d)ともに病変の指摘は困難です。横断像で、背臥位(a)、腹臥位(c)ともに固形残渣内に8mmの軟部組織(矢印)が埋没していることが確認できます。冠状断像や矢状断像と合わせて、病変の茎の存在とその根部の位置が同じであることが確認できたことから病変と診断されました。大腸CTに続いて行われた大腸内視鏡で病変は切除されました(e)。

<文献>
1) 消化管先進画像診断研究会(監)：大腸CTを身につける! 症例で学ぶ大腸CT診断. シービーアール, 東京, 2014
2) Pickhardt PJ et al：Electronic cleansing and stool tagging in CT colonography：advantages and pitfalls with primary three-dimensional evaluation. AJR Am J Roentgenol 181(3)：799-805, 2003
3) 永田浩一 ほか：これからの前処置法 エレクトロニッククレンジング技術. Innervision 23(1 Supple)：20-21, 2008
4) Fletcher JG et al：Noncathartic CT colonography：Image quality assessment and performance and in a screening cohort. AJR Am J Roentgenol 201(4)：787-794, 2013
5) Johnson CD et al：Noncathartic CT colonography with stool tagging：performance with and without electronic stool subtraction. AJR Am J Roentgenol 190(2)：361-366, 2008

point!

● 両体位の腸管が残液・残渣で占められている場合、2D像で水没・埋没病変がないかきちんと読影しましょう。

読影のコツとピットフォール

RECIPE 069

バウヒン弁の特徴と診断は？

▶ バウヒン弁の特徴

　バウヒン弁は回腸と結腸の境界に存在する弁で、結腸側に突出した構造物です。大腸に入った残渣が小腸へ逆流することを防止しているとされています。盲腸内に突出した2枚の粘膜ヒダである上唇と下唇からできています。これら上下の唇はその両端で互いに合し、その間にある回盲結腸口を上下から囲んでいます。正常構造ですから、異常として指摘してしまうと、無用な内視鏡検査を増やすことになります。正常なバウヒン弁の所見を正しく把握することが必要です。

▶ 大腸CTによるバウヒン弁の診断

　バウヒン弁は内視鏡類似像では腫瘤様に見えますので、初心者が読影すると腫瘍と間違ってしまう可能性があります。しかし、特徴を理解すれば真の病変と鑑別することが容易ですので以下の所見を確認しましょう。

　まず存在部位として、バウヒン弁は回盲部に存在します。大腸CTでは前処置と拡張が行われていますので、回盲部の確認は簡単です。次に2D像では脂肪濃度を示します。また、バウヒン弁から連続する回腸の存在を確認することでより確実となります（**図1**）。

　注意点としては、移動盲腸の受診者では、必ずしも右下腹部に存在しない場合がある点です。また、バウヒン弁自体に病変があることもあり、その場合は正常な脂肪濃度が消失して軟部濃度に置換されます（**図2**）。内視鏡類似像のみの所見では、正常なバウヒン弁と腫瘍性病変の鑑別は不十分ですので、必ず2D像を確認します。

　大腸癌はS状結腸や直腸に多いことが知られています。しかし、高齢者では近位側結腸での大腸癌、腺腫の発生頻度が高まると報告されており、高齢者では特に注意深い読影が必要です[1]。

（木島茂喜）

<文献>
1) Troisi RJ et al：Incidense of colorectal carcinoma in the U.S.：an update of trends by gender, race, age, subsite and stage, 1975-1944. Cancer 85(8)：1670-1676, 1999

point!

- 正常なバウヒン弁は回盲部に脂肪濃度を含む隆起として存在します。
- 2D像で脂肪濃度でなく軟部濃度を呈する場合は、腫瘍の可能性を考えましょう。

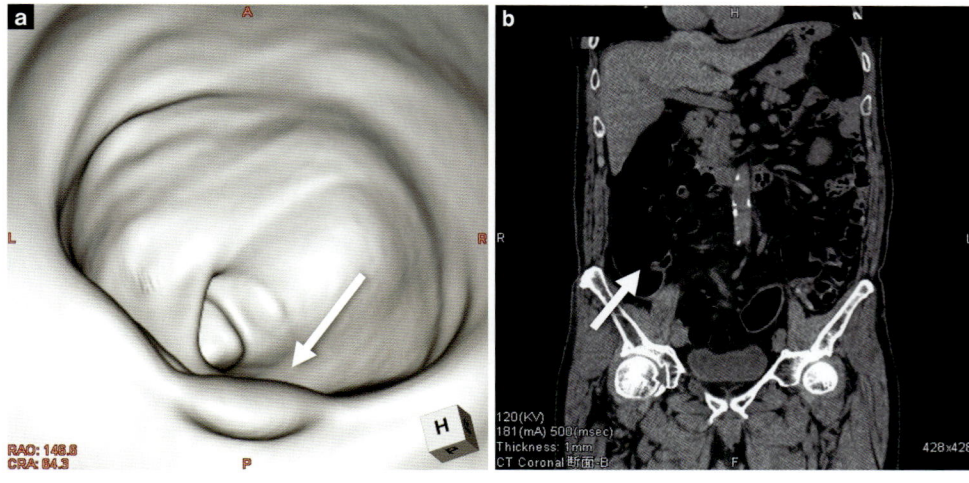

図1 70歳代、女性、正常なバウヒン弁
　a 正常なバウヒン弁(矢印)の内視鏡類似像。
　b 2DのMPR画像では内部の脂肪濃度が確認できます(矢印)。

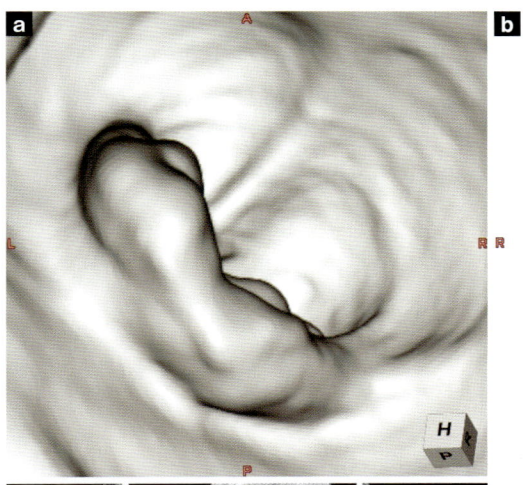

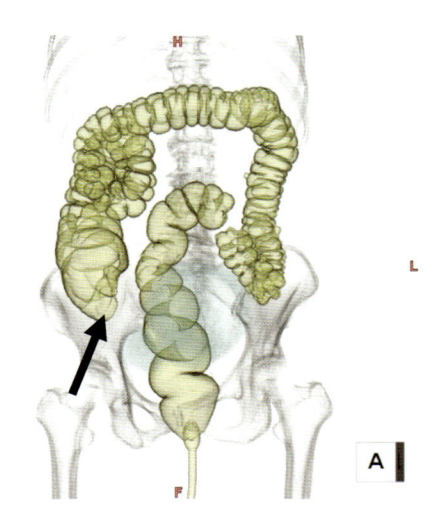

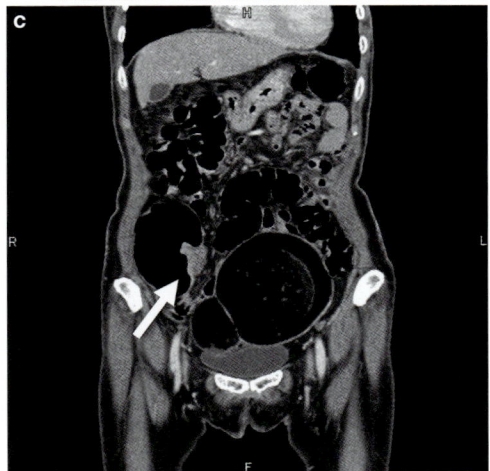

図2 60歳代、男性
　無症状。任意型検診として大腸CTを受診し、大腸CTでバウヒン弁上に腫瘤を指摘。
　a 内視鏡類似像(バウヒン弁上の腫瘤)。
　b 注腸類似像(矢印はバウヒン弁上の腫瘤)。
　c 2DのMPR画像では正常な脂肪濃度が消失し軟部濃度に置換されています(矢印)。
　内視鏡で生検が施行され、バウヒン弁上に存在した大腸癌と確定診断されました。

読影のコツとピットフォール

RECIPE 070

表面型病変の特徴と診断は？

▶ 表面型の特徴

　大腸における表面型病変とは、腫瘍が平坦あるいは陥凹形態を示す病変と定義されています[1]。大腸内視鏡でも表面型病変の診断は難しく、豊富な経験が必要です。表面型病変の検出には特殊光を用いた内視鏡（narrow band imagingやblue laser imaging）や色素の散布などで診断が可能となることもあります。表面型病変の頻度は報告によりばらつきがありますが、大腸腫瘍の5％程度とされています[2,3]。診断が難しいにもかかわらず、表面型病変は病変の大きさに比較して異型度が高く、浸潤傾向が高いことが報告されています[2]。大腸CTでも可能な限り表面型病変を指摘する必要があります（図1）。

▶ 大腸CTによる表面型病変の診断

　表面型病変の腫瘍高が2.5mm以下と定めているパリ分類に基づいて検討した研究では、10〜25mmの表面型の腺癌では90％の感度があったものの、9〜30mmの表面型の腺腫では37.5％、8〜20mmの非腫瘍性の表面型病変では0％であったと報告しています[4]。がんに関連する可能性が高い10mm以上のポリープは表面型病変でもある程度の精度で指摘できることから、表面型病変の存在を念頭に置いても検査として価値があるといえます。大切なのは、小さな表面型病変は指摘が困難であるということを受診者にあらかじめ説明しておくことです。指摘が可能なサイズになったときには確実に指摘し、そのためにも検査は定期的に受ける必要があることを受診者に説明しましょう。

（木島茂喜）

<文献>
1) Pickhardt PJ et al：Flat colorectal lesions in asymptomatic adults：implications for screening with CT virtual colonoscopy. AJR Am J Roentgenol 183(5)：1343-1347, 2004
2) Tsuda S et al：Flat and depressed colorectal tumours in a southern Swedish population：a prospective chromoendoscopic and histopathological study. Gut 51(4)：550-555. 2002
3) Rembacken BJ et al：Flat and depressed colonic neoplasms：a prospective study of 1000 colonoscopies in the UK. Lancet 355(9211)：1211-1214, 2000
4) Park SH et al：Sensitivity of CT colonography for nonpolypoid colorectal lesions interpreted by human readers and with compurer-aided detection. AJR Am J Roentogenol 193(1)：70-78, 2009

CASE STUDY

50歳代、男性
便潜血陽性のため大腸内視鏡を施行し、S状結腸にⅡc病変を指摘されました。
精査のため大腸CTを施行しました。

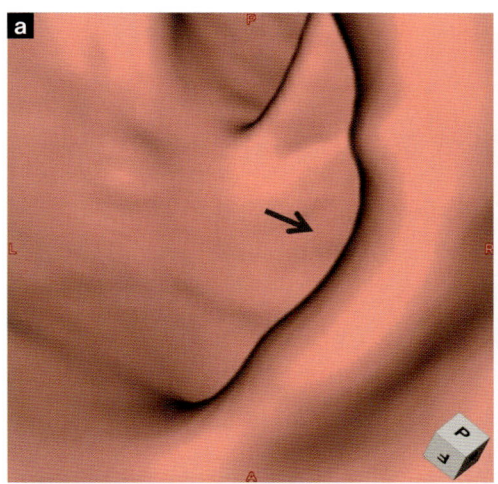

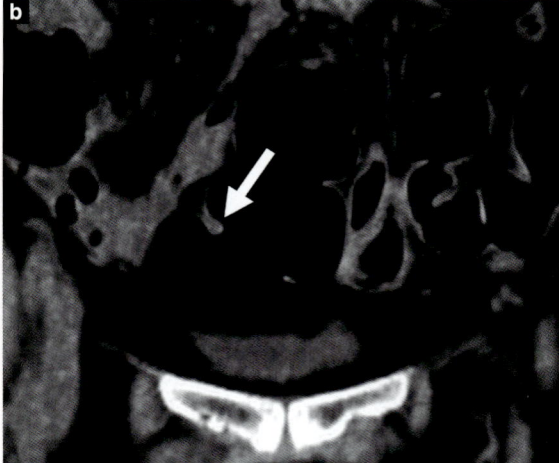

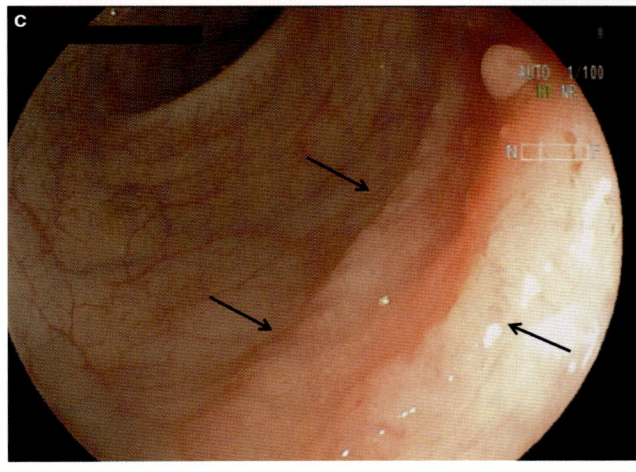

図1
a 内視鏡類似像では、わずかな陥凹として病変が認識できます。
b 2D（冠状断像）では、病変に一致してヒダの肥厚を認めます。内視鏡が先行して行われていたため、指摘が可能でしたが、スクリーニング検査での指摘は上級者でも難しいレベルと思われます。
c 大腸内視鏡像

point!

- 平坦陥凹型の病変は病変の大きさに比較して異型度が高く、浸潤傾向が高いです。
- 小さな表面型病変は大腸CTでの指摘が難しいことが多いです。
- サイズが大きくなれば診断がしやすくなるので、受診者には正常所見であっても定期的な大腸CT検査や大腸内視鏡検査が必要なことを説明しましょう。

RECIPE 071 読影のコツとピットフォール

LST（側方発育型腫瘍）の特徴と診断は？

▶ LST（側方発育型腫瘍）とは

側方発育型腫瘍（laterally spreading tumor：LST）は、最大径が10mm以上で、側方に発育していくという発育形態を加味した腫瘍の呼称であり、肉眼形態を示す用語ではないことに注意が必要です[1]。

表面平滑な非顆粒型（non-granular type：LST-NG）と表面顆粒結節状の顆粒型（granular type：LST-G）に亜分類され、さらにLST-NGは平坦型（elevated type）と偽陥凹型（pseudodepressed type）に、LST-Gは顆粒均一型（homogeneous type）と結節混在型（nodular mixed type）に細分類されます[1]。LST-G顆粒均一型は腺腫が多く、SM浸潤癌は少ないことが知られていますが、LST-NG偽陥凹型ではSM浸潤癌が多いことが知られています[2,3]。このように細かな分類があるのは、腫瘍の質的診断や悪性度評価、治療法選択を行ううえで臨床上有用だからです。

▶ 大腸CTによるLSTの診断

Togashiらは、大腸内視鏡で確認されたLSTのうち、LST-Gは大腸CTで71％が同定できたのに対して、LST-NGでは31％に過ぎなかったと報告しています[4]。大腸CTで評価では隆起のはっきりとしたLST-Gの存在診断は比較的易しいのですが（図1）、LST-NGでは隆起が乏しく、指摘が難しいことがわかります（図2）。臨床的に重要なLST-NG偽陥凹型の指摘が難しいという大腸CTの限界を知っておく必要があります。

LST-NGを大腸CTで評価するためには2D像を、注意深く読影する必要があります。内視鏡類似像では、平坦なので存在診断が難しい場合でも2D像では軟部濃度やヒダの肥厚として指摘できることがあります。最終的な治療方針の決定には大腸CT、内視鏡、拡大内視鏡、EUS所見を総合的に判断することが大切です。

（木島茂喜）

point!

- LSTは側方に発育していくという発育形態を表した呼び方です。
- LSTには細かな分類があり、腫瘍の質的診断や悪性度評価、治療法選択に有用です。
- 大腸CTではLST-GよりもLST-NGの診断が難しいです。

<文献>
1) Kudo S et al：Nonpolypoid neoplastic lesions of the colorectal mucosa. Gastrointest Endosc 68(4 Suppl)：S3-S47, 2008
2) Nishiyama H et al：Endoscopic submucosal dissection for laterally spreading tumours of the colorectum in 200 consecutive cases. Surg Endosc 24(11)：2881-2887, 2010
3) Uraoka T et al：Endoscopic indications for endoscopic mucosal resection of laterally spreading tumors in the colorectum. Gut 55(11)：1592-1597, 2006
4) Togashi K et al：Laterally spreading tumors：Limitations of computed tomography colonography. World J Gastroenterol 20(46)：17552-17557, 2014

CASE STUDY

70歳代、男性。
悪性リンパ腫の再発検索のためのPET/CTで結腸に集積を指摘されました。大腸CTで上行結腸にLST-Gを指摘されました。

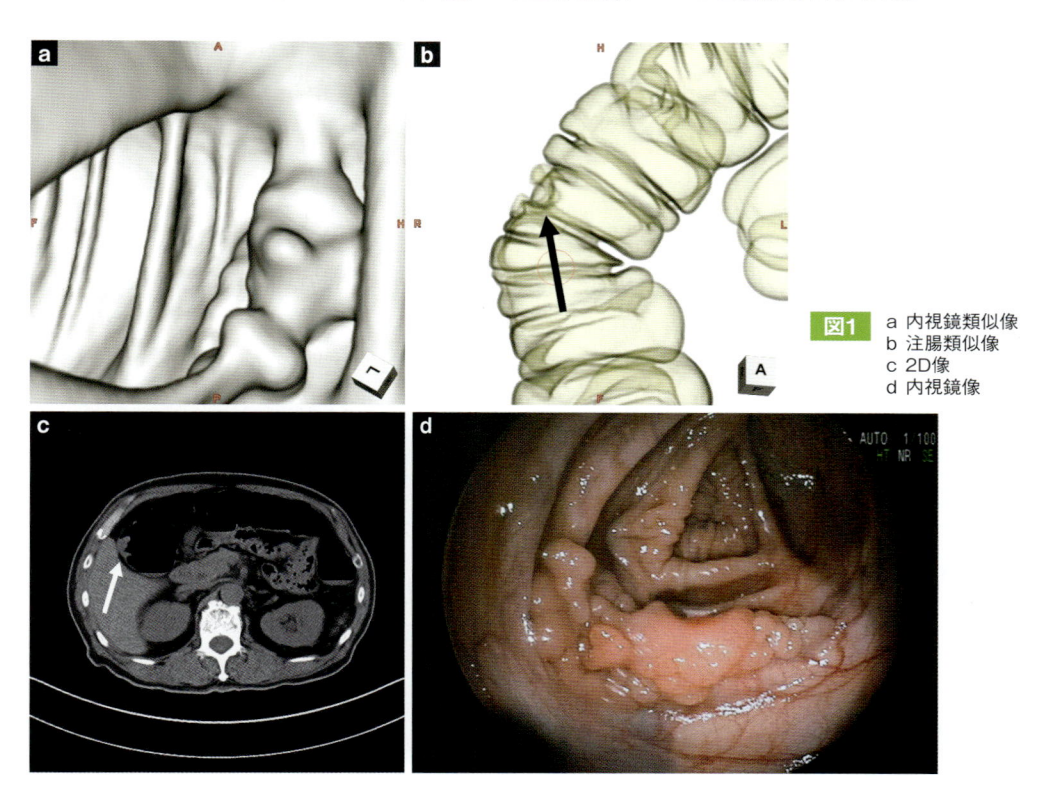

図1
a 内視鏡類似像
b 注腸類似像
c 2D像
d 内視鏡像

CASE STUDY

50歳代、男性。
大腸内視鏡検査で直腸にLST-NGを指摘されました。
精査目的の大腸CTが施行されました。

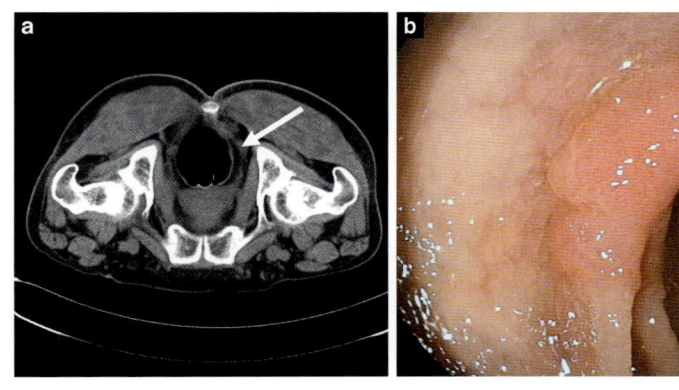

図2　a 2D像で、矢印の部位にわずかな軟部濃度が確認できます。内視鏡類似像や注腸類似像での指摘は困難です。
　　　b 内視鏡像

RECIPE 072 読影のコツとピットフォール

大腸脂肪腫の特徴と診断は？

▶ 大腸脂肪腫の特徴

　大腸脂肪腫とは非上皮性の良性腫瘍です。90%が粘膜下に存在し残りは漿膜下あるいは粘膜内由来です[1]。大腸の良性腫瘍のうち0.2～4.4%を占めるとされています[1,2]。大腸脂肪腫の70%が右側結腸に位置し、性差では女性に多く、年代では50歳代から60歳代にかけて多いとされています[1]。大腸脂肪腫の多くは無症状で治療の必要はありませんが、大きさが4cmを超えてくると75%の症例で症状が出現してきます[3,4]。存在部位によっても症状は異なってきますが、特異的な症状はなく腹痛、便秘、下痢、貧血そして下血などがあります[1]。

　大腸内視鏡検査では、正常粘膜に覆われた表面平滑で黄色調のなだらかな形状の粘膜下腫瘍として観察されます(図1a)。軟らかい腫瘍であるため、鉗子で圧迫するとへこんで離すともとの形状に戻るというクッションサインを認めます(図1b)。大きさの増大に伴って潰瘍や壊死をきたすことがあるため、大腸腺腫や大腸癌との鑑別が困難な症例も存在します。

　良性腫瘍であるためそのほとんどは治療の必要性がありません。しかし、腸重積の原因となりうるため4cmを超えるような脂肪腫の症例、あるいは有症状の症例では治療を検討する必要があります。治療は、内視鏡治療(ESD：endoscopic submucosal dissection)や腹腔鏡下手術が選択されることが多いです[5,6]。

▶ 大腸CTによる大腸脂肪腫の診断

　脂肪腫は辺縁が滑らかで内部が均一な領域で、CT値は－40～－120HUを示し脂肪と同等です(図2)[7]。通常の大腸ポリープ(腺腫)や大腸癌と異なり、明らかにCT値が低く一見してなだらかな形状の黒い領域として観察されます。柔らかい腫瘍であるため、体位によって形状が変化することも多いです(図2)。内部CT値が内臓脂肪や皮下脂肪とほぼ同等であることからも比較的容易に診断が可能です。

（永田浩一）

<文献>
1) Nallamothu G et al：Large colonic lipomas. Gastroenterol Hepatol (NY) 7(7)：490-492, 2011
2) Vecchio R et al：Lipomas of the large bowel. Eur J Surg 162(11)：915-919, 1996
3) Rogy MA et al：Submucous large-bowel lipomas--presentation and management. An 18-year study. Eur J Surg 157(1)：51-55, 1991
4) Bahadursingh AM et al：Giant submucosal sigmoid colon lipoma. Am J Surg 186(1)：81-82, 2003
5) Morimoto T et al：Peeling a giant ileal lipoma with endoscopic unroofing and submucosal dissection. World J Gastroenterol 16(13)：1676-1679, 2010
6) Saito K et al：Laparoscopy-assisted resection of ileocecal intussusception caused by ileal pedunculated lipoma. Int Surg 98(4)：330-333, 2013
7) Mouaqit O et al：Pedunculated lipoma causing colo-colonic intussusception：a rare case report. BMC Surg 13：51, 2013

CASE STUDY

80歳代、女性。
無症状。任意型検診として大腸CTを受診。
大腸CTで上行結腸に脂肪腫を指摘されました。

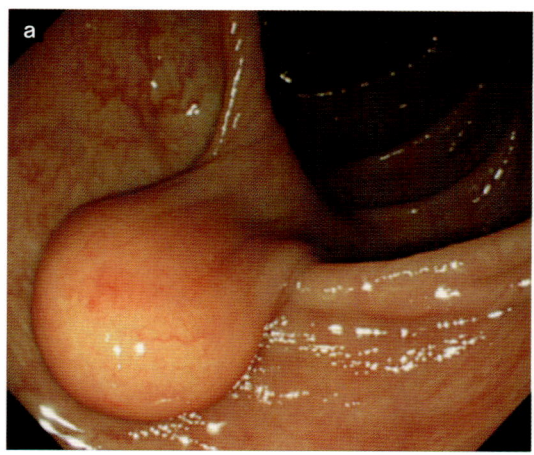

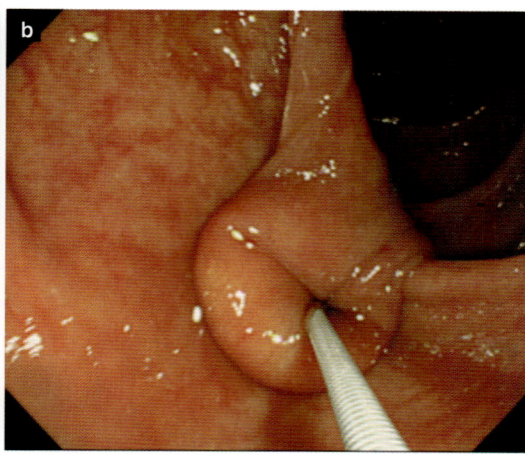

図1 a 大腸CTに続いて実施された大腸内視鏡像。上行結腸に黄色調の表面平滑で可動性のある粘膜下腫瘤を認めます。
b クッションサインの確認。鉗子の圧迫により容易な変形を認めます。大腸脂肪腫と確定診断されました。

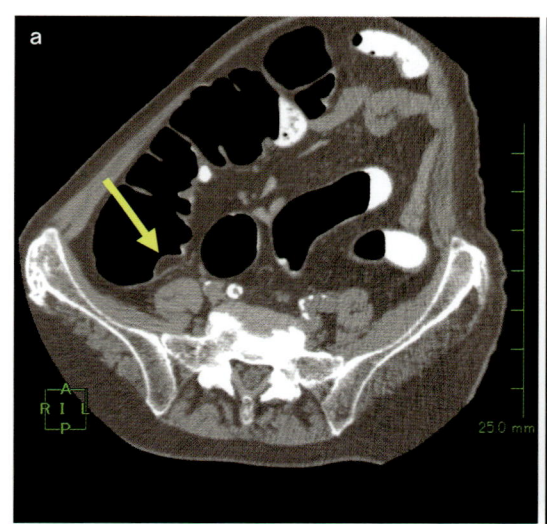

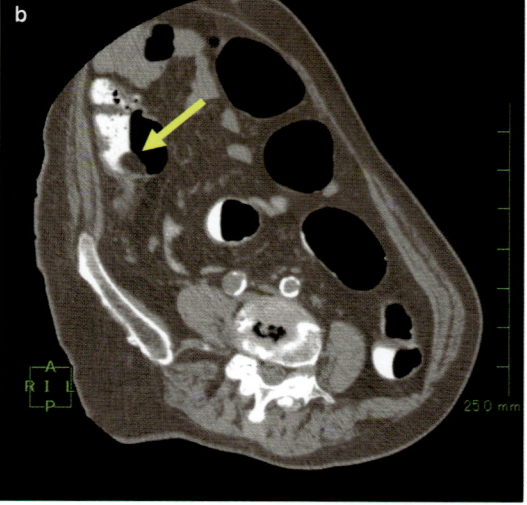

図2 a 任意型検診目的の大腸CTの横断像。第一体位は左側臥位で撮影されました。上行結腸に内部が均一で境界明瞭な低吸収域の領域を認め脂肪腫と診断されました。最大径は22.5mmでした。
b 右側臥位で撮影された第二体位の横断像。指摘された腫瘤は体位の違いで形状が若干異なることがわかります。本症例は腹臥位をとるのが困難であったため、撮影体位は側臥位が選択されました。

point!

- 脂肪腫は内部CT値が均一で低いことから質的診断が可能です。
- 脂肪腫を診断したら必ず最大径を報告しましょう。

読影のコツとピットフォール **RECIPE 073**

大腸リンパ管腫

▶ 大腸リンパ管腫の特徴

　リンパ管腫は全身に発生しますが、そのうち消化管での発生は5％程度を占めます。大腸リンパ管腫はリンパ管がのう胞状に拡張した比較的まれな大腸の粘膜下腫瘍です。右側結腸に好発し、男性にやや多いとされます[1]。大きくならなければ無症状で、大腸内視鏡や注腸X線検査などで偶然に見つかることがほとんどです。腸重積などのリスクがなければ経過観察されることが一般的です。

　大腸内視鏡では、半透明で光沢のある柔らかで表面平滑な粘膜下腫瘍として観察されます（**図1a**）。色調は蒼白調や淡黄調が多く、形態は半球状隆起、分葉状・多房性隆起、亜有茎性隆起、有茎性隆起、数珠状・多発結節状などさまざまです[1]。硬さは大腸脂肪腫と同様に柔らかくクッションサインが陽性となります（**図1b**）。穿刺をするとリンパ液の流出を認め縮小することがあります。

▶ 大腸リンパ管腫の大腸CT所見

　リンパ管腫は形態がさまざまですが、通常の大腸ポリープ（腺腫）や大腸癌と異なり、立ち上がりなだらかな隆起として観察されることが多いです（**図2**）。柔らかい腫瘍であるため、体位による変形が観察できます。内部は軟部組織と同様のCT値をとるため、大腸脂肪腫のような特徴的な内部所見はありません。そのため、大腸CTでは大腸血管腫などとの鑑別は困難です。

（永田浩一）

＜文献＞
1) 古賀秀樹ほか：脈管性腫瘍の診断と治療. 早期大腸癌 12(1)：39-43, 2008

point!

- 大腸リンパ管腫は体位による変形を認めますが、大腸CTでの確定診断は困難です。
- 大腸リンパ管腫を疑ったら最大径を測定し、大きい場合などは必要に応じて大腸内視鏡を考慮しましょう。

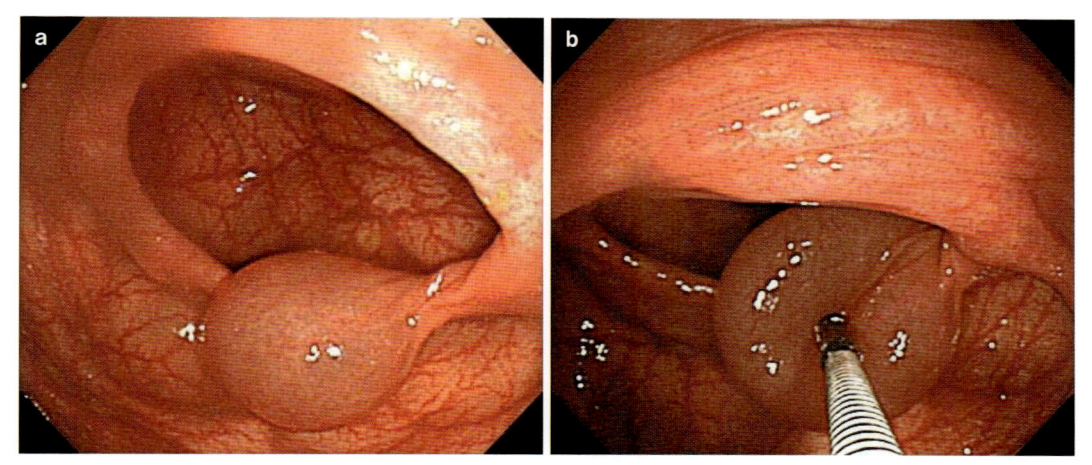

図1 大腸CTを契機に発見された大腸リンパ管腫の大腸内視鏡像
a 表面は平滑で、やや青みを帯び、透明感のある亜有茎粘膜下腫瘍として観察されます。
b 鉗子を当てるとクッションサインが陽性です。

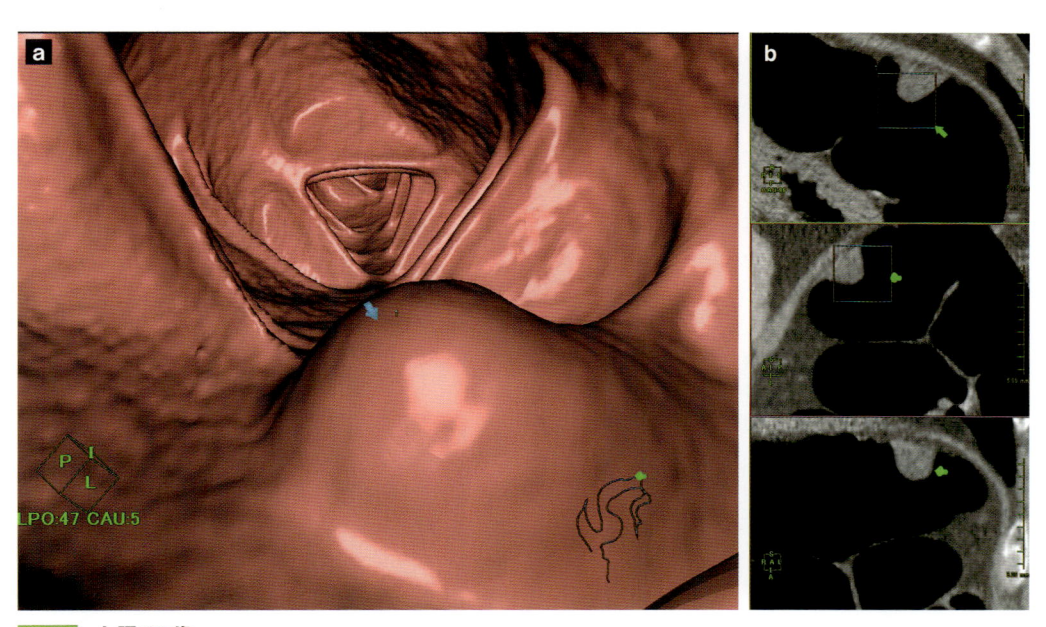

図2 大腸CT像
a 内視鏡類似像では立ち上がりがなだらかな粘膜下腫瘍として観察されます。
b 2D像では内部が均一で軟部組織と同等のCT値であることがわかります。

読影のコツとピットフォール

RECIPE 074

腸管外臓器による圧迫

腸管外臓器による圧迫像の特徴

大腸内視鏡や注腸X線検査で時々見られる所見ですが、腸管外臓器による圧迫による隆起（pseudo-lesion）が大腸CTでも観察されることがあります。腸管拡張が良好な場合に起こりやすいとされ[1]、壁外から大腸への圧迫のた

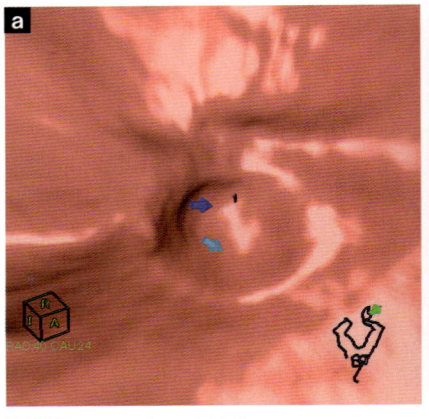

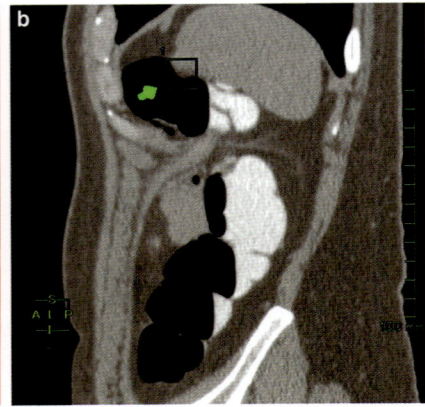

図1　脾臓による圧迫像
a　内視鏡類似像。脾弯曲に立ち上がりが比較的緩やかな隆起を認めます（矢印）。
b　矢状断像。脾臓が大腸脾弯曲部を圧迫している所見を認めます（矢印および四角囲い）。

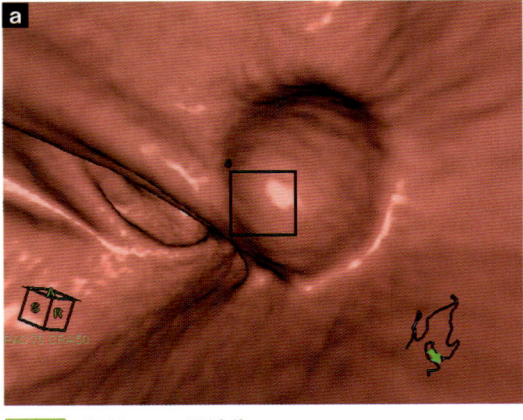

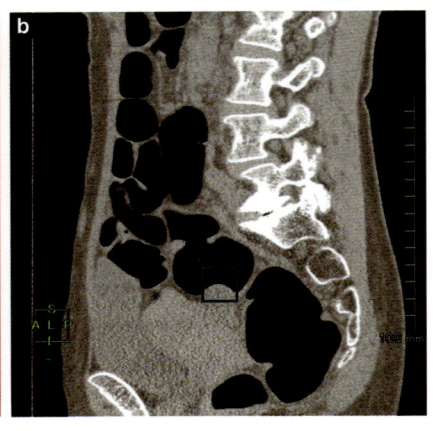

図2　卵巣による圧迫像
a　内視鏡類似像。直腸S状部に立ち上がりがなだらかな粘膜下腫瘍のような所見を認めます（四角囲い）。
b　矢状断像。卵巣が直腸S状部を圧迫していることがわかります（四角囲い）。

<文献>
1) Lefere P et al：CT colonography：avoiding traps and pitfalls. Insights Imaging 2(1)：57-68, 2011
2) Pickhardt PJ et al：CT colonography：pitfalls in interpretation. Radiol Clin North Am 51(1)：69-88, 2013
3) Choi EK et al：External compression by a rib that caused a pseudolesion at virtual colonoscopy. Gastrointest Endosc 64(6)：1009-1010, 2006

め粘膜下病変に似た立ち上がりなだらかで表面が平滑な隆起像を呈することが一般的です。大腸を圧迫する臓器として、肝臓、脾臓（**図1**）、子宮、卵巣（**図2**）、血管、小腸（**図3**）、腸腰筋、および肋骨（**図4**）などが挙げられます。隆起性病変や粘膜下腫瘍との鑑別には2D像による確認が大切です。2D像で腸管外から大腸を圧迫している臓器が確認できれば診断できるため、本所見の確認は大腸内視鏡や注腸X線検査に比べて大腸CTが優れています[2]。腸管外臓器による圧迫は体位を変えると解除されることもあり、2体位の比較読影も有効です。（永田浩一）

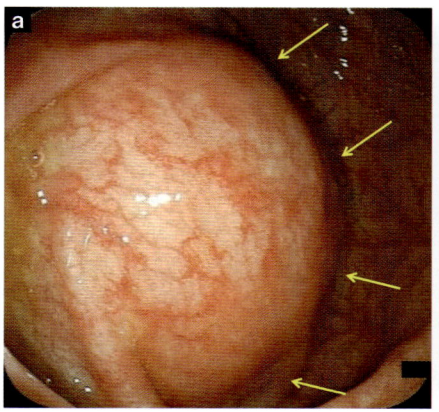

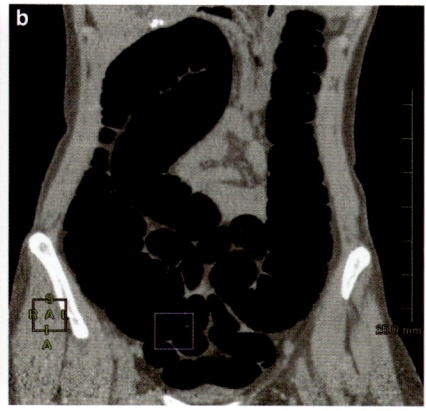

図3　小腸による圧迫像
a 大腸内視鏡像。盲腸に粘膜下腫瘍上の隆起を認めます（矢印）。
b 大腸内視鏡に続いて実施された大腸CTの冠状断像。小腸が盲腸を圧迫しており、粘膜下病変を疑う所見はありません。腸管外臓器による圧迫と診断できます。

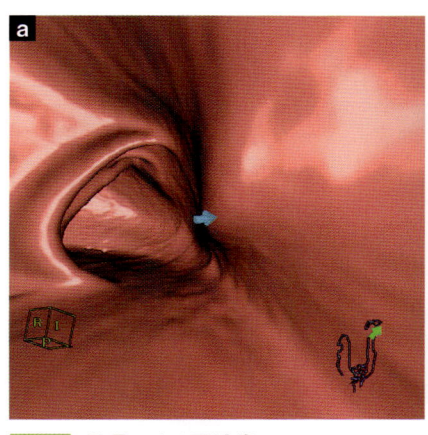

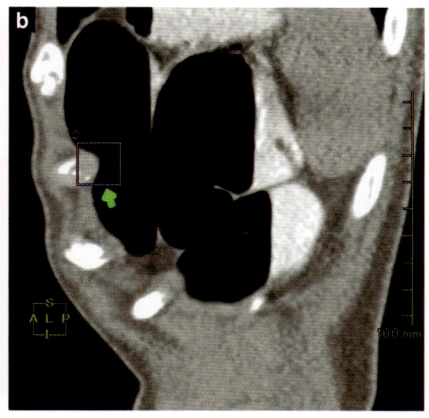

図4　肋骨による圧迫像
a 内視鏡類似像。横行結腸脾弯曲部に立ち上がりがなだらかな粘膜下腫瘍様所見を認めます（矢印）。
b 矢状断像。肋骨が大腸を圧迫していることがわかります（矢印および四角囲い）。肋骨による圧迫像は比較的まれです[3]。

point！

● 腸管外臓器による圧迫は粘膜下病変様に観察されることが多いです。
● 診断には2D像の確認と2体位比較読影が有効です。

RECIPE 075 読影のコツとピットフォール

ヒダ裏病変や下部直腸病変（折り返し観察の重要性）

　解剖学的構造の特徴から、半月ヒダが深い上行結腸などでは大腸内視鏡において盲点となりやすいとされています[1]。また、下部直腸も肛門管直上は死角になりやすい部位です[2]。そのため、大腸内視鏡ではこれらの部位の病変を見落とさないために反転観察を推奨する意見があります[1,3〜4]。

　一方、大腸CTでは視点を自由に動かせるために大腸内視鏡に比べて死角が少ないとされています。しかし、フライスルーの観察では大腸内視鏡と同様に一定の死角が存在することに注意しましょう。上行結腸や横行結腸のヒダ裏病変や下部直腸病変などを見落とさないためには、双方向のフライスルー観察が必要です[5]。つまり、直腸から盲腸方向の観察の後、盲腸から直腸方向へ折り返し観察をすることで死角を大幅に減らすことができます（図1、2）。フライスルーの際のポイントとして、気になる領域があったら止まること、その領域をきちんと正面視して観察することが見落としを減らすことにつながります。また、視野角を大きくする、あるいは魚眼観察機能

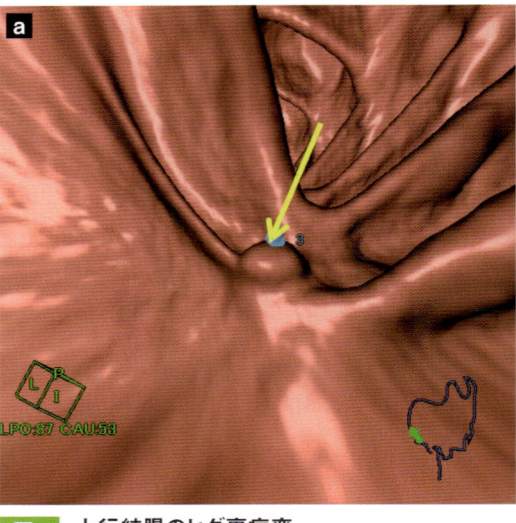

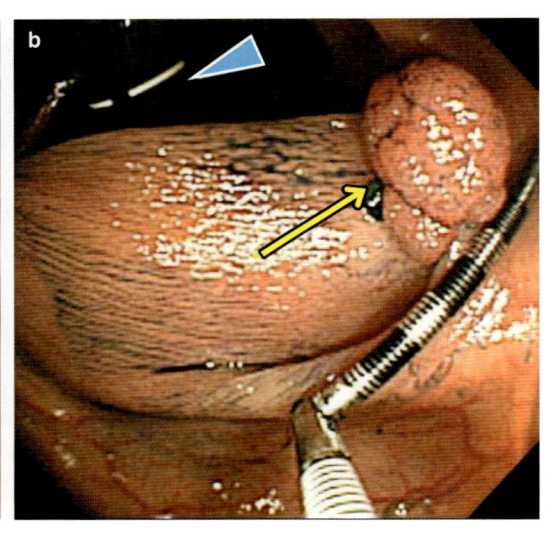

図1　上行結腸のヒダ裏病変
a　フライスルーの折り返し観察で上行結腸の10mmの隆起性病変（矢印）が指摘されます。病変は上行結腸の深いヒダ裏に存在します。
b　大腸CTで指摘後に実施された大腸内視鏡で上行結腸に同病変を認めます（矢印）。通常の引き抜き観察では観察できず、反転観察で指摘することができました。反転観察のため、矢頭に内視鏡スコープが写っています。

<文献>
1) 三木洋幸ほか：大腸内視鏡における盲点の検討-上行結腸における「盲腸内反転法」の有用性. Prog Dig Endosc 69(2)：37-40, 2006
2) 安達　互ほか：大腸内視鏡直腸内反転による健常人の直腸肛門病変の検討. 日本大腸肛門病会誌 64(7)：455-461, 2011
3) Hanson JM et al：Rectal retroflexion：an essential part of lower gastrointestinal endoscopic examination. Dis Colon Rectum 44(11)：1706-1708, 2001
4) Varadarajulu S et al：Utility of retroflexion in lower gastrointestinal endoscopy. J Clin Gastroenterol 32(3)：235-237, 2001
5) 消化管先進画像診断研究会（監）：大腸CTを身につける! 症例で学ぶ大腸CT診断. シービーアール, 東京, 2014

を利用することも有用かもしれませんが、この場合は辺縁部の歪みも大きくなってしまいます（**図2b、c**）。視野の周辺部にある病変が歪んで見えるため、これもまた見逃しの原因になり得ることに注意してください。あくまで基本は歪みが大きくならない程度の視野角でフライスルーによる読影を双方向に行うということになります。　　　　　　　（永田浩一）

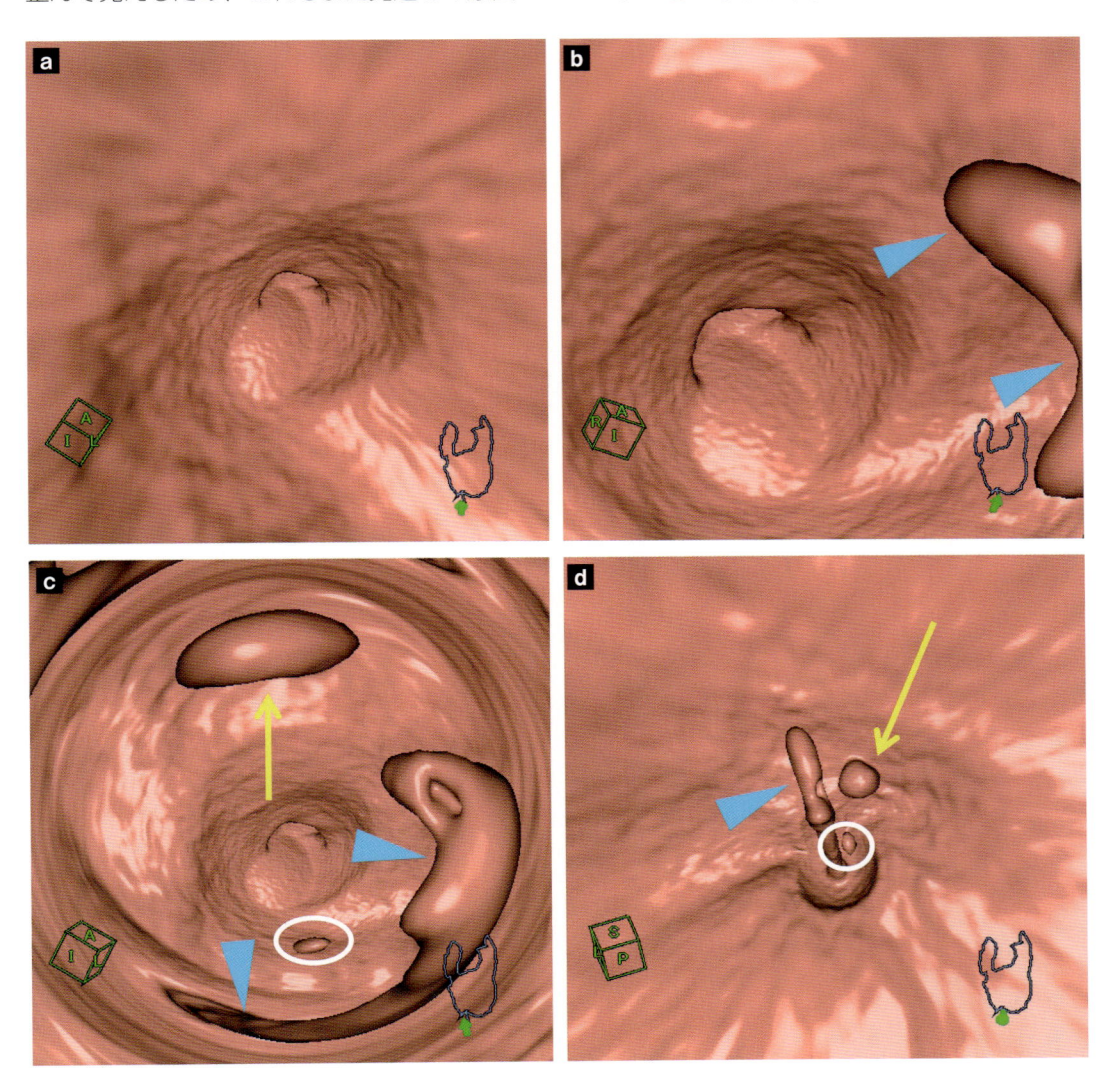

図2	**下部直腸病変の症例**

視野角140°の順方向（直腸から盲腸方向）のフライスルー（a）では、始点でも下部直腸の病変は指摘できません。
視野角180°の魚眼観察（b）では、カテーテル（矢頭）が観察できますが、やはり病変は指摘できません。
視野角360°の魚眼観察（c）になると、矢印部分に病変を指摘できますが、カテーテル（矢頭）とともに歪みが強い像となっています。白丸はアーチファクトです。
折り返し観察した（盲腸から直腸方向）視野角140°のフライスルー（d）では、下部直腸の肛門直上に9mmの隆起性病変（矢印）が歪みのない状態で指摘できます。カテーテル（矢頭）も歪みがありません。白丸はアーチファクトです。

point!

● フライスルーでは折り返し観察が必要です。

RECIPE 076

読影のコツとピットフォール

バルーンで隠れてしまう病変

▶ バルーンによる影響と注意事項

　検査開始時の直腸カテーテル挿入の際は、可能であれば医師による直腸診で下部直腸病変の有無を確認します。しかし、直腸診による下部直腸の病変の診断は必ずしも容易ではありません。さらに、看護師がカテーテルの挿入手技を行う場合は、直腸診はできません。

　大腸CTにおける下部直腸の診断は注意を要する領域の1つとなります。それは、直腸カテーテルのバルーンにより病変が隠されてしまう場合があるからです（**図1**）。大腸CTで使用されるカテーテルは注腸X線検査用カテーテルと比較して細くバルーンも小さいため、下部直腸病変が隠れてしまう頻度は少ないといわれています。しかし、実際にはカテーテルによって病変が隠された症例[1]やバルーンの圧排のため見落とされた症例[2]が報告されています。

　大腸CTでは体位変換が少ないためバルーンの使用自体が不要だという意見もあります[1]。しかし、バルーンが膨らんでいないと体位変換に伴ってカテーテルが逸脱することがありますし、逸脱により直腸の拡張不良が生じた場合これもまた病変の見逃しの原因になりえます[2]。バルーンによって病変が隠されてしまうこととカテーテル逸脱の問題のバランスを考えると、2体位目の本撮影前にバルーンを脱気することが1つの解決法になります（**図2**）。

（永田浩一）

<文献>
1) Pickhardt PJ et al：Adenomatous polyp obscured by small-caliber rectal catheter at low-dose CT colonography：a rare diagnostic pitfall. AJR Am J Roentgenol 184(5)：1581-1583, 2005
2) Choi EK et al：Malignant rectal polyp overlooked on CT colonography because of retention balloon：opposing crescent appearance as sign of compressed polyp. AJR Am J Roentgenol 189(1)：W1-3, 2007

point!

● 下部直腸病変の見落としを防ぐために、2体位目の本撮影前にバルーンを脱気しましょう。

CASE STUDY

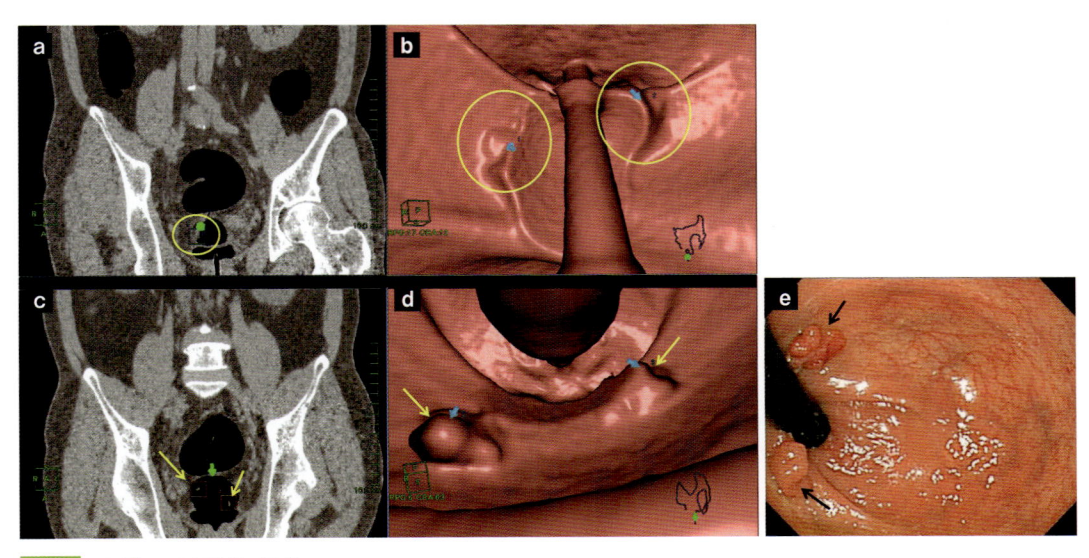

図1　症例1　60歳代、男性

背臥位（a、b）では、病変がバルーンによって圧排されています。病変の一部が見えてはいるものの（丸囲い）、冠状断像（a）では指摘が難しく、3D像（b）では塗布したゼリーの一部にも見えます。腹臥位（c、d）では、体位変換によりバルーンが移動したため、バルーン脇にある2つの病変（矢印）が指摘できます。
e　大腸内視鏡で10mmの病変が2つ指摘できます（矢印）。

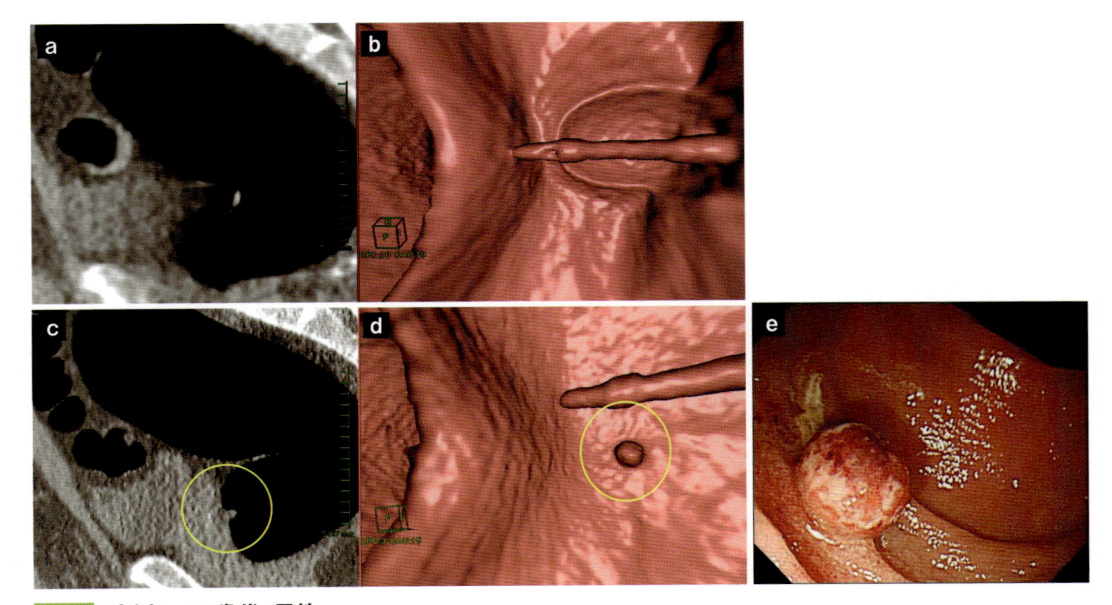

図2　症例2　50歳代、男性

背臥位（a、b）では、バルーンによる圧排のため病変は完全に隠れています。バルーンを脱気して撮影された2体位目（腹臥位）の矢状断像（c）と3D像（d）では、バルーンで隠れていた病変が良好に観察されます（丸囲い）。
e　大腸内視鏡で6mmの病変が観察されます。

読影のコツとピットフォール　RECIPE 077

内痔核

▶ 内痔核の特徴

　内痔核は比較的よく見られる疾患です。歯状線内側の直腸粘膜下の静脈叢のうっ血による腫脹隆起であるために、大腸CTでは肛門内側のこぶ状隆起として観察されます(**図1**)。直腸カテーテルを取り囲むように存在し、数珠状隆起あるいはポリープ様隆起として観察されます。大腸CTでは内痔核と下部直腸腫瘍病変の鑑別は難しいこともあり、偽陽性の原因となります[1,2]。また、直腸カテーテルのバルーンにより内痔核が隠されてしまい、偽陰性になることもあります(**図2**)。検査前の問診や直腸診の情報も参考にします。注意する点として、排便時の出血や肛門外への脱出を認める場合には受診者が自覚していることもありますが、症状がない場合には問診で確認できないこともよくあります。また、直腸診での診断も必ずしも容易ではありません。内痔核として診断されていない場合には、レポートに所見を記載のうえ必要に応じて専門医の受診をすすめましょう。

（永田浩一）

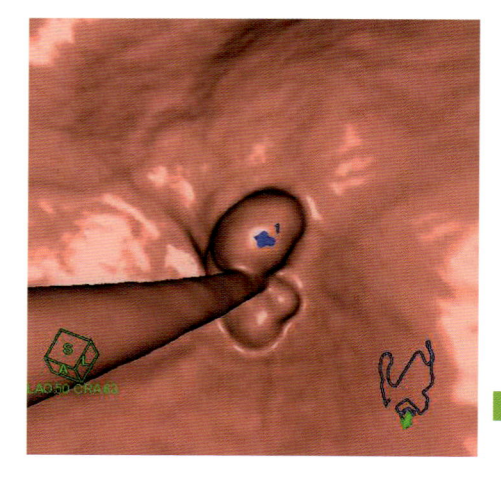

図1 大腸CTで観察される内痔核
肛門直上周囲の内視鏡類似像。直腸カテーテルを取り囲むように複数の隆起を認めます。

<文献>
1) Näppi JJ et al：Sources of false positives in computer-assisted CT colonography. Abdom Imaging 36(2)：153-164, 2011
2) Trilisky I et al：CT colonography with computer-aided detection：recognizing the causes of false-positive reader results. Radiographics 34(7)：1885-1905, 2014

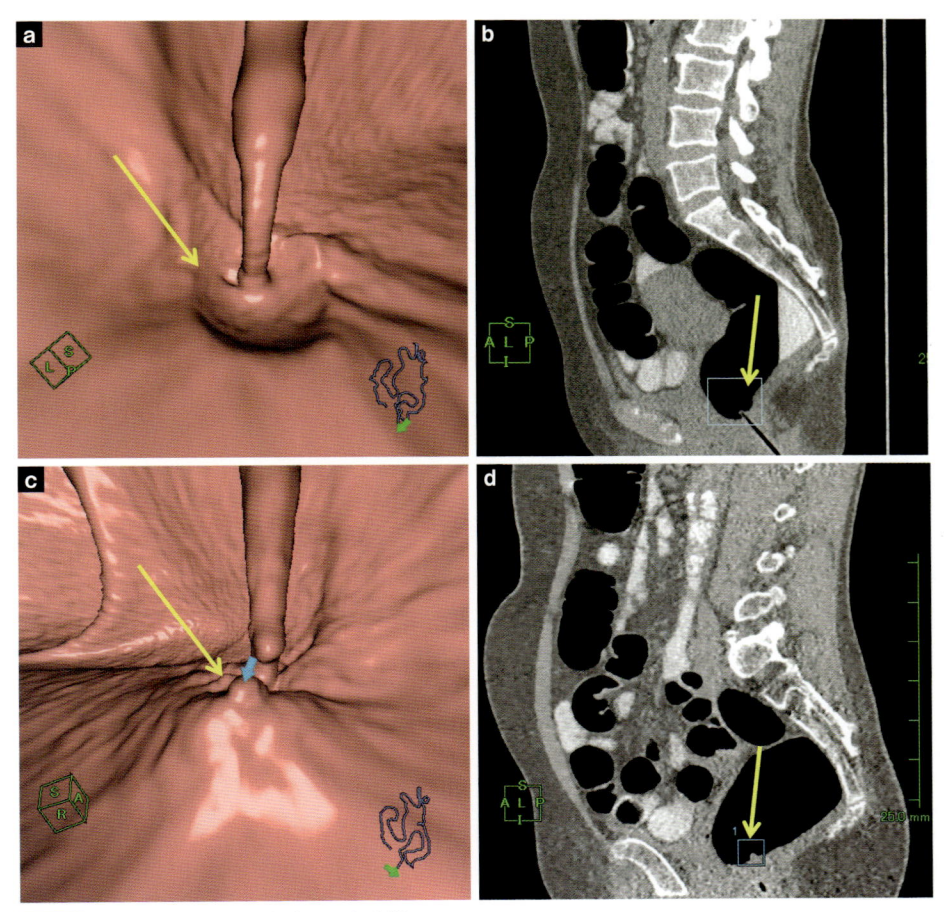

図2　カテーテルの影響を受ける内痔核

直腸カテーテルのバルーンを拡張して撮影された1体位目の画像（a 内視鏡類似像、b 矢状断像）：肛門管直上部がバルーンで圧迫されているため、内痔核が確認できません（矢印）。
バルーンを脱気して撮影された2体位目の画像（c 内視鏡類似像、d 矢状断像）：肛門管直上に隆起を認め（矢印）、直腸診ならびに肛門鏡で内痔核と診断されました。下部直腸病変はバルーンで隠れてしまうことがあるので注意が必要です（Recipe 76参照）。

point!

- 内痔核は肛門直上に数珠状隆起あるいはポリープ様隆起として観察されます。
- 大腸CTでは内痔核と腫瘍性病変の鑑別は容易でないことも多いです。

読影のコツとピットフォール

RECIPE 078

腸管嚢胞様気腫症(PCI)の特徴と診断は？

▶ 腸管嚢胞様気腫症の特徴

　腸管嚢胞様気腫症(pneumatosis cystoides intestinalis：PCI)は、腸管壁の粘膜下層や漿膜下層、またはその両方に含気性嚢胞が多発するまれな疾患です[1]。PCIは腸管内ガスの増加、腸管内圧の上昇、そして腸内細菌叢が影響して生じるといわれ、基礎疾患がない特発性PCIと、腸閉塞、炎症性腸疾患、種々の腸管感染症、αグルコシダーゼ阻害剤やステロイド剤の使用、閉塞性肺疾患、膠原病、そして臓器移植後など種々の病態によって引き起こされる続発性PCIが知られています[2]。成人では無症状で内視鏡検査にて偶然発見される症例も少なくありません[3,4]。腹部膨満感や腹痛などの腹部症状がある場合でも程度は軽く保存的治療が第一選択となりますが、まれに腸管穿孔、腹膜炎、腸管壊死といった合併症のために外科的治療が必要なこともあります[2,3]。内視鏡検査では、多数の大小不同のドーム状ないし多房性の軟らかい粘膜下腫瘍状病変として観察されます(**図1**)。表面は正常粘膜で覆われていることが多いのですが、発赤やびらん性変化が見られることもあります。鑑別疾患には大腸脂肪腫、大腸リンパ管腫、悪性リンパ腫、深在性嚢胞性大腸炎などが挙げられます。内視鏡検査にてPCIを疑った場合、生検を水没下で行い病変の粘膜下層からガスの流出が確認されれば確定診断となります[5]。

▶ 大腸CTによる腸管嚢胞様気腫症の診断

　通常の腹部CT検査でもPCIの診断に有用とされています[6]。しかし、腹部CT検査では、萎んでいる大腸の同定が必ずしも容易でないこと、そのため正確な部位診断が難しいこと、そして残渣に混在する多くのガスとPCIの粘膜下気腫との鑑別が臨床上難しいのです[3,4]。一方で、大腸CTは内視鏡検査や注腸X線検査、通常CT検査と比較して、PCIの部位診断や確定診断に最も有用で低侵襲な検査法であると報告されています(**図2**)[4]。大腸CTの内視鏡類似像では内視鏡検査と同様に多房性隆起として観察されます。2D像で腸管壁内の多発する気体の存在を証明することで確定診断ができます[3,4]。内視鏡検査にて多発する大小不同の粘膜下腫瘍様の隆起を認め、PCIが疑われた場合、大腸CTは存在診断、部位診断、確定診断を得るうえで有用な検査法です。

（永田浩一）

<文献>
1) Gagliardi G et al：Pneumatosis coli：a proposed pathogenesis based on study of 25 cases and review of the literature. Int J Colorectal Dis 11(3)：111-118, 1996
2) St Peter SD et al：The spectrum of pneumatosis intestinalis. Arch Surg 138(1)：68-75, 2003
3) 加藤貴司ほか：腸管嚢胞様気腫症の診断における大腸3D-CTの有用性 当院の5例の検討から. 日消誌 109(4)：615-623, 2012
4) Masuda N et al：Computed tomographic colonography in diagnosis of asymptomatic pneumatosis cystoides intestinalis. Dig Liver Dis 45(1)：79, 2013
5) Höer J et al：Pneumatosis cystoides intestinalis：confirmation of diagnosis by endoscopic puncture a review of pathogenesis, associated disease and therapy and a new theory of cyst formation. Endoscopy 30(9)：793-799, 1998
6) Hosomi N et al：Pneumatosis cystoides intestinalis：CT findings. Abdom Imaging 19(2)：137-139, 1994

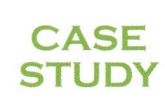

(**CASE STUDY**)

60歳代、男性。
腹満感を主訴に内視鏡検査を受けたところ、多発するドーム状隆起を認めたため、大腸CTを実施したところ上行結腸に含気性嚢胞を指摘されました。

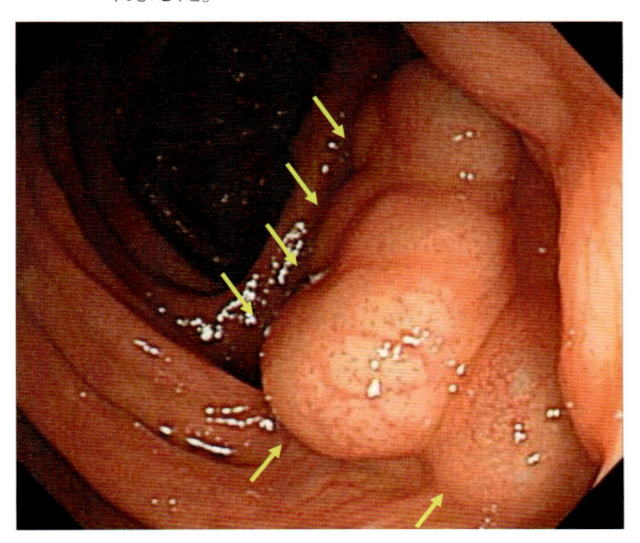

図1 **内視鏡検査**
バウヒン弁対側から肝弯曲部の上行結腸に多発する大小不同の多房性ドーム状隆起を認めます（矢印）。隆起表面の一部はやや発赤調を呈していました。鉗子で圧排すると、クッションサイン陽性でした。

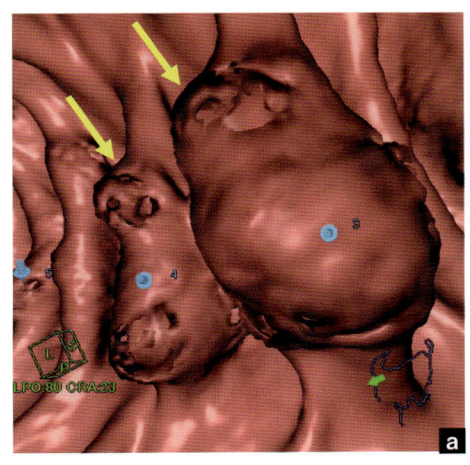

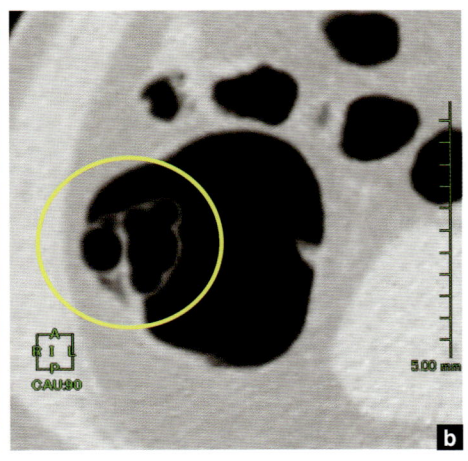

図2 **PCIを疑うも確定診断に至らず、続いて実施された大腸CT**
a 内視鏡検査と同様、上行結腸に多発する多房性ドーム状隆起を認めました（矢印）。
b 横断像。大腸壁内に多数の濾胞状ガス像を認め、粘膜下気腫を証明することができました（丸囲い）。さらに、病変の広がりや位置を正確に評価できました。

point!

● PCIを疑った場合、存在診断、部位診断、さらに確定診断を得るうえで大腸CTが有用です。

RECIPE 079

検査が変わる！レポートの書き方

C-RADS

▶ C-RADS(シーラズ)とは？

　CT colonography Reporting And Data Systemの略で、大腸CTの検査結果を医師が分析および報告する際に用いられるカテゴリーシステムのことを指します[1]。乳癌検診のマンモグラフィに用いられるBreast Imaging Reporting And Data System (BI-RADS)を参考に作成されており、レポートの標準化とカテゴリー別のマネジメントを目的としています。なお、5mm以下の病変については悪性の可能性が低いこと、増大速度が遅いこと、技術的に病変の描出が難しいため原則として報告の対象としない点に注意して下さい。

▶ 病変の記載方法は？

　C-RADSではそれぞれの病変について形態、大きさ、局在、内部濃度・濃淡について下記のように記載します(**表1**)。

1. 大きさ

　3cm未満の病変をポリープと表現し、3cm以上の病変を腫瘤(mass)と表現します。多断面再構成像(MPR)や3D viewでポリープの最大径を測定しますが、有茎性病変では茎の長さを計測に含めずポリープの頭部だけを計測することに注意しましょう。欧州消化器腹部放射線学会議(European Society of Gastrointestinal and Abdominal Radiology：ESGAR)による大腸CTに関する合意宣言[2]では、ウインドウ幅を狭くすると病変が過小評価されるため、広めのウインドウ幅で計測するよう記載されています。大きさをレポートする際に重要なことは、測定で使用した画像を報告書に貼付することです。これにより、読影者がどのように病変を計測したかが明らかになります。

2. 形態

　無茎性(sessile)、有茎性(pedunculated)、平坦(flat)病変の3つに分類します。なお、この形態分類は日本の消化器医が用いることが多い「大腸癌取扱い規約」やパリ分類と異なります(**Recipe 62**参照)。各施設にあった形態分類を用いることを推奨します。

3. 局在

　直腸、S状結腸、下行結腸、横行結腸、上行結腸、および盲腸の6区分に分けて報告します。C-RADSでは"弯曲部(flexure)"など詳細な局在情報を記載することとしていません。しかし、肝・脾弯曲部、各大腸区分の近位側や遠位側、

<文献>
1) Zalis ME et al：CT colonography reporting and data system：a consensus proposal. Radiology 236(1)：3-9, 2005
2) Neri E et al：The second ESGAR consensus statement on CT colonography. Eur Radiol 23(3)：720-729, 2013
3) Shinya H et al：Morphology, anatomic distribution and cancer potential of colonic polyps. Ann Surg 190(6)：679-683, 1979
4) Bond JH：Clinical relevance of the small colorectal polyp. Endoscopy 33(5)：454-457, 2001
5) van Stolk RU et al：Adenoma characteristics at first colonoscopy as predictors of adenoma recurrence and characteristics at follow-up. The Polyp Prevention Study Group. Gastroenterology 115(1)：13-18, 1998
6) Winawer S et al：Colorectal cancer screening and surveillance：clinical guidelines and rationale-Update based on new evidence. Gastroenterology 124(2)：544-560, 2003
7) Stryker SJ et al：Natural history of untreated colonic polyps. Gastroenterology 93(5)：1009-1013, 1987
8) Bond JH：Polyp guideline：diagnosis, treatment, and surveillance for patients with colorectal polyps. Practice Parameters Committee of the American College of Gastroenterology. Am J Gastroenterol 95(11)：3053-3063, 2000

あるいは肛門からの距離などの局在情報を付加することは内視鏡医にとって臨床上有用なので補助的に活用するのもよいでしょう。

4. 内部濃度・濃淡

病変の多くは均一な軟部濃度を示しますが、脂肪濃度を示す場合には脂肪腫や内反性憩室と診断できます。内部に空気を含む領域は残渣と考えられますが、残渣と判断した場合には記載する必要はありません。

▶ カテゴリー分類とフォローアップ

C-RADSでは病変の大きさと数でC0からC4まで5段階にカテゴリー化されます（**表2**）。C0は不十分な腸管前処置や腸管拡張により評価できない場合や、サーベイランス目的で実施したにもかかわらず前回所見と比較できない場合を指します。この場合再検査が推奨されます。C1は大腸癌のリスクを増加させるような病変が認められない場合とされ、5〜10年ごとの通常のスクリーニングでよいとされています。C2は1〜2個の6〜9mmのポリープが認められる場合や、病変が疑われても明らかでない場合を指します。6〜9mmのポリープにがんが含まれる可能性は1%未満[3,4]とされており、3年以内のフォローアップが推奨されています。ただし、同時に3個以上認められる場合にはadvanced adenomaへ進展するリスクが高い[5,6]ため、C3にカテゴリー化されます。加えて1cm以上の病変も10〜25%が高度異型性もしくはがん[3,7,8]であるためC3となります。C4は悪性が疑われる腫瘤形成を指し、外科医へのコンサルトが必要です。　　　（藤井裕之）

表1　病変の記載方法

- **大きさ**
  6mm以上のポリープを対象とする。3cm以上の病変は腫瘤（mass）と定義する
  MPRや3D viewで最大面を測定し、有茎性ポリープでは茎の長さは計測しない
  測定の際に使用した撮影面は報告書に記載する
  測定に適切なディスプレイ設定はWW 1500HU、WL-200HU程度

- **形態**（Recipe 62も参照）
  sessile：高さ（垂直方向）より幅が大きい広基性病変
  pedunculated：有茎性病変
  flat：高さが周囲の正常腸管粘膜から3mm未満

- **局在**
  直腸、S状結腸、下行結腸、横行結腸、上行結腸、盲腸の6区分で評価
  彎曲部（flexure）という用語は使用しない

- **内部濃度・濃淡**
  軟部濃度
  脂肪濃度：脂肪腫、内反性憩室

文献1より引用改変

表2　C-RADSのカテゴリーシステム

C0. 適切な検査ができていない/前回所見と比較ができない（サーベイランス目的の場合）
- 不十分な腸管前処置：液体や便により10mm以上の病変が除外できない
- 不十分な拡張：2体位いずれにおいても1つ以上の大腸区分が虚脱
- 前回所見と比較できない

C1. 正常ないし良性病変：5〜10年ごとのスクリーニングを継続
- 大腸に明らかな異常が認められない
- 6mm以上のポリープが認められない
- 脂肪腫や内反性憩室
- 非腫瘍性病変-大腸憩室など

C2. 中等度のポリープ、不確定所見：3年内の再検ないし大腸内視鏡
- 1、2個までの6〜9mmのポリープ
- 適切な検査にもかかわらず6mm以上のポリープが否定できない

C3. 腺腫の可能性のあるポリープ：大腸内視鏡でのフォローアップ
- 10mm以上のポリープ
- 3個以上の6〜9mmのポリープ

C4. 悪性を疑う腫瘤：外科コンサルト推奨
- 内腔を侵す病変や腸管外浸潤

文献1より引用改変

point!

- 検診CTではC-RADSに基づいてカテゴリー分類をします。
- 形態については本邦の臨床にあった分類も活用しましょう（Recipe 62）。

検査が変わる！レポートの書き方

RECIPE 080

レポート作成の要

▶ レポートに記載すること

　大腸CTは画像枚数が多く、読影方法もワークステーションを用いた専門的なものになります。依頼医が受診者に説明しやすいように、わかりやすく明確なレポート作成を心がけましょう。レポートに書くべき内容として、1つ目に検査が適切に行われたかの評価です。すなわち、撮影条件、前処置の方法、タギングの造影剤の種類や状態、腸管拡張の状態を必要に応じて記載します。タギングがうまくいっていない場合、拡張が著しく不良な場合は適切な検査ではありません。不適切な検査の場合は、病変を指摘できない可能性が高くなりますので、その旨を明記します。腸管外臓器の読影に影響する観点から、超低線量撮影が行われている場合はその旨を記載します[1]。

　2つ目に大腸所見について、大腸の解剖学的な異常があれば記載します。ポリープやがんなどの病変が認められた場合は、病変の形態、最大径、存在部位、病変部壁外の脂肪織の濃度の上昇の有無などの所見を記載します。また腸管の狭窄や肥厚、憩室、術後変化、壁外からの圧排所見などがあれば記載します。病変として内視鏡の実施を推奨するのは6mm以上の大きさであることが1つの目安となります。5mm以下の病変は高度異形成やがんのリスクが低いために、小病変の記載は必須ではありません（**Recipe 61**参照）[2,3]。

　3つ目に腸管外病変の読影結果を記載します。超低線量撮影などにより腸管外病変が評価できないため読影しない場合は、その旨を「超低線量で撮影されたため、大腸以外の臓器の診断はできません」などのように記載する必要があります。

　さらに、C-RADSに準じた最終診断を記載することが望ましいです（**Recipe 59、79**参照）[2]。

▶ 読影レポートの作成者

　読影レポートは適切なトレーニングを受けた放射線科医や消化器科医により作成される必要があります[4〜6]。今後、大腸CTが普及するにつれて、読影医の負担が増加してくるものと予想されます。欧米では診療放射線技師による一次読影を試みている施設があります。適切な読影トレーニングや認定制度の整備が必要ですが、読影の負担軽減に対する取り組みも必要になってくるでしょう。

（木島茂喜）

<文献>
1) Neri E et al：The second ESGAR consensus statement on CT colonography. Eur Radiol 23(3)：720-729, 2013
2) Zalis ME et al：CT colonography reporting and data system：a consensus proposal. Radiology 236(1)：3-9, 2005
3) Lieberman D et al：Polyp size and advanced histology in patients undergoing colonoscopy screening：implications for CT colonography. Gastroenterology 135(4)：1100-1105, 2008
4) Pickhardt PJ：Editorial：CTC interpretation by gastroenterologists：feasible but largely impractical, undesirable, and misguided. Am J Gastroenterol 104(12)：2932-2934, 2009
5) Carpenter S：Gastroenterologists should read CT colonography. Gastrointest Endosc Clin N Am 20(2)：271–277, 2010
6) Liedenbaum MH et al：Evaluation of a standardized CT colonography training program for novice readers. Radiology 258(2)：477-487, 2011

point!

- タギング・拡張の状態、撮影条件などを記載し、検査の適否を判断します。
- 6mm以上の大腸病変について、形態、最大径、存在部位を記載します。
- C-RADSに準じた診断記載もするようにしましょう。

医療従事者への報告書サンプル | **AZE VirtualPlace（AZE）**

大腸解析結果

名前	colon-report	ID	colon-report
検査日	2013年09月25日	生年月日	
年齢	063Y	性別	F
施設名	AZE	検査ID	53614
読影医師名	AZE	炭酸ガス注入量	2500mL
読影時間	10min	検査時間	10min

C-RADS	大腸病変	C3: 直径6〜9mmのポリープが3つ以上、または10mm以上の病変が指摘されます。
	腸管外病変	E0: 腸管のみ対象の検査です。

背臥位

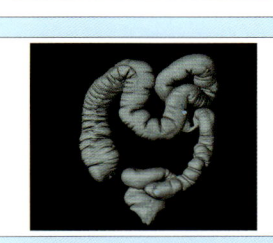

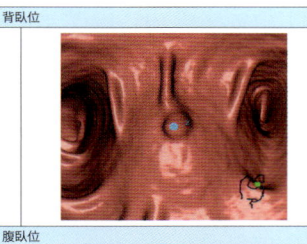

腹臥位

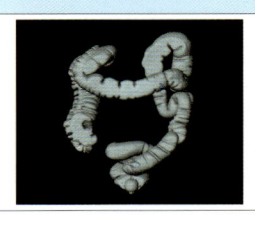

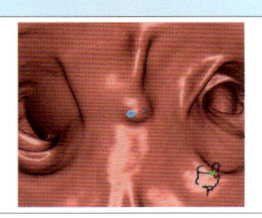

総合コメント	内視鏡検査をおすすめします

ポリープ 1

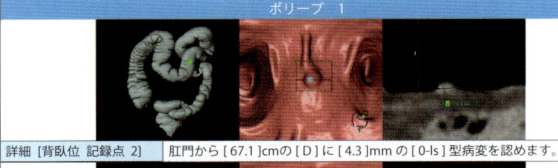

詳細 [背臥位 記録点 2]	肛門から [67.1] cmの [D] に [4.3] mm の [0-Is] 型病変を認めます。
詳細 [腹臥位 記録点 2]	肛門から [63.1] cmの [D] に [6.1] mmの [0-Is] 型病変を認めます。
コメント	内視鏡による確認を勧めます。

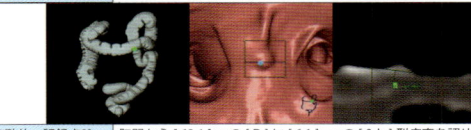

腫瘤 1

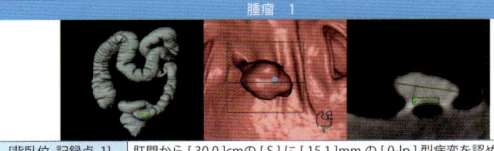

詳細 [背臥位 記録点 1]	肛門から [30.0] cmの [S] に [15.1] mm の [0-Ip] 型病変を認めます。
詳細 [腹臥位 記録点 1]	肛門から [30.2] cmの [S] に [16.5] mm の [0-Ip] 型病変を認めます。
コメント	内視鏡による切除を勧めます

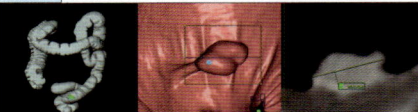

検査が変わる! レポートの書き方

RECIPE 080

医療従事者への報告書サンプル｜Ziostation2（ザイオソフト）

医療従事者への報告書サンプル | **syngo.via（シーメンス・ジャパン）**

CT Colon レポート

名前:	Colon_3_008_Oncology		
患者ID:	008	性別:	男性
生年月日:	6/8/1950	年齢:	56歳

結腸の所見

CRADS: C3 - ポリープ (進行した腺腫の可能性あり)

名前	サイズ [cm]	直腸までの距離 [cm]	位置	患者体位	精度
[1] 手動測定	0.99 cm	9.58 cm	直腸	Col腹臥位	
[2] 手動測定	0.95 cm	7.99 cm	直腸	Col仰臥位	

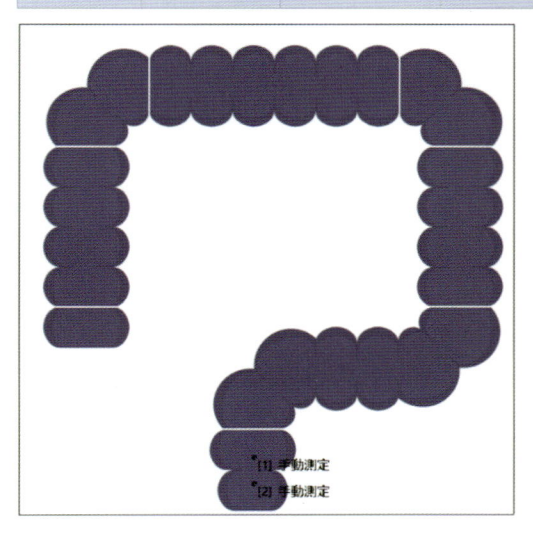

名前: [1] 手動測定

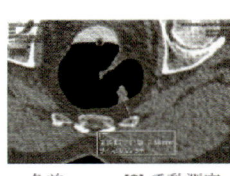

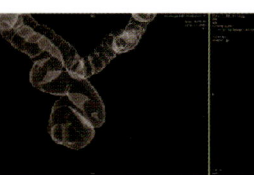

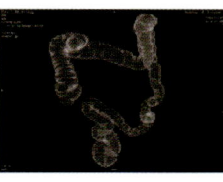

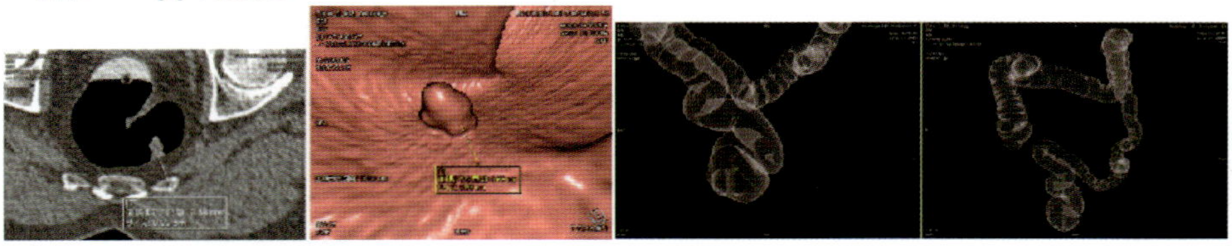

名前: [2] 手動測定

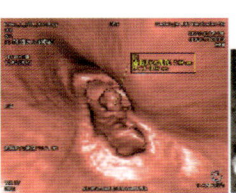

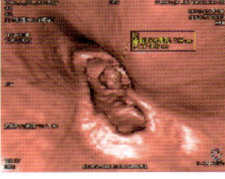

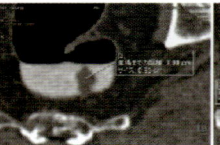

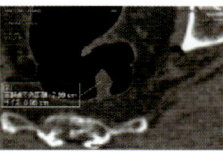

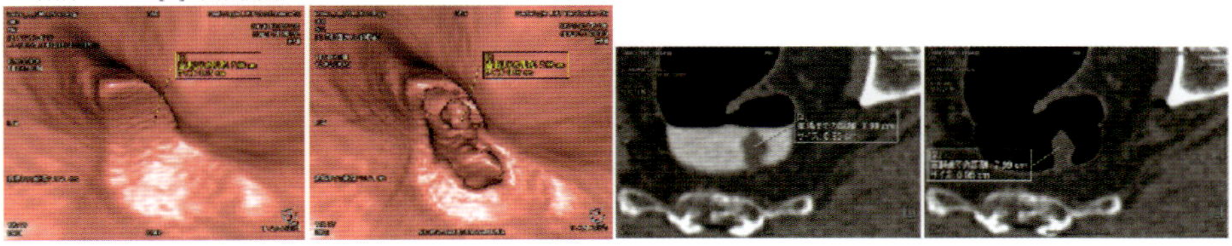

165

検査が変わる！レポートの書き方

RECIPE 080

医療従事者への報告書サンプル | **Aquarius iNtuition Server（テラリコン・インコーポレイテッド）**

大腸のCT検査レポート

東西南北医療センター
東京都港区
芝公園2丁目11-1, 住友不動産芝公園タワー1階　105-0011
電話番号：03-6403-5050

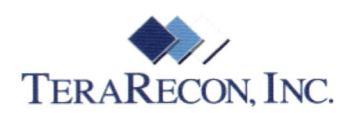

TERARECON, INC.

患者名：		照会医師：	
年齢：	56Y	検査日：	2012/07/17
性別：	M	患者ID：	
生年月日：			

炭酸ガス注入量					
1体位撮影時	1500mL	2体位撮影時	2000mL	3体位撮影時	

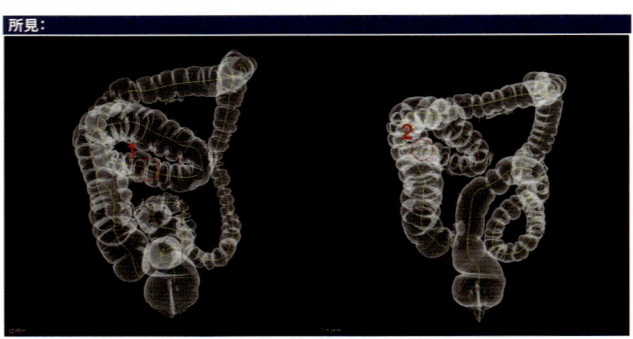

所見：

C-RADS	
大腸病変（1次読影）	C3
腸管外病変	E1
コメント：	

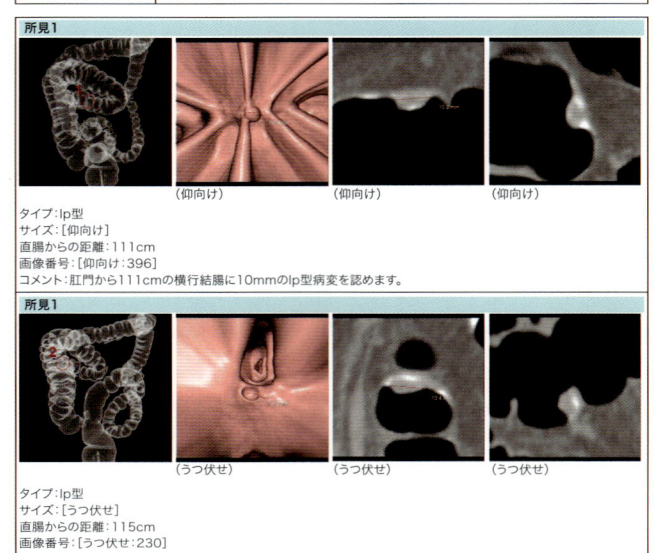

所見1

（仰向け）　　（仰向け）　　（仰向け）　　（仰向け）

タイプ：Ip型
サイズ：[仰向け]
直腸からの距離：111cm
画像番号：[仰向け：396]
コメント：肛門から111cmの横行結腸に10mmのIp型病変を認めます。

所見1

（うつ伏せ）　　（うつ伏せ）　　（うつ伏せ）　　（うつ伏せ）

タイプ：Ip型
サイズ：[うつ伏せ]
直腸からの距離：115cm
画像番号：[うつ伏せ：230]
コメント：肛門から115cmの横行結腸に10mmのIp型病変を認めます。

医療従事者への報告書サンプル | **ボリュームアナライザー SYNAPSE VINCENT（富士フイルム）**

大腸解析レポート

患者名	test_data	患者ID	12345678910	年齢	78歳	性別	男
生年月日	2012/03/29	検査日	2015/04/03	造影剤			

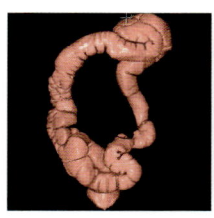

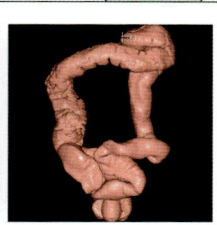

#	径 (mm)	カメラ位置 (cm)	撮影体位
1	8.4	112.1	背臥位

#	径 (mm)	カメラ位置 (cm)	撮影体位
(1)	8.6	128.1	腹臥位

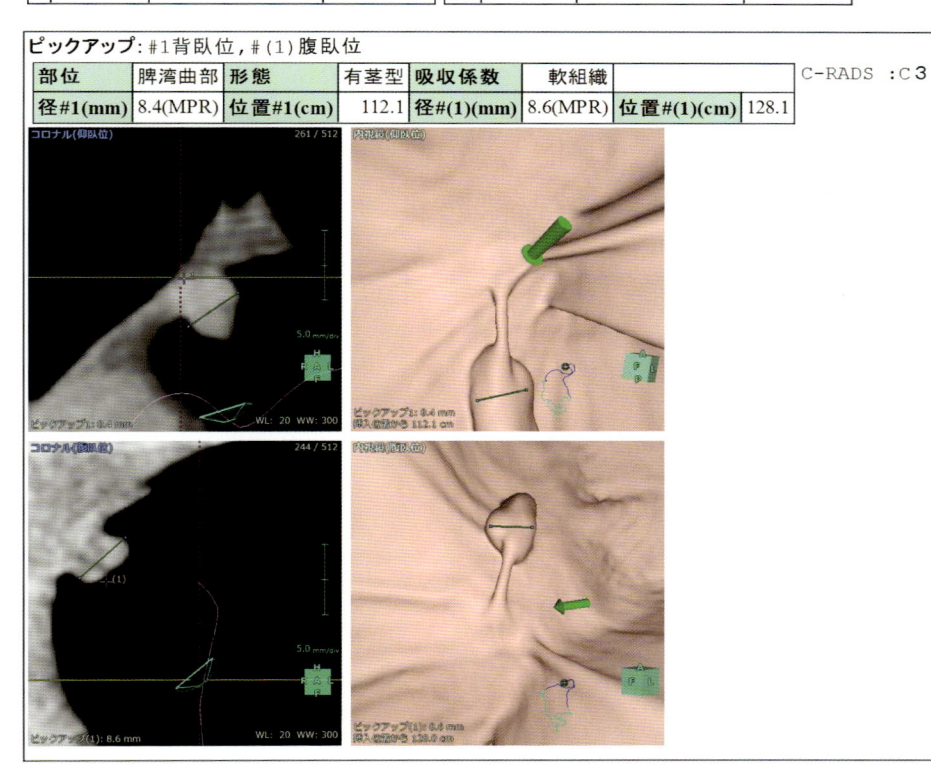

ピックアップ：#1背臥位, #(1)腹臥位

部位	脾湾曲部	形態	有茎型	吸収係数	軟組織			C-RADS：C3
径#1(mm)	8.4(MPR)	位置#1(cm)	112.1	径#(1)(mm)	8.6(MPR)	位置#(1)(cm)	128.1	

富士フイルムメディカル病院

SYNAPSE VINCENT

検査が変わる！レポートの書き方

RECIPE 081

受診者への報告書サンプル

大腸CT検査　診断結果報告書

大腸大学
三次元CTセンター
〒100-0000
東京都港区1番地
電話　03-0000-0000

第兆 検三郎　様

受診日	平成27年1月1日
ID番号	********
年齢	**歳
性別	男

人間ドック・健診のデータは、個人が特定されない形で、健康統計の目的に使用させていただきます。

検査結果の判定について

- 【A】今回の検査では異常を認めません
- 【B】わずかな変化が認められますが日常生活には支障はありません。
- 【C】生活習慣の見直しや経時的な経過観察が必要なものが主です。ほかにすぐ重症となる可能性は低いが受診して検査や治療が必要なものや、治療を継続するもの等も含まれる場合があります。詳しくは担当医からのアドバイス欄を必ずご覧ください。
- 【D1】治療が必要です。専門医を受診の上、ご相談ください。
- 【D2】精密検査が必要です。専門医を受診の上、ご相談ください。
- 【E】治療中です。治療をお続けください。

診断

大腸CT	大腸CT検査で全大腸を観察しました。 S状結腸に10mmのポリープを認めます。 S状結腸、横行結腸、上行結腸、および盲腸に多発憩室を認めます。	今回	判定 D2	大腸ポリープ 大腸憩室症
		前回		
		前々回		

今回の結果について‥担当医からのアドバイス　　診断医：財前痔朗

S状結腸ポリープに対して、大腸内視鏡による精査の必要があります。大腸内視鏡を実施している施設を必ず受診してください。ご希望により受診先のご紹介や紹介状の作成を行っておりますので、ご入用の場合にはご連絡ください。
憩室は良性ですので、追加の検査や治療は必要ではありませんが、ときに腹痛や発熱の原因となることがあります。症状が見られた場合は、消化器科や内科などを受診してください。

大腸CT画像

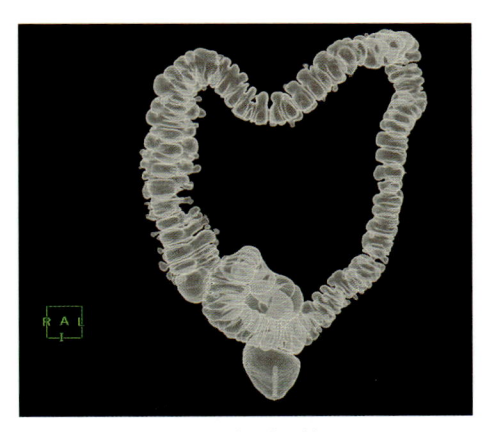

注腸類似像
大腸憩室

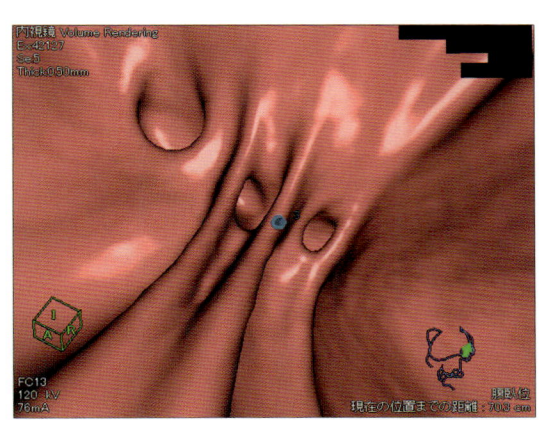

大腸憩室

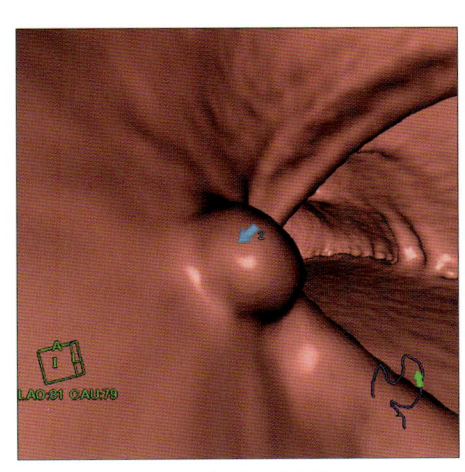

内視鏡類似像
S状結腸ポリープ

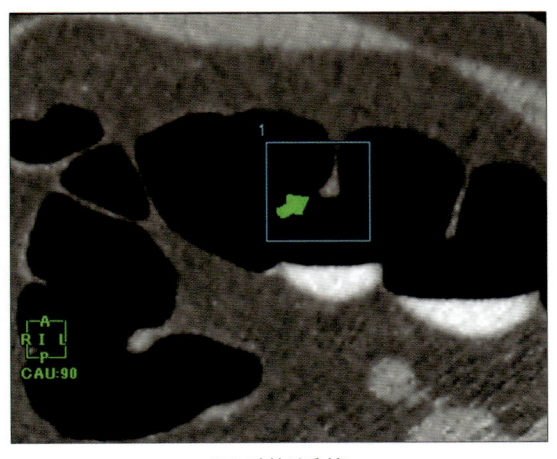

CT横断像
S状結腸ポリープ

（永田浩一）

検査間隔はどうするのか？

▶ 大腸CTの適切な受診のために

　任意型検診として大腸CTを適切な間隔で受診してもらうためには、標準化された結果報告をもとにその分類に基づいた検査間隔の枠組みを検討していく必要があります。施設間で結果報告の仕方が異なれば、次回の検査を行う時期について言及できません。2015年8月現在までに、日本では大腸CTに関する標準化された結果報告及び検査間隔の規定がないのが現状です。標準化されたレポートおよび検査間隔の目安として、米国のC-RADSが1つの指標になると考えられます（Recipe 79参照）[1]。検査間隔を決める主要な要因は大腸癌に対する受診者のリスクの程度によります。ハイリスクの受診者であれば検査間隔は短くなりますし、平均的リスクの受診者では間隔が長くなります。また、大腸内視鏡の技術レベルや役割、経済効果が日米で異なる側面に留意する必要があります。さらに、大腸CTで使用される線量も検査間隔を検討するうえで大切な指標になりますが、日本では大腸CTで受ける被ばく線量が欧米より多い傾向にある点にも注意が必要です[2]。現実的には、各施設の大腸検査の実施状況や消化器科医と放射線科医との連携、そして適切な検査[腸管前処置、腸管拡張、および（超）低線量撮影]ができているかなどを鑑みて（Recipe 48、49参照）、C-RADSを応用するのが適当だと考えられます。いずれにしても検査間隔を検討するに当たり、共通の報告方法（現状ではC-RADS）にて検査結果をまとめておくことが重要です（表1）。　（永田浩一）

表1　C-RADSに基いた検査間隔と取るべき対応

C-RADS	内容	検査間隔と取るべき対応
C1	大腸に異常を認めない、あるいは良性の所見だけを認める場合	次回の検査は5〜10年後、通常の検診を継続する。
C2	6〜9mmのポリープが1個ないしは2個、あるいは6mm以上のポリープの存在を否定できない場合	次回の検査は3年以内。次回の検査でポリープの増大を認めた場合は内視鏡治療を検討。ただし本カテゴリでは、受診者の年齢や併存疾患、受診者の意向、あるいは施設の方針も加味して対応を決める。
C3	10mm以上のポリープを1つ以上認める、あるいは6〜9mmのポリープを3個以上認める場合	大腸内視鏡検査を実施する。
C4	悪性腫瘍を疑う腫瘤を認める場合	消化器外科医にコンサルトする。

<文献>
1) Zalis ME et al：CT colonography reporting and data system：a consensus proposal. Radiology 236(1)：3-9, 2005
2) Boellaard TN et al：Effective radiation dose in CT colonography：is there a downward trend? Acad Radiol 19(9)：1127-1133, 2012

point!

- **C-RADSに基づき検査結果を報告しましょう。**
- **C-RADSを参照のうえ、各施設の状況を勘案して今後の対応を決めます。**

CHAPTER 3 内視鏡挿入困難例に対する大腸CT

適応 …………………………………… 172
腸管前処置のTIPS …………………… 173

適応

RECIPE 083

適応
（内視鏡挿入困難・高度狭窄例）

　大腸内視鏡検査は、術後の癒着や大腸の過長により、盲腸までの内視鏡挿入ができない症例が、どの施設でも数は多くないものの見られます[1,2]。原因としては、術後の大腸の癒着、S状結腸の直線化不能、S状結腸や横行結腸の過長や屈曲が挙げられます[3]。内視鏡挿入困難例に対しては、疼痛が強い症例では鎮静剤、鎮痛剤を使用した再検査、ダブルバルーン内視鏡や注腸X線検査による再評価での対応があります。内視鏡は再度行って必ず完遂できるわけではありませんし、ダブルバルーン内視鏡や注腸X線検査では侵襲が比較的大きくなるといった課題があります。近年、注腸X線検査に代わって大腸CTを施行し、挿入困難部位の評価、挿入部位の比較を行う報告があり、有用性が示されています[4]。

　また、進行大腸癌による高度狭窄がある場合、内視鏡が通過しなければその近位側の大腸の評価はできません。このように、内視鏡が盲腸まで到達できない場合は、大腸CTが良い適応となります[5〜8]。ただし、進行がんの場合、通過障害の可能性があるため腸管前処置に細心の注意が必要です（Recipe 84参照）。また、近位側腸管の診断精度の向上には追加でタギングの前処置が必要です（Recipe 85、86参照）。

（佐々木崇洋）

<文献>
1) 大腸内視鏡―挿入困難例への対処：INTESTINE 14(3)：231-282, 2010
2) Rathgaber SW et al：Colonoscopy completion and complication rates in a community gastroenterology practice. Gastrointest Endosc 64(4)：556-562, 2006
3) 野崎良一ほか：全大腸内視鏡検査挿入困難例に対するCT colonography. 臨牀消化器内科 29(10)：1355-1362, 2014
4) 野崎良一ほか：全大腸内視鏡検査不成功例に対するCT colonographyの有用性. 日消がん検診誌 46(6)：735-745, 2008
5) ACR-SAR-SCBT-MR Practice Parameter for the Performance of Computed Tomography(CT) Colonography in Adults. http://www.acr.org/~/media/A81531ACA92F45058A83B5281E8FE826.pdf
6) Neri E et al：The second ESGAR consensus statement on CT colonography. Eur Radiol 23(3)：720-729, 2013
7) Nagata K et al：Triple colon cancer successfully demonstrated by CT air-contrast enema. Dig Surg 21(1)：10-11, 2004
8) Nagata K et al：Double colorectal cancer only diagnosed by computed tomographic colonography. Case Rep Gastroenterol 2(1)：44-48, 2008

point!
● 内視鏡挿入困難例、高度狭窄例は大腸CTが良い適応です。

腸管前処置のTIPS **RECIPE 084**

高度狭窄例の注意

　大腸内視鏡検査では、進行大腸癌の病変による狭窄が高度なために内視鏡が通過できないことがあります[1]。このような場合は、病変の近位側腸管の評価を行うことができません。しかし、大腸癌症例では同時性のがんやポリープを伴っていることが比較的多く、頻度としては3.6～7.2%程度と報告されています[2,3]。狭窄があっても、腸閉塞になるほどの狭窄でなければ、ガスは比較的容易に近位側に送気することができます。このため、大腸内視鏡が通過しない高度狭窄例においても、近位側大腸を大腸CTで評価することが可能です[4]。この場合、大腸内視鏡検査を先に行って、内視鏡で可及的に腸管内残渣を吸引しておくとよいでしょう[5]。精度高く近位側腸管を評価するためには、ヨード造影剤の経内視鏡散布（Recipe 85参照）や追加前処置（Recipe 86参照）の実施を検討します。

　高度狭窄例に対して、大腸CTを実施する際には合併症をきたさないように特に注意します。狭窄の原因となっている病変とその周囲腸管は脆弱である可能性があり、ガス送気による腸管内圧の上昇やカテーテル挿入に伴う物理的損傷によって穿孔が発生しやすいとされています[6,7]。炭酸ガス自動送気装置の圧設定を低くしたり、送気時の腹痛などの症状や状態変化に注意したり、あるいはカテーテルの挿入手技を愛護的に行うなどの対応が必要です。腸管前処置を行う際は、腸管洗浄剤や下剤の使用により腸閉塞や腸管穿孔のリスクがあるために細心の注意が必要です[8]。リスクを勘案して、腸管洗浄剤や下剤を減量することが有効です（Recipe 22～29参照）。腸管洗浄剤や下剤の内服は監視のもとで行います。腹痛や嘔吐などの自覚症状や体調の変化に注意し、リスクがあると判断した場合には腸管前処置をただちに中止し必要な対応を取ります。

　高度狭窄による前処置のリスクが高いと判断した場合、利用できる施設が制限されるもののPET/CT colonographyも有用です[9-11]。腸管前処置を省略できるため穿孔リスクが低減され、近位側腸管に存在する腫瘍性病変の拾い上げが可能となります。

（佐々木崇洋）

<文献>
1) 大腸内視鏡―挿入困難例への対応. INTESTINE 14(3)：231-281, 2010
2) Mang T et al：CT Colonography：A Guide for Clinical Practice.Thieme Medical Publishers, 2013
3) 手塚 徹ほか：大腸イレウスに対する炭酸ガス併用MDCTによる仮想大腸内視鏡：術前口側腸管スクリーニング法としての臨床的意義. 日本腹部救急医学会雑誌 26(5)：599～602, 2006
4) 入江亮介ほか：術前検査としてのCT colonographyの意義. 臨牀消化器内科 29(10)：1363-1369, 2014
5) 野崎良一ほか：全大腸内視鏡検査挿入困難例に対するCT colonography. 臨牀消化器内科 29(10)：1355-1362, 2014
6) Pendsé DA et al：Complications of CT colonography：a review. Eur J Radiol 82(8)：1159-1165, 2013
7) Kato T et al：Iatrogenic Colonic Perforation due to Computed Tomographic Colonography. Case Rep Gastroenterol 9(2)：171-178, 2015
8) Nagata K et al：Minimum-invasive early diagnosis of colorectal cancer with CT colonography：techniques and clinical value. Expert Opin Med Diagn 2(11)：1233-1246, 2008
9) Nagata K et al：PET/CT colonography for the preoperative evaluation of the colon proximal to the obstructive colorectal cancer. Dis Colon Rectum 51(6)：882-890, 2008
10) Taylor SA et al：Nonlaxative PET/CT colonography：feasibility, acceptability, and pilot performance in patients at higher risk of colonic neoplasia. J Nucl Med 51(6)：854-861, 2010
11) Kijima S et al：Preoperative evaluation of colorectal cancer using CT colonography, MRI, and PET/CT. World J Gastroenterol 20(45)：16964-16975, 2014

point!

- 高度狭窄例ではガス送気やカテーテル挿入に伴う腸管穿孔に注意しましょう。
- 腸管洗浄剤や下剤の内服に伴う腸閉塞や腸管穿孔のリスクに注意しましょう。

腸管前処置のTIPS

RECIPE
085

ヨード造影剤の経内視鏡散布

▶ 内視鏡挿入困難例に対する大腸CTの実施のために

　内視鏡挿入困難例で全大腸の評価をするために、追加で大腸CTを行う場合は腸管前処置の状態に注意しましょう。通常は内視鏡検査のための腸管前処置しか行われていないため、タギングがない状態になっています。このまま大腸CTを実施した場合、腸管内残渣のために観察が不十分になる可能性があります。可能であれば、タギング目的の腸管前処置として、追加でヨード造影剤と腸管洗浄剤あるいは下剤を内服してもらいます（Recipe 86参照）。しかし、追加前処置の時間や手間などの関係で、追加前処置が行えない場合もあります。次善の策としてヨード造影剤の経内視鏡散布の方法があります（**図1**）。いずれの場合でも、内視鏡で腸管内残渣はなるべく吸引しておきましょう。

　あるいは、後日改めて大腸CTの予定を組む選択肢もあります。受診者の状態や施設の検査状況などを勘案して、柔軟に対応することも大切です。

▶ 経内視鏡散布の適応と方法

　内視鏡が横行結腸程度まで挿入できた場合など、観察できていない範囲が比較的少ない場合が適応となります。散布チューブを使用して10%のガストログラフイン®溶液40mL（水36mLに対してガストログラフイン®4mL）を近位側腸管に散布します。大腸癌がある場合は狭窄の近位側に散布できれば理想的ですが、無理なブラインド操作をせず愛護的に行うようにしてください。撮影時にヨード造影剤が近位側腸管に行きわたっているように右側臥位などの体位変換をとります。留意する点として、この方法で必ずしも近位側腸管全体がタギングされるわけではありません。可能であれば、Recipe 86の追加前処置を行ってください。

（永田浩一）

point❗

- 内視鏡挿入困難例では精度を上げるためになるべくタギングをしましょう。
- 内視鏡で近位側腸管にヨード造影剤を散布することも有効です。

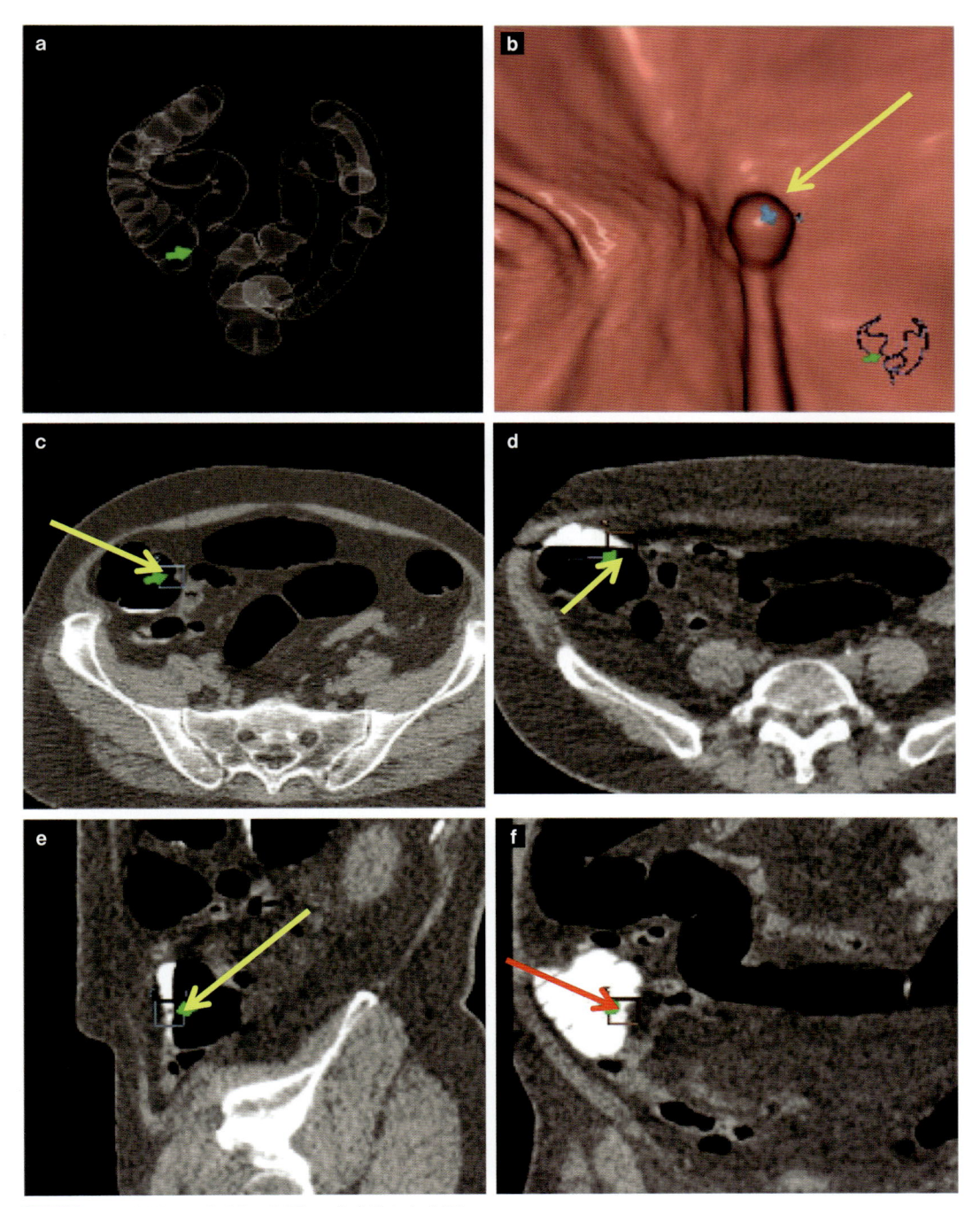

図1 内視鏡挿入困難例に大腸CTを実施した症例

大腸内視鏡の挿入が困難で横行結腸までの観察となりました。散布チューブにて近位側腸管にヨード造影剤を散布してから、大腸CTを実施。注腸類似像で横行結腸が過長であることがわかります(a)。背臥位の内視鏡類似像(b)および横断像(c)で6mmのIs病変(矢印)が指摘できます。腹臥位では病変が水没していますが、ヨード造影剤により残液がタギングされているため、横断像(d)、矢状断像(e)、および冠状断像(f)で病変(矢印)の指摘が可能です。2体位で病変が確認できたため、指摘領域は残渣ではなく盲腸ポリープと診断されました。

腸管前処置のTIPS

RECIPE 086

ヨード造影剤内服による追加前処置

▶ 内視鏡挿入困難例で良好な大腸CTを実施するために

内視鏡で観察できなかった近位側腸管を評価するには、残渣の影響を受けないようにタギング目的の追加前処置が必要です(**図1**)[1]。同日の大腸CTが可能であれば、あらためて水溶性造影剤を追加で内服してもらいます。

▶ 内服による追加前処置の適応と方法

内視鏡挿入部位が左側結腸の場合など経内視鏡的に造影剤散布が困難な場合で、かつ追加前処置が安全に実施できると判断された症例が適応となります。造影剤はヨード造影剤の単独使用が有効です。追加前処置の例としてPEG-C溶液400mL(ニフレック®溶液380mLにガストログラフイン®20mLを混和した溶液)[2,3]や等張MP-C溶液400mL(等張マグコロールP®溶液380mLにガストログラフイン®20mLを混和した溶液)[4]の内服が挙げられます。前処置薬が全大腸に到達するために、内服後2時間程度の時間を要します[1]。撮影のタイミングが早いと大腸がタギングされていないことがありますので注意して下さい。

(永田浩一)

<文献>
1) Chang KJ et al：Fluid tagging for CT colonography：effectiveness of a 2-hour iodinated oral preparation after incomplete optical colonoscopy. J Comput Assist Tomogr 35(1)：91-95, 2011
2) Nagata K et al：Polyethylene glycol solution (PEG) plus contrast-medium vs PEG alone preparation for CT colonography and conventional colonoscopy in preoperative colorectal cancer staging. Int J Colorectal Dis 22(1)：69-76, 2007
3) 永田浩一ほか：大腸3D-CTにおける低用量腸管前処置法：臨床応用を検討したpreliminary study. 日本消化器がん検診学会雑誌 50(5)：508-519, 2012
4) 永田浩一ほか：大腸CTを用いた大腸がん検診. 臨牀消化器内科 29(10)：1337-1346, 2014

point！

● 可能であればヨード造影剤の内服による追加前処置をしましょう。

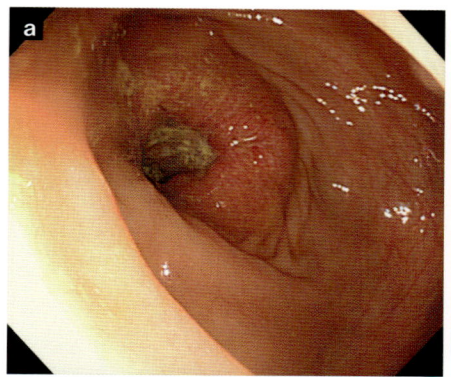

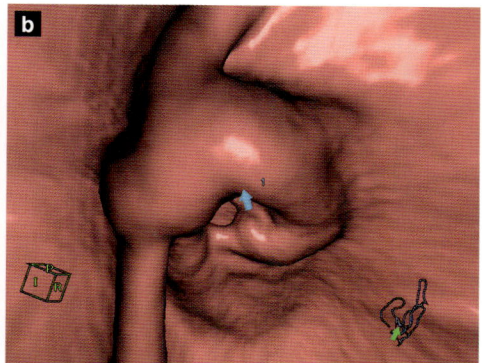

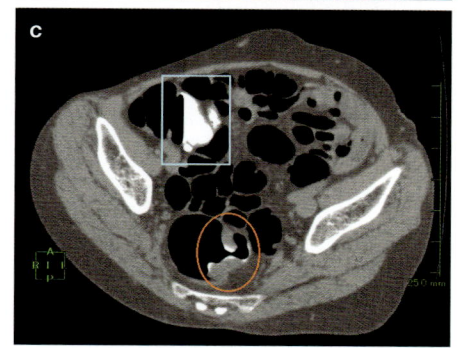

図1 **狭窄のために内視鏡が挿入できず大腸CTを実施した症例**

上部直腸に亜全周性の進行直腸癌を認めたため内視鏡が通過せず(a)、上部直腸より近位側腸管の評価が不可能でした。PEG-C溶液400mLの追加前処置後に大腸CTを実施しました。内視鏡類似像(b)で上部直腸に亜全周性の腫瘤を認めました。横断像(c)では、上部直腸に粗大病変(オレンジ丸囲い)を認めました。盲腸をはじめ近位側腸管がきちんとタギングされている(水色四角囲い)ため全大腸の評価が可能でした。大腸CTで近位側腸管に副病変がないことが確認された症例です。

Mini Quiz Case05 水色の四角領域を診断してください。

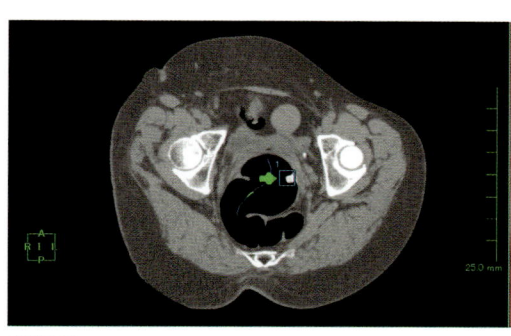

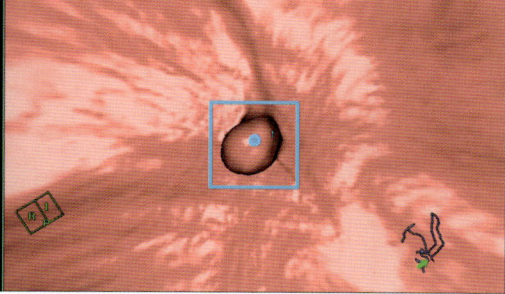

横断像　　　　　　　　　内視鏡類似像

解答は 212 ページ

CHAPTER 4 術前検査

キホンのQ&A ……………………… 180
診断に役立つ画像を知ろう ……………… 186

キホンのQ&A

RECIPE 087

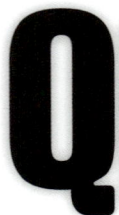

Q 術前検査の目的は？

　術前の大腸CTには、外科手術に必要な情報、すなわち、①腫瘍の解剖学的な位置、②腫瘍の大きさと形状、③腫瘍の深達度、④リンパ節転移と遠隔転移、⑤血管解剖、の意義があります[1]。

　大腸CTは、注腸X線検査と造影CT検査の内容を併せ持ち、注腸類似像（CT enema image）や内視鏡類似像による形態の評価、またリンパ節転移や遠隔転移の評価、血管解剖の情報が1つの検査で得られる優れたものです（**図1**）。

　腹腔鏡下大腸手術は大腸癌に対する低侵襲手術として役割を果たしています。その適用は早期がんのみならず、進行がんにも広く応用されています。腹腔鏡下手術は、開腹手術に比べ小さな術創のため、術後の疼痛や運動制限を軽減して、美容的にも優れている利点があります。さらに病変以外の腸管への侵襲が大きくないため腸管の蠕動が術後に早期に回復して、経口摂取が早期再開できるため、癒着のリスクが減少するとされています。これにより、入院期間の短縮と早期の社会復帰というメリットがもたらされています。一方で、腹腔鏡下手術は、視野が狭く全体像が見えにくい、あるいは直接触れることのできないデメリットがあり、解剖学的誤認による血管や周囲臓器の損傷を引き起こすリスクもあります[2]。

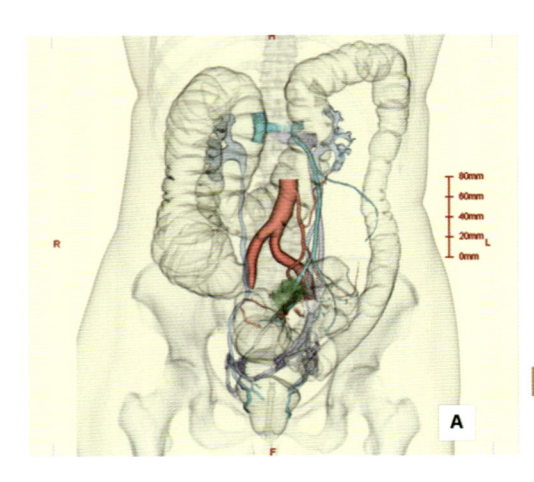

　腹腔鏡下手術では術中の手術操作でがんに直接接触しないように中枢側のリンパ節郭清と腫瘍血管、腸間膜の処理を先行し、最後に病変部を含む腸管を剥離切除する方法が広く行われています。よって病変の支配血管の走行、分岐形態を正確に把握していないと、過度の腸管切除や血流障害による方向不全や狭窄を引き起こす危険性があります。術前に腫瘍の位置や周囲臓器との関係、血管の走行、分岐

図1 S状結腸癌の術前に作成したIntegrated 3D-CT像
皮膚、大腸、尿管、腫瘍、下腸間膜動脈、門脈、骨を併せて表示している。ポートの刺入部や皮切の部位の決定、周囲臓器と病変の把握に適しています。

<文献>
1) 吉川秀司：腹腔鏡下胃癌・大腸癌手術に対するマルチスライスCTによる手術支援. 日本放射線技術学会近畿部会雑誌 10(1)：78-81, 2004
2) 市川珠紀：大腸癌におけるCT colonography. 日獨医報 58(1)：40-51, 2013
3) 松木　充ほか：マルチスライスCTを用いた3次元画像の腹腔鏡下大腸癌手術への臨床応用. 日本医科会誌 63(4)：154-159, 2003
4) 永田浩一ほか：7.下部消化管疾患, 特集 術前画像診断とNavigationSurgery. 日本外科学会雑誌 109(2)：95-100, 2008
5) Nagata K et al：CT air-contrast enema as a preoperative examination for colorectal cancer. Dig Surg 21(5-6)：352-358, 2004.
6) Kijima S et al：Preoperative evaluation of colorectal cancer using CT colonography, MRI, and PET/CT. World J Gastroenterol 20(45)：16964-16975, 2014

形態を把握することができれば、的確かつ迅速な血管処理とリンパ節郭清の施行が可能となります（**図2**）[3]。

このように、大腸癌手術において、適切な腸管切除と郭清範囲の決定に正確な部位の診断は不可欠です。特に内視鏡切除後に病理判定で追加切除が必要となった場合や病変のサイズが小さい場合では、触知ができないあるいは限られた視野で行われる腹腔鏡下手術において病変部位を含めた解剖の把握が重要となります[4]。内視鏡による部位診断の正診率は、78～86％程度といわれており、しばしば部位の誤認が生じえます[5]。大腸CTは少ない体位変換とガス注入のみで、短時間の検査で部位について正確な情報が得られ、その部位診断能は97％といわれています[5]。

CTはリンパ節の転移診断に有用で、類円形に腫大したもの、内部壊死のあるもの、集簇や癒合傾向があるなど、リンパ節転移を積極的に示唆する形態や性状を捉えるのに適しています[6]。大腸癌の遠隔転移病変は、肝転移が最多で、そのほか、腹膜播種、肺転移が多いです。これらの転移の評価にはCTが有用であり、転移病変の隣接臓器との関係の把握にも適しています[6]。

適切な撮影、画像処理、読影を行うことで、大腸CTは、術前に必要なこれらの情報を一挙に得ることができます。

（佐々木崇洋）

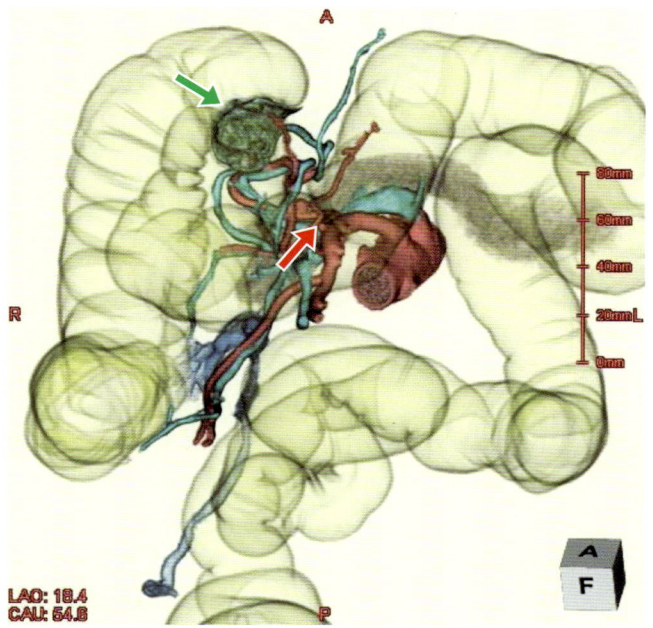

図2
横行結腸癌の術前に作成したIntegrated 3D-CT像
腫瘍（緑矢印）とfeeder（栄養血管）である中結腸動脈（赤矢印）が描出されており、処理する血管とその分岐の把握を目指して作成を行っています。実際の術野に近い視野角での表示を目標にしています。

point!

● 術前の大腸CTは、腫瘍の位置、大きさと形状、深達度、リンパ節転移と遠隔転移、および血管解剖を評価する目的があります。

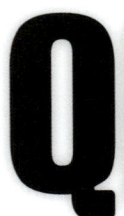

キホンのQ&A **RECIPE 088**

Q 腸管前処置はどうする？

　検診目的の大腸CTの場合は、ヨード造影剤の内服による残渣のタギングが診断能の向上に有用です[1]（Recipe16参照）。一方、術前検査目的の大腸CTの場合、内視鏡検査で確定診断された後にCTが施行されることが多く、その場合は主病変や副病変の存在診断は必要ありません。

　大腸内視鏡検査に続いて大腸CTを行う場合、腸管内の残液は十分に吸引されていることが多いため、タギングは必ずしも必要ありません[2,3]。内視鏡に続いて術前検査目的の大腸CTを行う場合には、追加で腸管前処置はしなくても構いません。内視鏡医に可及的に残液を吸引してもらうように依頼するだけで十分です。検査が遠隔転移診断も兼ねている場合には、通常、造影CTのために経静脈的に非イオン性ヨード造影剤が使用されますので、タギングをするとCT値の差が縮まるため病変や腫瘍血管の評価がしづらくなることもありますので注意して下さい。

　大腸内視鏡と異なる日に大腸CTを行う場合には、患者の状態と検査目的により腸管前処置を変更しましょう。以下を参考にして下さい。

1. 食事摂取をしており、部位診断を主目的とする場合

　検診目的の大腸CTと同様にタギングを含んだ腸管前処置を行います（Recipe18～25参照）。

2. 腸管狭窄のために食止めとなっており、部位診断を主目的とする場合

　腸管洗浄剤や下剤を使用できません。少量のヨード造影剤の内服によるタギングのみを行います。Recipe26～29を参考にしてください。ただし、イオン性ヨード造影剤（ガストログラフイン®）には緩下作用もあるので、腸閉塞のリスクを避けるため量は少なめにします。

3. 食事摂取をしており、造影CTで遠隔転移診断を主目的とする場合

　タギングは行いません。主病変の部位診断も兼ねたい場合には、腸管洗浄剤や下剤の使用は少量にとどめ、腸管を拡張してから撮影します。多量の腸管洗浄剤や下剤の使用は、残液のために腸管観察が不良となります。

4. 腸管狭窄のために食止めで、造影CTで遠隔転移診断を主目的とする場合

　腸管洗浄剤や下剤、そしてタギングも使用しません。きれいに描出できない可能性があることに注意してください。主病変の正確な部位診断を行いたい場合、狭窄の近位側腸管の評価が十分でない場合には、腸管前処置を一切行わないPET/CT colonographyも有効です[4]。

（佐々木崇洋）

<文献>
1) 歌野健一ほか：CT colonographyの現状と将来展望. 臨牀消化器内科 29(10)：1317-1322, 2014
2) 市川珠紀：大腸癌におけるCT colonography. 日獨医報 58(1)：40-51, 2013
3) 入江亮介ほか：術前検査としてのCT colonographyの意義. 臨牀消化器内科 29(10)：1363-1369, 2014
4) Nagata K et al：PET/CT colonography for the preoperative evaluation of the colon proximal to the obstructive colorectal cancer. Dis Colon Rectum 51(6)：882-890, 2008

point!

- 術前検査目的の大腸CTでは大腸内視鏡の後に検査をすることで腸管前処置は不要となります。
- 大腸内視鏡と異なる日に大腸CTを行う場合には、患者の状態と検査目的により腸管前処置を変更します。

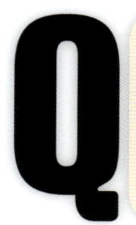

キホンのQ&A RECIPE 089

Q 検査スケジュールをどう工夫する？

　大腸CT検査の前処置法は、大腸CT検査だけでなく術前内視鏡検査や手術の腸管前処置としても使用することが可能であることから、同じ日に合わせた計画を立てることで、患者の負担軽減をはかることができます（**図1**）[1]。つまり、術前に腸管洗浄剤・下剤を複数回内服するようなことはやめて腸管前処置をまとめて1回で済ませること、検査日程を短縮すること、こうした検査スケジュールの工夫は患者の受容性向上に寄与します[2〜4]。

（佐々木崇洋）

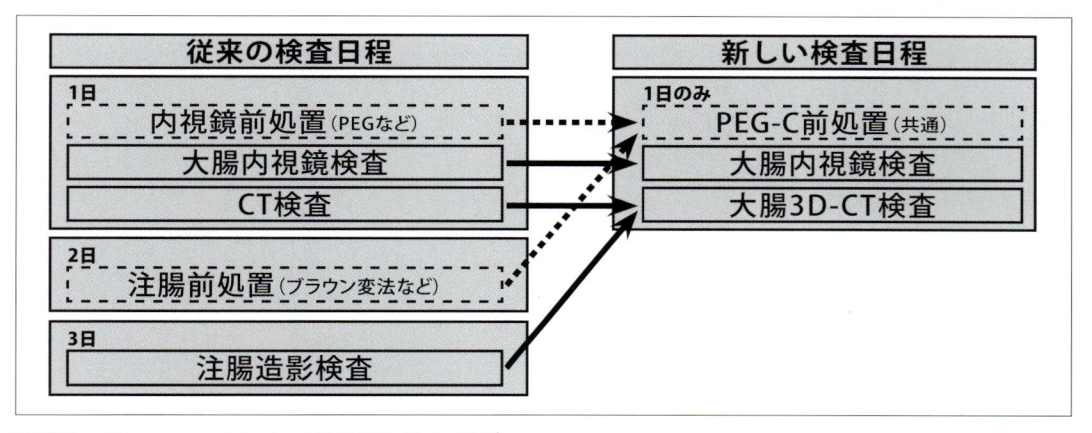

図1 大腸CT検査を用いた大腸癌術前検査日程[5]
（文献5より引用）

従来の検査日程	新しい検査日程
1日：内視鏡前処置（PEGなど）／大腸内視鏡検査／CT検査	1日のみ：PEG-C前処置（共通）／大腸内視鏡検査／大腸3D-CT検査
2日：注腸前処置（ブラウン変法など）	
3日：注腸造影検査	

<文献>
1) 永田浩一ほか：7.下部消化管疾患. 日本外科学会雑誌 109(2)：95-100, 2008
2) Nagata K et al：Polyethylene glycol solution (PEG) plus contrast medium vs PEG alone preparation for CT colonography and conventional colonoscopy in preoperative colorectal cancer staging. Int J Colorectal Dis 22(1)：69-76, 2007
3) 市川珠紀：大腸癌における CT colonography. 日獨医報 58(1)：40-51, 2013
4) 入江亮介ほか：術前検査としてのCT colonographyの意義. 臨牀消化器内科 29(10)：1363-1369, 2014
5) よくわかる！大腸3D-CT検査の実践ガイド. CT colonography − The How-to Book. 朝日メディコム, 東京, 2006

point!

● 腸管前処置を共有すること、内視鏡に続き大腸CTを行うことで、術前検査の負担軽減が可能です。

キホンのQ&A

RECIPE 090

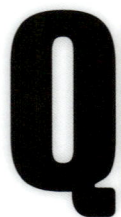

Q 撮影方法はどうする？

　検診の大腸CTの場合、異なる体位で複数回の撮影を行うため、被ばく低減の技術が進んで用いられています。逐次近似（応用）再構成の発達や低線量のCTにて腸管内外のみのコントラストを目的とした撮影が、被ばくを避けるために近年では好まれる傾向があります[1]。一方、術前検査では腸管外病変や腫瘍血管を評価するため低線量撮影は通常行いません。撮影前に炭酸ガス送気装置を用いて、十分な拡張を位置決めの画像で確認し、最初に単純CTを撮影します。続いて、2体位目は造影CTを行います。動脈の良好な描出を得るためには、25mgI/kg/秒以上のヨード量が必要となります[2]。動脈については、25.2mgI/kg/秒、門脈については注入速度でなく、630mgI/kgをポイントとして、良好な画像が安定して得られた報告があります[3,4]（**表1**）。造影は良好な動脈相を得るために造影剤を30秒かけて注入し、的確なタイミングで撮影するためにBolus Tracking法が用いられます。腹部大動脈のCT値が200HU上昇後に、寝台を移動して腸管の拡張が良好に得られる呼気で撮影を行います。

　こうして得られた血管像に加えて、原発病変、腫大リンパ節、大腸を併せた3D像（integrated 3D-CT像）は、腫瘍の支配血管の同定、血管のバリエーション、動静脈の位置関係を術前に明瞭に描出し、的確な血管処理と

表1 大腸癌術前撮影プロトコールの1例

	動脈相（BT Auto）	静脈相（BT 25秒後）	遅延相（BT＋180秒後）
体位	背臥位	背臥位	腹臥位
管電圧（kV）	120	120	120
管電流（mA）	Ref mAs 200mAS	Ref mAs 200mAS	Ref mAs 200mAS
スライス厚	0.6mm×128DAS	0.6mm×128DAS	0.6mm×128DAS
ピッチ	0.8	0.8	0.8
スキャン範囲	横隔膜～鼠径部	横隔膜～鼠径部	横隔膜～鼠径部
撮影方向	頭→足		
体重あたりの造影剤量	630mgI/kg		

BT：ボーラストラッキング法。

<文献>
1) Levin B et al：Screening and surveillance for the early detection of colorectal cancer and adenomatous polyps, 2008：a joint guideline from the American Cancer Society, the US Multi-Society Task Force on Colorectal Cancer, and the American College of Radiology. Gastroenterology 134(5)：1570-1595, 2008
2) Tanikake M et al：Three-dimensional CT angiography of the hepatic artery：use of multi-detector row helical CT and a contrast agent. Radiology 227(3)：883-889, 2003
3) Kim T et al：Effects of injection rates of contrast material on arterial phase hepatic CT. AJR Am J Roemtgenol 171(2)：429-432, 1998
4) 吉川秀司：腹腔鏡下大腸がん手術に対するCTコロノグラフィーを用いた術前診断と手術支援．アールティ 52：17-20, 2011
5) 松木 充ほか：マルチスライスCTを用いた3次元画像の腹腔鏡下大腸癌手術への臨床応用．日本医放会誌 63(4)：154-159, 2003

必要なリンパ節郭清を迅速に施行することに役立ちます（**図1**）。特に腹腔鏡下手術の問題点である触診の欠如と全体像把握の困難性に大きく寄与すると考えられます[5]。

（佐々木崇洋）

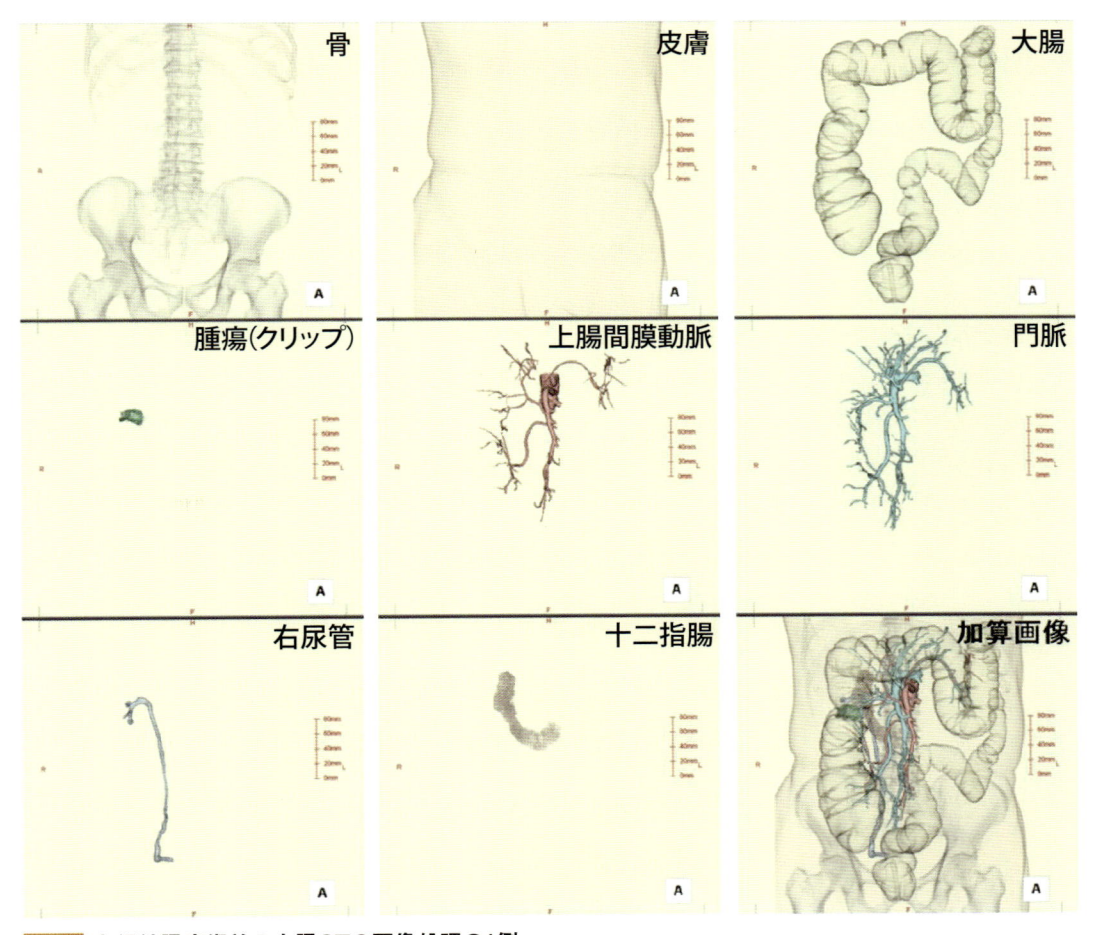

図1　上行結腸癌術前の大腸CTの画像処理の1例
骨、皮膚、大腸、腫瘍、上腸間膜動脈、門脈（上腸間膜静脈）、右尿管、十二指腸をそれぞれ抜き出して重ね合わせた画像を作成しています。

point!

- 血管の良好な描出を目指す場合は、造影はボーラストラッキング法を用いて、630mgI/kgの造影剤は30秒で注入して撮影しましょう。

診断に役立つ画像を知ろう

RECIPE 091

部位診断

▶ 部位診断における有用性

　大腸癌の術前情報として病変の部位診断は大切ですが、内視鏡による部位診断の正診率は78〜86%程度に過ぎないと報告されています[1,2]。一方で、大腸CTは注腸X線検査の性質も併せ持っており[3]、CT enema像による部位診断の正診率は約97%と報告されています[2]。つまり、CT enema像は、病変部の全体における部位を正確に描出し、その情報は大腸癌の術前の手術計画において有用となります。

▶ 術式と大腸部位・範囲の関係

　大腸癌の術式は病変部位によって異なります。例えば、横行結腸癌と一口にいってもその病変部位によって、結腸右半切除術、結腸左半切除術、あるいは横行結腸切除術が選択されます。直腸癌ではその占拠部位や肛門からの距離によって、高位前方切除術、（超）低位前方切除術、あるいはMiles手術などがあります。直腸癌において、これらの術式では難易度が大きく異なるため、正確な部位診断が重

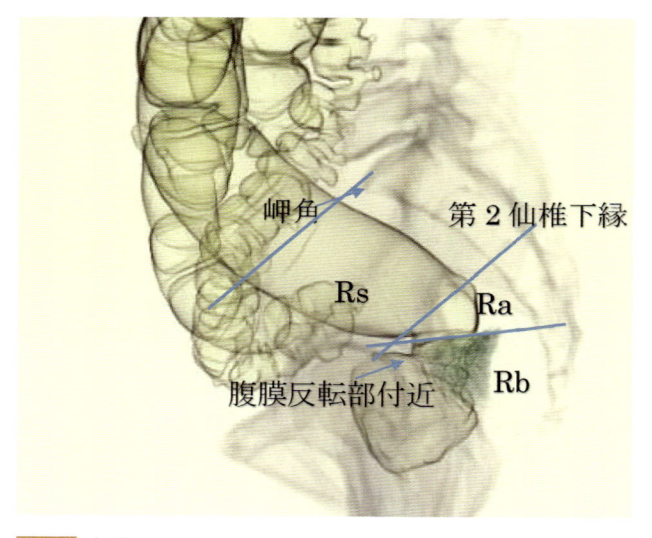

図1 直腸の区分
岬角〜第2仙椎下縁→直腸Rs部、第2仙椎下縁〜腹膜反転部→上部直腸(Ra)、腹膜反転部〜恥骨直腸結合部上縁→下部直腸(Rb)

＜文献＞
1) Vignati P et al：Endoscopic localization of colon cancers. Surg Endosc 8(9)：1085-1087, 1994
2) Nagata K et al：CT air-contrast enema as a preoperative examination for colorectal cancer. Dig Surg 21(5-6)：352-358, 2004
3) 入江亮介ほか：術前検査としてのCT colonographyの意義. 臨牀消化器内科 29(10)：1363-1369, 2014
4) 小出欣和ほか：総論:直腸・肛門部の解剖と機能. 臨牀消化器内科 25(1)：9-16, 2010

要となるわけです。直腸は、岬角から第2仙椎下縁の高さまでが直腸S状部(Rs)、第2仙椎下縁から腹膜反転部までが上部直腸(Ra)、腹膜反転部から恥骨直腸結合部上縁までが下部直腸(Rb)となります(**図1**)[4]。このため、直腸では部位を区分する指標として、骨盤部の骨が必要になります。正確できめ細かい部位診断を心がけましょう。

Integrated 3D-CT像の有用性

図2のように、直腸癌におけるCT enema像は仙骨・尾骨を重ね合わせることで、解剖学的な病変位置が正確に判断でき術式決定に役立ちます。また、切除部位の近傍にポリープがある場合、憩室がある場合に(**図3**)、主病変とこれらの副病変の関係を知るうえで、Integrated 3D-CT像による表示は手術計画を立てるのに有効です。これにより、主病変と副病変を含めて安全に切除できるか、または避けることができるか否かの評価を行うことができます。併せて腸管の走行の把握は腸管切除範囲を決めるうえでも有用です(**図3**)。

(佐々木崇洋)

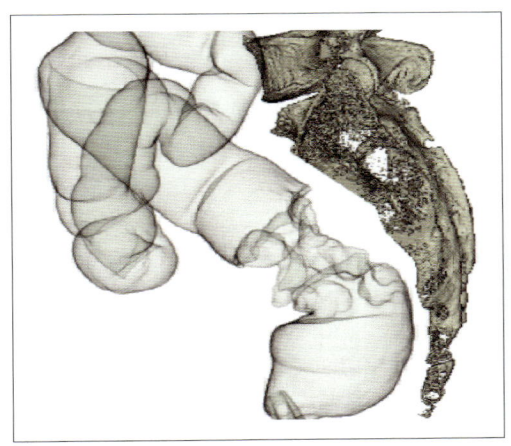

図2 上部直腸癌症例
仙骨・尾骨との位置関係から病変の部位が明確となります。

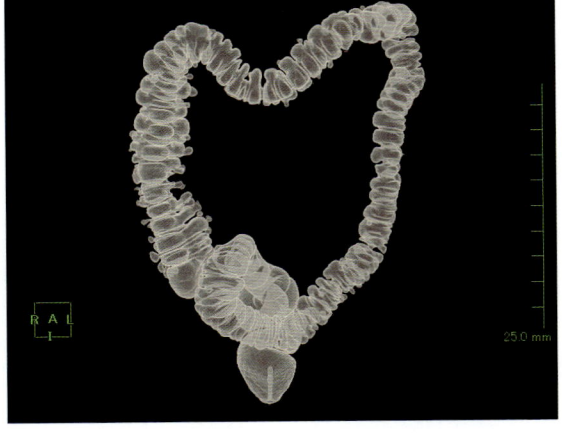

図3 多発大腸憩室症例
吻合部に憩室がかからないように憩室の分布を術前に把握しておくことは有用です。

point!

● 大腸CTは病変の部位および範囲の把握がしやすく、術式や切除範囲の決定に有用です。

診断に役立つ画像を知ろう

RECIPE 092

深達度診断

　大腸癌の術前深達度診断は、治療法を決定する上で重要です。大腸壁は胃壁に比較して薄いため、CTで壁内の所見を評価することは難しいのです。内視鏡治療か手術適応かの判断を決める深達度診断は拡大内視鏡観察を含めた内視鏡診断が主流です。一方、進行がんの深達度診断の補助として大腸CTも有用です。大腸が虚脱した状態では病変自体の検出も困難ですが、送気した状態の大腸CTでは病変の認識が容易になり、壁の不整、周囲臓器との関係が捉えやすくなります。

　MPR像では、病変を任意の方向で評価することができるため、診断能の向上が図られます。つまり造影CTで、原発巣直下の脂肪組織の毛羽立ちや索状影などの濃度上昇を認めた場合は、漿膜下浸潤より以深であることが多く、さらに原発巣と隣接臓器が接し境界が不明瞭である場合、凹凸不整が見られる場合は、隣接臓器への直接進展が疑われます[1]。

　また注腸類似像（CT enema像）を使用した、深達度診断も報告されており、病変による側面変形は、注腸X線検査と同様に深達度と関連があることが示唆されています（**図1**）[2,3]。壁に弧状変形（mild deformity）以上の変形がある場合には、粘膜下への浸潤が示唆され、リンパ節郭清の必要性を考慮します（**図2**）[4,5]。

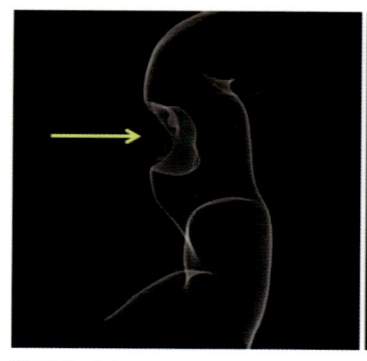

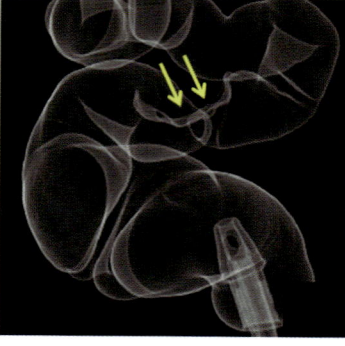

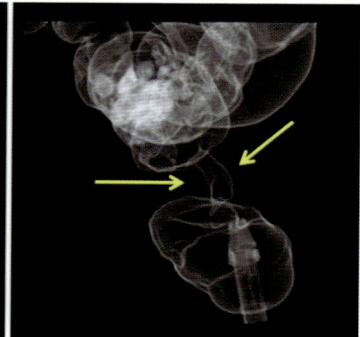

図1 壁変形例　　　　　　　　　　　　　　　　　　　　　　　　　a｜b｜c
- a　mild deformity（MLD、いわゆる弧状変形）
- b　moderate deformity（MOD、いわゆる台形状変形）
- c　severe deformity（SV、いわゆるアップルコア像）

<文献>
1) Kijima S et al：Preoperative evaluation of colorectal cancer using CT colonography, MRI, and PET/CT. World J Gastroenterol 20(45)：16964-16975, 2014
2) 永田浩一ほか：CT colonographyによる大腸腫瘍性病変の診断-(1)CT colonographyと注腸造影・内視鏡検査との比較. 早期大腸癌 12(2)：167-172, 2008
3) 歌野健一ほか：CT colonographyによる大腸腫瘍性病変の診断-(5)大腸癌の深達度. 早期大腸癌12(2), 205-210, 2008
4) Nagata K et al：CT air-contrast enema as a preoperative examination for colorectal cancer. Dig Surg 21(5-6)：352-358, 2004
5) Utano K et al：Preoperative T staging of colorectal cancer by CT colonography. Dis Colon Rectum 51(6)：875-881, 2008

また、直腸癌では部位診断と同様、深達度の評価も重要となります。深達度とリンパ節転移の間には相関がありますが、深達度に基づいたリンパ節の郭清範囲の決定は、直腸が解剖学的に複雑であることから手術の難易度に直結します[1]。また、直腸癌は結腸癌と比較して予後が不良なため、欧米では固有筋層を超える症例では放射線化学療法が標準となっています[1]。直腸癌の深達度とリンパ節転移の間には相関があることが知られており、深達度に基づいたリンパ節郭清が行われています。

（佐々木崇洋）

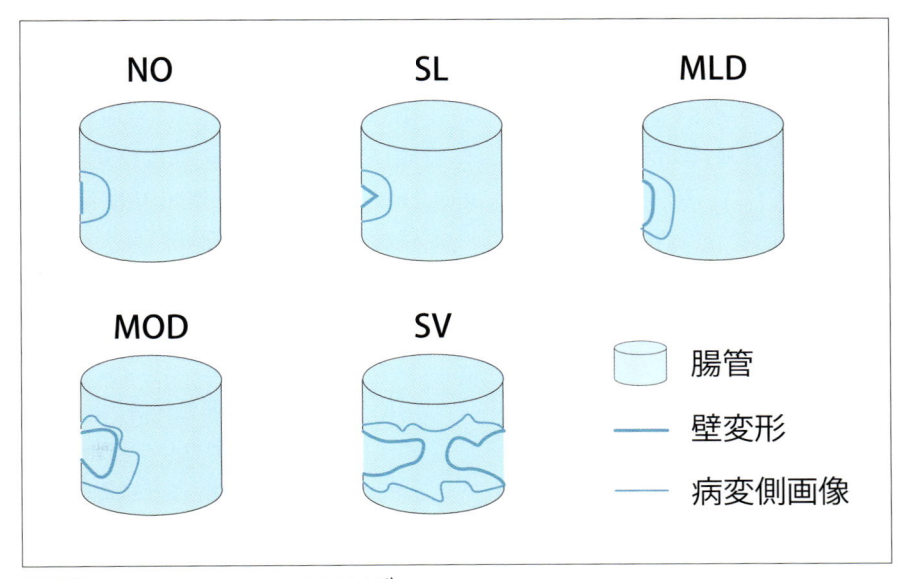

図2　大腸CTを使用した深達度診断[4]
NO：no deformity,　　SL：slight deformity
MLD：mild deformity,　MOD：moderate deformity
SV：severe deformity
NOは変形を伴わないもの。
SVはいわゆるapple core様の変形。
（文献4より引用）

point!

● 大腸癌の深達度はリンパ節郭清の範囲など術式を決定する重要な事項です。注腸類似像での病変の形態、任意の方向での再構成画像は、内視鏡所見と合わさって術前の深達度診断を助けます。

診断に役立つ画像を知ろう

RECIPE 093

転移診断

▶ 大腸CTによる転移診断

　術前検査としての大腸CTは病変の存在診断のみならず、腸管外病変や転移診断ができることが他の大腸精密検査にはない特徴です。Mainentiらは大腸CTによるリンパ節転移の正診率は71%（40/56）で、肝転移や肺転移といった遠隔転移の正診率は93%（13/14）と報告しています[1]。通常の腹部造影CTに比べて、大腸CTでは腸管が拡張しているため病変の位置や大きさが正確に把握でき、診断が向上する可能性が示唆されています[1]。転移診断は手術適応や術式を決めるための重要な情報であり、そのために術前の大腸CTを活用することが有効です[2,3]。

　なお、術前検査として大腸CTを行う場合、経静脈造影を通常行いますが、タギング目的のヨード造影剤の経口内服は行いません。病変や血管が造影されるため、残渣をタギングしてしまうとコントラストが逆に弱くなってしまうからです。

▶ リンパ節転移

　「大腸癌取扱い規約」では、リンパ節転移を認めない場合は「N0」、腸管傍リンパ節及び中間リンパ節の転移の総数が3個以下の場合は「N1」、腸管部リンパ節と中間リンパ節転移の総数が4個以上の場合は「N2」、周囲リンパ節または側方リンパ節に転移を認める場合は「N3」、領域リンパ節以外のリンパ節に転移がある場合には「M1」と定めています[4]。

　結腸癌のリンパ節転移は、原発巣の局在と各支配動脈（回結腸動脈、右結腸動脈、中結腸動脈、左結腸動脈、S状結腸動脈）に沿った領域リンパ節側で検索を行います。

　直腸癌では直腸間膜内リンパ節転移に加えて、側方リンパ節に関する正確な情報を得ることが重要となります。側方リンパ節郭清における自律神経障害により、術後の神経因性膀胱、勃起障害などの患者のQOLに大きく影響する可能性があります。

<文献>
1) Mainenti PP et al：Accuracy of single phase contrast enhanced multidetector CT colonography in the preoperative staging of colo-rectal cancer. Eur J Radiol 60(3)：453-459, 2006
2) Kijima S et al：Preoperative evaluation of colorectal cancer using CT colonography, MRI, and PET/CT. World J Gastroenterol 20(45)：16964-16975, 2014
3) Nagata K et al：Minimum-invasive early diagnosis of colorectal cancer with CT colonography：techniques and clinical value. Expert Opin Med Diagn 2(11)：1233-1246, 2008
4) 大腸癌研究会（編）：大腸癌取扱い規約(第8版). 金原出版, 東京, 2013
5) Zerhouni EA et al：CT and MR imaging in the staging of colorectal carcinoma：report of the Radiology Diagnostic Oncology Group II. Radiology 200(2)：443-451, 1996
6) Kekelidze M et al：Colorectal cancer：current imaging methods and future perspectives for the diagnosis, staging and therapeutic response evaluation. World J Gastroenterol 19(46)：8502-8514, 2013

骨盤内における直腸リンパ流には、上直腸動脈に沿う上方経路（下腸間膜動脈）、中直腸動脈と下直腸動脈に沿う側方経路（内腸骨動脈）、肛門管から会陰部皮下を通って浅鼠径リンパ節に向かう下方経路があり、これらの経路と原発巣の位置関係を考慮して、診断を行う必要があります。

CTによるリンパ節診断では、大きさにかかわらず辺縁が不規則な場合、または中心に壊死がある場合、集簇や融合傾向がある場合には転移リンパ節が疑われます[2]。大腸癌のリンパ節転移はしばしば石灰化を伴うため、石灰化のある領域リンパ節がある場合も大きさに関わらず転移を考慮します。臨床ではリンパ節の大きさが短径10mm以上を転移陽性の目安とする場合も少なくないのですが、大腸癌では反応性や炎症巣のリンパ節腫大が比較的多く見られるため、大きさのみでは高い正診率は得られません。

▶ 遠隔転移

「大腸癌取扱い規約」では、腹膜転移・肝転移・肺転移など領域リンパ節転移以外のすべての転移をMに含み、転移臓器数が1個であればM1a、2個以上であればM1bとして、転移部位（肝、腹膜、肺では転移程度も）をカッコ書きで記します[4]。

大腸癌における他臓器への転移は肝臓が最も多く、次いで腹膜播種、肺転移となります。骨転移、脳転移、遠隔リンパ節転移は少なく、その他の臓器への転移もまれであり、これらに転移を認める場合には他臓器にも、広範な転移を伴っている場合が多くなります。CTは大腸癌の転移頻度の高い肝臓、肺、腹膜播種病変の描出に優れるとされます。大腸癌における肝転移切除後の5年生存率は、20〜50%で、切除可能であれば積極的な切除が考慮されます。大腸CTは転移の描出のみならず、病変と血管との解剖学的関係などの術前に必要な情報の把握に有利です。

大腸癌の肝転移の診断精度は、感度が85%、特異度が97%と報告されており、転移巣の特徴としては乏血性の低濃度域として描出される辺縁が境界明瞭で、内部は比較的不均一、動脈相ではリング状の増強効果が認められることが多いです[5]。肝転移巣では10〜30%に石灰化が見られます。

CTで指摘される肺の結節病変は多く、CTによる術前の肺転移診断の精度は高くありません。このため、肝転移やリンパ節転移が術前CTで認められない場合、術前CTによる肺転移診断の有効性は低いとされています[6]。

（佐々木崇洋）

point!

● 転移診断は手術適応や術式を決めるための重要な情報であり、術前の大腸CTを積極的に活用しましょう。

診断に役立つ画像を知ろう

RECIPE 094

支配血管・切除範囲の決定

▶ 支配血管の決定

　大腸は上腸管膜動脈、下腸管膜動脈に支配されており、その分枝には様々なバリエーションが存在します。また上腸間膜静脈や下腸間膜静脈の多くは動脈と伴走しており、伴走しているそれらの静脈は動脈を処理する際に一緒に切除されることになります。このため、必ずしも静脈の描出の必要はありませんが、伴走していない静脈や走行が一定でない静脈についてはその解剖学的走行を術前に把握しておくことは臨床上有用です[1]。それは、手術時の血管の処理はリンパ節郭清の範囲と一致するため、術前に動静脈の走行を把握することが重要になるからです。例えば、回結腸動脈に沿ってリンパ節郭清を行う場合、回結腸静脈が回結腸動脈の腹側を走行するのか背側を走行するのかは個人で異なり、術前検査としての大腸CTによる血管描出は手術手技に役立ちます。術中出血、正しい解剖が把握できない場合、そして限られた視野は、腹腔鏡下手術から開腹手術に移行する大きな要因となります[2]。

▶ 腸管の切除範囲の決定

　大腸CTによる病変と腸管の描出は手術における切除範囲の決定に有用です[3]。腸管の切除範囲によって、腸管の吻合方法や腸管の剥離範囲が決まってきます。例えば、病変の肛門からの距離が少なければ経肛門的に自動吻合器による端々吻合が必要となります。S状結腸ではその位置により下行結腸の剥離距離も決まってきます。病変の大きさや位置で腹腔鏡手術のポート位置や皮膚の小切開創が決まります。このように病変と腸管の走行を大腸CTで明示することは術式決定の大切な情報となります。

（佐々木崇洋）

<文献>
1) 松木　充：大腸癌のCT, MRI-診断から手術支援まで. 癌と化学療法34(11)：1756-1763, 2007
2) Mari FS et al : Role of CT angiography with three-dimensional reconstruction of mesenteric vessels in laparoscopic colorectal resections：a randomized controlled trial. Surg Endosc 27(6)：2058-2067, 2013
3) 消化管先進画像診断研究会(編)：大腸CTテキスト. 南江堂, 東京, 2015

point!

● 大腸CTによる支配血管の描出は腹腔鏡下手術に有効です。

診断に役立つ画像を知ろう

RECIPE 095

術前ナビゲーション

▶ 術前ナビゲーションの意義

低侵襲な腹腔鏡下大腸癌手術はその手技の煩雑さ、触診による情報の欠如、そして限られた視野などのため、術前ナビゲーションとして病変に関与する動静脈を術前に把握したり、病変の詳しい解剖と支配血管の位置関係を理解したりすることは臨床上有効です[1]。

▶ 術前ナビゲーションの活用法

右側大腸は病変の位置によって、回盲部切除術、右結腸切除術、結腸右半切除術などが施行されます。この領域の支配動脈は上腸管膜動脈です。右結腸動脈にはバリエーションがあり、上腸間膜動脈から直接分岐、中結腸動脈から分岐、回結腸動脈から分岐、血管が存在しないタイプがあります。通常大腸種々のリンパ節郭清は、動脈根部を同時に切除して行いますが、右側大腸の手術では上腸間膜動脈が小腸の血管も分岐しているため、3群リンパ節郭清において動脈を同時に切除することはありません。このため、上腸間膜静脈の前面を摘出して3群リンパ節郭清としています。よって、右側大腸の術前の血管描出には、静脈の描出が有用です。

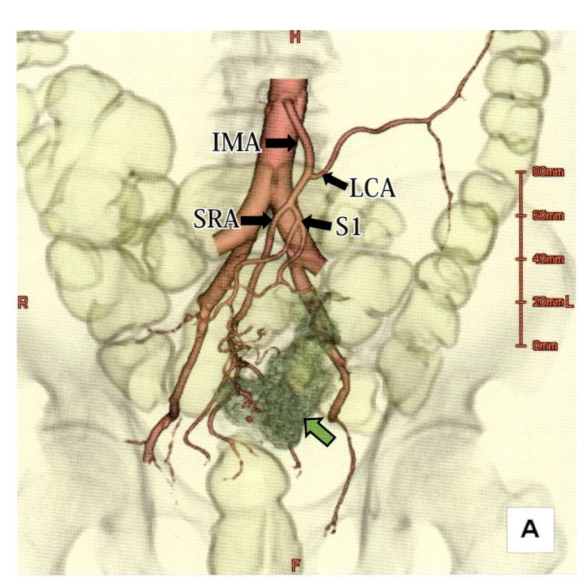

図1 ボリュームレンダリング画像で、大腸、骨、腫瘍、動脈を色分けして描出

S状結腸から直腸S状部(Rs)に腫瘍性病変(緑色で表示、緑矢印)が見られます。大動脈から下腸間膜動脈(IMA)の分岐する部位、左結腸動脈(LCA)、第1S状結腸動脈(S1)、上直腸動脈(SRA)の分岐の位置が解るように描出しています。

<文献>
1) 消化管先進画像診断研究会(編):大腸CTテキスト. 南江堂, 東京, 2015
2) Matsuki M et al : Virtual CT colectomy by three-dimensional imaging using multidetector-row CT for laparoscopic colorectal surgery. Abdom Imaging 30(6):698-708, 2005

診断に役立つ画像を知ろう

RECIPE 095

大腸中央部では、拡大結腸右半切除術や結腸左半切除術、あるいは横行結腸切除術が施行されます。横行結腸は、病変部位や中結腸動脈など血管のバリエーションにより処理される血管が異なってくるため、術前に血管の解剖を評価することが重要となります。

左側大腸では、S状結腸切除術、高位前方切除術、(超)低位前方切除術、Miles手術などが施行されます。この領域の支配動脈は下腸管膜動脈です。下腸管膜動脈から分岐する左結腸動脈を温存する術式がありますが、下腸管膜動脈の根部から左結腸動脈起始部までの距離には個人差が大きく、血管マッピング画像が有用です[1]。S状結腸動脈は、分岐形態にバリエーションを多く認めます。下腸間膜静脈の本幹は、下腸管膜動脈と伴走せず、脾静脈や腸腸間膜静脈に流入します。手術において、下腸間膜動脈を処理する際に、同レベルの下腸間膜静脈を処理することになるため、その走行の把握は重要となります(**図1**)。

S状結腸動脈の処理に際しては、近傍に左尿管が走行していることがあり、尿管を大腸CTで示すことにより尿管損傷への注意を促すことができます(**図2**)[2]。

Matsukiらはこうした血管や尿管の情報を大腸CTに融合させたmultiphase fusion像によって、バリエーションに富む動静脈の走行、分岐形態、そして尿管を含めた病変との相互関係を明瞭に描出することが、腹腔鏡下手術で有用であることを報告しています[2]。

(佐々木崇洋)

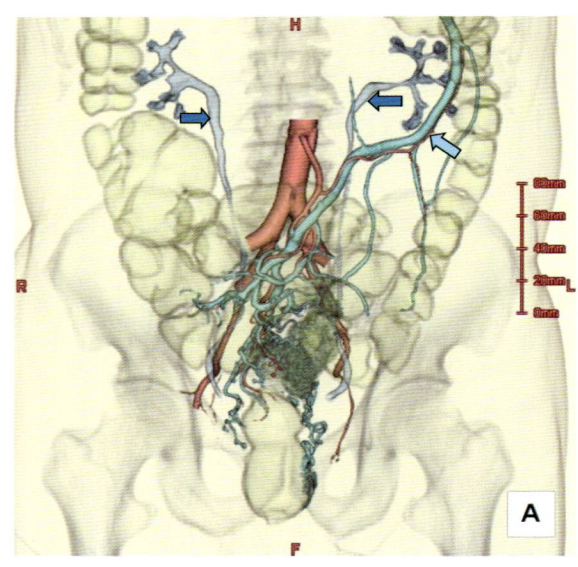

図2 図1に下腸間膜静脈(IMV、水色矢印)、尿管(青色で描出、青矢印)を加え描出

point!

- 血管や尿管の情報を大腸CTに融合させたmultiphase fusion像による術前ナビゲーションを活用しましょう。

CHAPTER 5 エキスパートの目

エキスパートの目

RECIPE 096

大腸内視鏡のエキスパートが大腸CTを薦めるわけ

▶ これからの大腸癌精密検査の主流は大腸内視鏡と大腸CT

部位別の罹患数で見ると大腸癌は男性では胃癌に続き第2位、女性でも乳癌に続き第2位であり、大腸癌の早期発見・早期治療を行うことは医療従事者が果たす社会的課題と言ってよいでしょう。

大腸癌の精密検査としては、注腸X線検査、大腸内視鏡検査、大腸CT、大腸カプセル内視鏡検査の4通りがあります。この中で、現状では大腸内視鏡検査が主流となっています。大腸内視鏡検査のみであれば（大きなポリープ切除を行わなければ）、専門施設で受ける限りにおいては、合併症はほぼゼロで安全に受けることができます。

大腸CTは、被ばく量が少なく、精度も高く、検査数もこなせるため、注腸X線検査は徐々にその役割を譲っていくことでしょう。

大腸カプセル内視鏡検査は、カプセルの価格が1個10万円と高額なことと、画像解析に膨大な時間を要することから、すぐに大きく普及するとは考えにくい状況です。

ですから、今後当面の間、大腸内視鏡と大腸CTの2つが大腸癌早期発見に対する検査としての役割を果たしていくと私は考えています。

▶ 大腸内視鏡と相補する関係にある大腸CT

大腸内視鏡検査を行うものとして、大腸内視鏡検査が大腸CTより優れていると思われる点は2つあります。

①内視鏡は腸管の色調の変化も観察できるため、平坦型病変の見逃しが少ない（**図1**）。また、近年多い、潰瘍性大腸炎などの炎症性腸疾患の診断も可能である。

②病変の組織検査を行うことができる。小さなポリープであれば、検査と同時に治療することができる。

一方、大腸CTのほうが、大腸内視鏡検査よりも優れていると思われる点は以下の2つです。

①下剤や送気は必要ではあるものの、大腸内視鏡検査よりも患者の負担は少ない。内視鏡の挿入のように腸管をたわませることもないため、痛みも一般的には少なく、検査の受容性が高い。

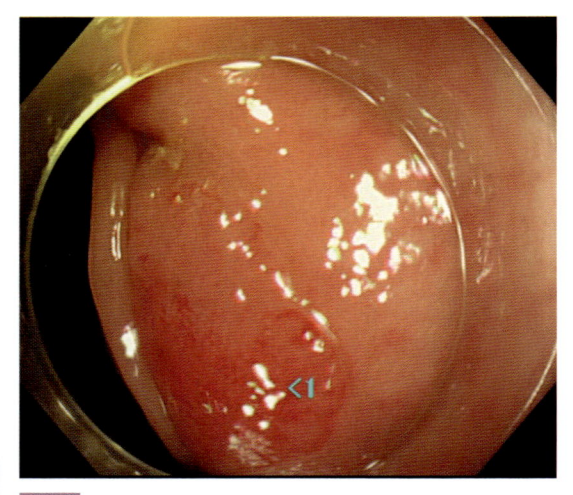

図1　大腸CTの活用法
大腸CTでは検出困難と想定される、大腸のヒダ裏の平坦型早期大腸癌。この病変は内視鏡でも発見困難ではありますが、このような病変の検出精度の向上が今後の課題と思われます。

②手術の癒着や、腸管過長などによる内視鏡の挿入困難例や高度狭窄症例においても、大腸精査を容易に行うことが可能である。

このように、大腸内視鏡検査と大腸CTはそれぞれにメリットがあり、そのメリットを生かして、お互いに相補すべき関係だと思います。

▶ 大腸内視鏡専門施設としての具体的な大腸CT利用法

腹痛や下血などの症状がある方については、大腸癌だけではなく、虚血性腸炎や潰瘍性大腸炎などの疾患の可能性も考えられるため、大腸内視鏡検査を第一に勧めます。

大腸癌好発年齢である50代以上の方で、腹痛、血便を伴っている方は、進行大腸癌の狭窄症状である可能性もあります。その場合は、前処置の下剤服用により腸閉塞を引き起こす可能性もあります。ですから、何かあったときにすぐ対処できうるよう、来院して下剤を内服していただくか、先に、粗大病変がないかどうかCT検査をオーダーすることもあります。

検診で要精査（便潜血陽性）だけで症状がない場合、大腸ポリープポリペクトミー後のフォローアップなどの場合は、大腸内視鏡に並ぶ選択肢として、大腸CTが検討可能です。

過去数回の検査で、大腸ポリープが毎回のようにできている方は、小さなものであれば同時にポリープ切除手術を行うことができるため、大腸内視鏡検査の方が望ましいでしょう。

そうでない場合には、大腸CTは同時にポリープ切除を行うことができないデメリットがあるため、"大腸の観察のみで、ポリープ切除は改めてでも良い"そして"大腸内視鏡よりも負担の少ない検査方法"を希望される方に大腸CTを説明する形になります。

当院は、"無送気軸保持短縮法"を導入していることもあり、大腸内視鏡検査そのものを15分程度でほぼ"無痛"で施行しています。

ですので、実際には大腸CTを紹介する形になるのは体への負担が少ないメリットから"合併症のある高齢者"そして、頻度は下がりますが、"前回の大腸内視鏡検査が辛かった、ないしは高度の癒着が疑われる症例"になります。

やはり、同時にポリープ切除が可能であるメリットがあるため、大腸内視鏡検査のほうを第一の検査として希望される方が多いです。当院から大腸CTへと紹介となるのは月に10名程度、当院の月の大腸内視鏡検査数350件前後ですので、頻度としては数％ということになります。

▶ 大腸CTは患者の選択肢として大腸内視鏡検査と並べて説明されるべき

当院では大腸内視鏡を"送気をせず""腸管をたわませない（無送気軸保持短縮法）"で挿入しているため、大腸内視鏡の挿入が"痛い"からという理由で大腸CTになる方はほとんどいません。また、正味の時間として15分程度で大腸内視鏡検査を施行可能です。

しかし、問題は大腸内視鏡検査に習熟した医師を養成するのには数年の専門研修が必要ということです。

そういう意味では、1人当たり15分程度で、内視鏡医の立ち会い不要で撮影でき、内視鏡とは違い死角のない画像で大腸をチェックできる大腸CTのほうが普及に要するハードルは低いでしょう。

今後は大腸内視鏡と大腸CTが大腸精密検査の選択肢として並んで説明される時代が来ると私は予想しますし、そうされるべきだと思います。

（多田智裕）

エキスパートの目

RECIPE
097

消化器科のエキスパートが大腸CTを薦めるわけ

▶ 大腸癌の疫学

　日本における大腸癌は、食生活の欧米化を受け罹患数、死亡数ともに増加し、死亡数は肺癌、胃癌に次いで第3位を占めています。人口構造の高齢化を考慮した年齢調整死亡率に関しても、大腸癌全体で人口10万人当たりの死亡数は1960年から1999年までの40年間で約2倍に増加しています。主として増加しているのは結腸癌と考えられています[1]。

▶ 大腸がん検診

　大腸癌の多くは、大腸腺腫の一部から発生し増大していきます。正常大腸粘膜から腺腫を経てがん化する過程は、adenoma-carcinoma sequenceと呼ばれ、これに対し、粘膜から腺腫を経由せずに直接発生する場合はde novo発癌と呼ばれます。大腸癌の約96%は腺癌で分化度の高いがん種です。大腸癌の発生部位はS状結腸、直腸の順に多く、併せて約70%を占めます。大腸癌も他部位の多くのがんと同様に、発生部位やその進行度により異なった症状を呈し、早期がんでは一般的には自覚症状はなく、検診を契機に診断される症例も多いです[2]。大腸ポリープは腸壁から発生して管腔内に突出する組織で、組織学的には腫瘍性の腺腫、非腫瘍性の過形成ポリープ、過誤腫、炎症性ポリープなどに分類されます。このうち、がん化の観点からは腺腫が重要です。腺腫内のがん合併頻度と腫瘍径の関係は、径5mm以上で5%強、10mm以上で約30%、20mm以上で50%以上となります[2]。厚生労働省斉藤班の多施設共同研究の結果、大腸ポリープに関して、内視鏡的切除施行群では5年後の大腸癌罹患率は0.7%、10年後で2.2%に対し、非切除群ではそれぞれ1.0%、5.2%で、切除施行群で大腸癌罹患率が有意に低く、大腸ポリープの内視鏡的切除による大腸癌の減少が明らかになりました[3]。

　わが国ではがん対策の進歩に伴い、1982年に老人保健法が成立した翌年から胃癌と子宮頸癌の検診が始まり、1987年に子宮体癌、乳癌、肺癌の検診が、大腸がん検診が1992年に追加されました。現在の大腸がん検診は、40歳以上の男女全員を対象とし、1次検診では問診と免疫学的便潜血反応が行われ、精密検査として、全大腸内視鏡検査（Total colonoscopy）、S状結腸内視鏡検査（Sigmoidoscopy）と注腸X線検査（二重造影法）、経過措置としての注腸X線検査（二重造影法）のいずれかが行われます[2]。検診受診者中便潜血反応陽性率（要精検率）はおよそ5〜10%、大腸癌発見率は0.10〜0.15%

<文献>
1) 吉原正治ほか：疫学と病態. 1.大腸癌（直腸癌を含む）の疫学. 日内会誌96(2)：200-206, 2007
2) 祖父江友孝ほか：有効性評価に基づく大腸がん検診ガイドライン（普及版）. 癌と化療 32(6)：901-915, 2005
3) 斎藤　博ほか：精検の間隔（平成12年度報告）全大腸内視鏡検査の有効かつ効率のよい間隔に関する研究. 厚生労働省がん研究助成金による「大腸がん検診の合理的な精検方法に関する臨床疫学的研究」班平成12年度報告書：41-43, 2001
4) Graser A et al：Comparison of CT colonography, colonoscopy, sigmoidoscopy and faecal occult blood tests for the detection of advanced adenoma in an average risk population. Gut 58(2)：241-248, 2009
5) Halligan S et al：Computed tomographic colonography versus barium enema for diagnosis of colorectal cancer or large polyps in symptomatic patients (SIGGAR)：a multicentre randomised trial. Lancet 381(9873)：1185-1193, 2013

で、便潜血陽性者の約1〜2％に大腸癌が発見されるとされています。便潜血検査による大腸がん検診は死亡率の減少効果が約60％で、勧奨するに十分な証拠があるとの報告がありますが、精密検査の選択が重要な問題となります[2]。

▶ 大腸癌診断のための検査

1. 便潜血検査

ヒトヘモグロビン（ヒトHb）特異抗体を用いて抗原抗体反応により糞便中の血液の混入を判定します。微量のHbも検出可能で、ヒト以外の動物由来のHbには反応せず、特別な食事制限は不要で、現在最も手軽な方法といえます。大腸癌集団検診（2〜3日法）において、検出感度は大腸進行癌の約90％、早期がんの約50％とされます。

2. 注腸X線検査

検査前日に下剤を用いて前処置を行い、当日バリウム溶液を造影剤として用い、空気を注入し、体位変換しながらバリウムを大腸粘膜に流しバリウムと空気のコントラストで粘膜病変を描出する検査です。腫瘍径10mm以上の大腸癌では正診率は80％程度とされ、さらに腫瘍の位置、深達度、他臓器浸潤の可能性などが予測可能です。問題として、診断精度や被検者の受容性に対する懸念が示されています。

3. 大腸内視鏡検査

直視下の診断が可能ですが、検査に伴う疼痛や絶食と大量下剤投与による脱水症など被検者の受容性の懸念は最も大きいです。また、病院施設では処置内視鏡や術後経過観察など適応となる症例が漸増傾向にあり、診断目的でのスクリーニング検査を迅速に実施することが困難な施設も多いです。筆者の所属施設においても取得できた大腸内視鏡の予約枠が数ヶ月先となる場合もあります。

4. 大腸CT検査

このような日本の大腸がん検診の現況を受け、最近大きな注目を集めている新しい検査法です。Graserらは、切除の良い対象となりうる6mm以上の大腸隆起性病変に対する大腸CTの患者別感度・特異度がそれぞれ91％、93％であり、大腸隆起性病変診断の強力な新ツールとなりうることを報告しました[4]。Halliganらは、3,838例を対象とする多施設共同無作為化試験SIGGARにて、注腸X線検査よりも径10mm以上のポリープの検出能が有意に高いこと、大腸CTによる重篤な有害事象はきわめてまれであることを報告しています[5]。

以上より、大腸CTは現在の大腸癌診断に広く用いられる造影X線検査（二重造影法）に検出能の点では十分代替となりうる検査法であることが明らかになっています。今後は、検診を含む包括的ながん対策において大腸CTをどのように位置付けるべきか、日本の保健政策に反映するような無作為化比較試験などによる検討が必要と考えられます。

（谷合麻紀子）

point!

- 検診での便潜血反応陽性者において、大腸CTは注腸X線検査より隆起性病変の検出能が高いです。
- 大腸CTは、大腸内視鏡より受容性が高く有害事象の発生が少ないです。

エキスパートの目

RECIPE 098

放射線科のエキスパートが大腸CTを薦めるわけ

▶ 大腸CTの活用法

　大腸CTの特徴は私以外の分担執筆者が詳細に説明してくださっていると思いますので別の切り口で大腸CTの活用法を述べさせていただきます。大腸CTが注腸X線検査、大腸内視鏡検査と最も異なっている点は、検査中に行えることが体位変換とガス量の確認だけで術者の腕の見せ所となる点がないことです。内視鏡や注腸X線検査のような検査手技のプロもいませんし、検査中に病変を見つけて、その局所に対してその場で特殊な撮影方法を追加することはできませんが、関心領域にとらわれずに大腸全体を均等に観察することが可能なため検診に対する有効性が期待できます。また、病変が多発する可能性のある大腸ポリポーシスや炎症性腸疾患の病態把握にも有効であり、海外ではクローン病に関して壁外合併症を伴う小腸浸潤の同定にはCTエンテログラフィーが最も精度が高い画像診断法であるとするガイドラインが出ています[1]。術前の造影検査による血管マッピングに関しては Recipe 94、95 で述べられていますが造影検査は血管に限定した処理ではなく炎症や腫瘍に対する造影効果も期待できます[2]。

▶ 大腸CTの読影

　読影に関してはワークステーション（WS）の進歩により大腸画像作成が半自動化し、ポリープ検出支援ソフトの機能向上は読影後の病変確認と初心者の病変へ見落とし予防に役立っています。過去のデータを保存しておくことで最新のWSでの検討が行えることは、ソフトの機能評価、さらなる感度と精度を向上させたソフトの開発に役立ちます。また、読影に苦労した症例を最新ソフトを用いて画像作成の段階から再解析し読影のスキルが養えるのは他のモダリティにはない大腸CTの特徴です。

▶ 実際の症例

　図1、2は過去のデータを最新の見識、ソフトで再構築することで改めて造影大腸CTの有用性が示唆された症例です。図1は2003年に当院にて初めて大腸CTを行った21歳の小腸大腸型クローン病の症例で造影大腸CT検査に前後して内視鏡検査、小腸造影、注腸X線検査も行いました。当時の大腸CTでは内視鏡類似像しか作成および読影しておらず大腸に多発している潰瘍病変も残渣の付着で粘膜面に凹凸があるだけと判断しておりました。近年クローン病に対するCTエンテログラフィーの特徴も教科書的となり、それに照らし合わせて当時のデータを再構築してみますと典型的な活動期の小腸大腸型クローン病の所見であったことがわかります。図2は2008年に経験した上行結腸ヒダ裏の表面型M癌の症例です。当時のWSでは病変辺

<文献>
1) Van Assche G et al：The second European evidence-based Consensus on the diagnosis and management of Crohn's disease：Definitions and diagnosis. J Crohns Colitis 4(1)：7-27, 2010
2) 野津　聡ほか：デプスMIPを用いた造影CTコロノグラフィーによる表面型大腸腫瘍カラー表示の試み. 日本大腸検査学会雑誌 30(2)：36-40, 2013

縁の小隆起と襞の肥厚像から病変疑いとしましたが腫瘍の確定には至りませんでした。同じデータを2014年版のWSで解析することにより造影効果も加味して同部位の腫瘍の存在を支持する画像が得られています。今回は自分の経験した症例を提示させていただきましたが、このように大腸CTは同一データを用いて他人の経験した症例を読影したり、読影結果を再評価することができるという特徴があります。

▶まとめ

以上、大腸CT検査の欠点も理解した上で臨床に応用し、他の検査法を凌駕する大腸CTの特徴を臨床医に伝え、より多くの症例を大腸CTの適応としてもらうことが大腸画像診断に関わるわれわれ放射線科医師の義務であると考えるとともに大腸CTを薦める理由です。

（野津　聡）

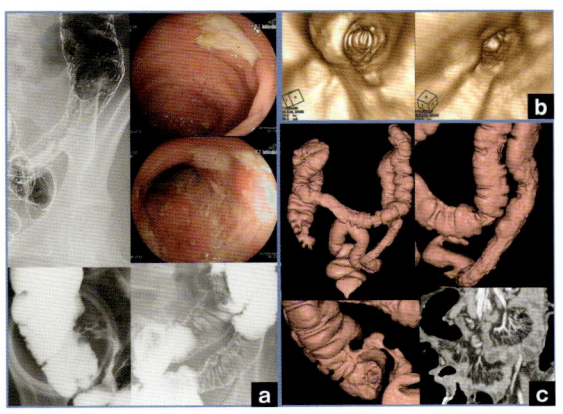

図1　症例1
a 2003年に施行した注腸X線検査および内視鏡検査ではS状結腸の幅広の縦走潰瘍を含む多発底掘れ潰瘍と終末回腸の狭窄を伴う潰瘍を認め小腸造影でも縦走潰瘍の多発を認めました。
b 2003年に施行した大腸CTの当時の解析画像。内視鏡類似像にて明瞭に底掘れ潰瘍や縦走潰瘍が描出されているが当時の読影では所見を見落としていました。
c 大腸CTを2014年に再構築した像。注腸類似像ではS状結腸、横行結腸の縦走潰瘍と底掘れ潰瘍、終末回腸の狭窄を伴う潰瘍を認めます。また、小腸のMPR像では活動期の炎症所見である数箇所の片側性壁肥厚と腸間膜側からの拡張血管のcomb signが描出されています。

図2　症例2
a 2008年の大腸内視鏡検査で上行結腸のヒダ裏に表面型M癌が発見され造影大腸CTを行いましたが内視鏡類似像だけではヒダの肥厚が指摘できるだけで病変と一致するか確証が得られませんでした。
b ヒダに直交するMPR像で観察するとヒダの腫瘍面に造影効果があることがわかりますが造影される範囲は描出困難です。
c 同データを2014年版のWS（SYNAPSE VINCENT v4.1）で処理すると隆起形状強調フィルタを用いて解析することにより病変辺縁の小結節が指摘され（右上）、デプスMIP機能を用いて粘膜表面から2mm以内の造影効果をMIPカラー画像表示させると（左下：擬似カラー表示、右下：分類カラー表示）表面型腫瘍全体の造影効果も描出され内視鏡類似像のみで腫瘍の存在と範囲が診断できます。

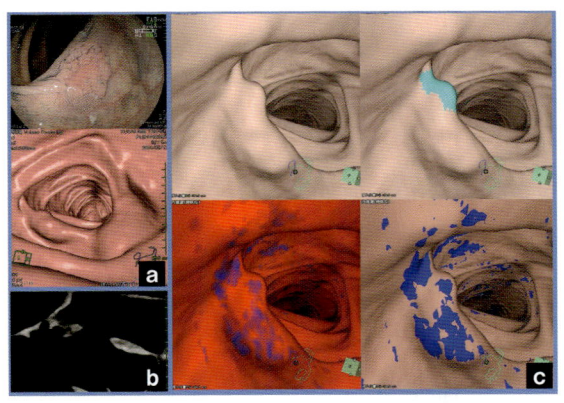

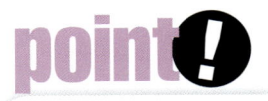

point!

放射線科医からみた大腸CTの特徴
- 検査が簡便で特殊技法は必要なく大腸全体を均等に観察できるとともに大腸周囲の所見も検討できます。
- 質的診断に造影効果が加味できます。
- 過去のデータを用いて所見の再検討やソフト開発および開発結果の評価が可能です。

CHAPTER 6 巻末付録

巻末付録

RECIPE 099

大腸CT説明書サンプル

検査実施時に受診者にお渡しする説明書のサンプルです。本書の読者特典ページ（p207）よりサンプルデータをダウンロードできますので、ご活用下さい。

▶ 検査目的

・大腸に炭酸ガス[注1]を注入し、最新のマルチスライスCT[注2]で撮影を行います。実際の内視鏡を挿入せずに内視鏡検査に類似した大腸画像が得られる検査方法です。大腸ポリープや腫瘍の診断を目的としています。

▶ 医療被ばく

・CTを使用する撮影のため医療被ばくがあります。撮影に必要な線量は当院の場合、平均で約2.5mSv[注3]です。これは1年間に自然から浴びている放射線量と同程度であり、健康に影響がある線量ではありません。ただし、妊娠している、あるいは妊娠の可能性のある方は検査ができません。

・医療被ばくを最低限に抑える低線量撮影のため、お腹の実質臓器（肝臓、胆嚢、腎臓、膵臓、膀胱、大動脈、子宮・卵巣※女性の方、前立腺※男性の方など）の診断はできません。大腸のみの診断となります[注4]。

▶ 検査方法

・検査前に造影剤および腸管洗浄剤を内服していただきます。さらに、イオン性ヨード造影剤（ガストログラフィン®）も内服することで、大腸内に残った水分や残渣を標識します。これにより、残渣と病変の区別が可能となり、検査の精度が向上します。

・検査用の下着に着替えた後、CTの寝台に横向きに寝ていただきます。痔など肛門疾患をお持ちの方は、検査前にその旨をスタッフにお伝えください。

・肛門からチューブを挿入します。大腸粘膜がよく観察できるようにチューブから炭酸ガスが入ります[注1]。ガスの注入に伴って排便感が生じます。腹痛や嘔気など変わりがありましたら、医師または診療放射線技師にお伝えください。

・本撮影は、約5秒程度[注5]です。撮影は2つの体位で行います。

・画像を確認後、チューブを抜いて検査終了となります。

※CT検査室に入ってから、約10〜15分で検査終了となりますが、多少前後することがあります。
※検査中、お腹の膨満感がありますが、炭酸ガスは空気の100倍以上早く吸収されます[注1]。検査が終わると急速にお腹の不快感は消失していきます。不快感が継続する場合には、お近くのスタッフへお声掛けください。

▶ 検査前日・当日の注意点

- 前日の食事につきましては、スタッフの指導に従ってください。
- 検査の2時間前までは水分やお茶などをお飲みいただいて結構です[注6]（野菜・果物ジュース、牛乳は飲まないでください）。
- 検査前日や検査後は日常の生活・お仕事をしていただいて結構です。ただし、過度の運動やお仕事、遠方へのご旅行などはお控えください。

▶ 検査の注意点

- 妊娠している、あるいは妊娠の可能性のある方、ヨード制限のある方、ヨード造影剤アレルギーをお持ちの方は検査をお受けいただけません。
- 検査前の診察で問題があった場合、医師の判断で検査をお断りすることがあります。
- 薬剤アレルギーがある方は問診票へご記入ください。
- CT撮影に伴い最低限の医療被ばくがあります（大腸癌を発見するメリットと比べると問題は少ないとされています。なお、当院では超低線量撮影を行っています[注7]）。
- 合併症として腸管穿孔や迷走神経反射などが報告されていますが、その頻度は非常に低く安全性の高い検査です。もし、検査中や検査後に腹痛、嘔気、冷や汗、めまいなど変わりがあれば、スタッフに遠慮なくお伝えください。
- ほかの大腸検査と同様に前処置（検査前に腸をきれいにすること）が上手くできていない場合には、正確な検査が困難になります。
- 検査の性質上、早期の表面型大腸癌や6mm以下のポリープを見つける能力は、大腸内視鏡検査に劣ります。また、細胞の検査（生検）やポリープ切除などの治療はできません。

```
連絡先
○○○○○病院
住所　○○○○○
Tel:○○－○○○－○○○○
```

（注1）炭酸ガスを使用していない施設では、空気と記入してください。なお、空気の場合は、腹部充満感が継続する旨を説明します。

（注2）自施設で使用している装置名を記入ください。○○列マルチスライスCT装置という表現でも構いません。

（注3）自施設の撮影条件は目安として明記することが望ましいでしょう。たとえば、東芝メディカルシステムズ製80列CT・AIDR 3D使用の場合、1体位目の撮影をSD20で撮影した場合は平均1.96mSv、2体目の撮影をSD35で撮影した場合には平均で0.57mSvとなり、合計被ばくとして2.5mSvと記載します[1]。

（注4）腸管外病変の読影に関してはコンセンサスを得られていないため、各施設の医師の判断で記載してください。

（注5）80列CTの場合は5秒程度です。各施設の使用装置に合わせた息止め時間の目安を記載ください。

（注6）脱水にならないための目安です。水分制限は各施設の医師の判断で記載ください。

（注7）低線量で撮影している施設では、表現を「低線量撮影」に変更してください。通常線量で撮影している施設は、この一文を削除してください。

（永田浩一）

<文献>
1) Nagata K et al：Evaluation of dose reduction and image quality in CT colonography：comparison of low-dose CT with iterative reconstruction and routine-dose CT with filtered back projection. Eur Radiol 25(1)：221-229, 2015

巻末付録 **RECIPE 100**

大腸CT検査を受けられる方へ
問診票・同意書サンプル

DL P207よりサンプルデータをダウンロードできます。

検査実施時に受診者にお渡しする説明書のサンプルです。本書の読者特典ページ（p207）よりサンプルデータをダウンロードできますので、ご活用下さい。

大腸CT検査を受けられる方へ

問診票・同意書

氏名＿＿＿＿＿＿＿＿

検査を安全に行うため、以下の質問にお答えください

1．今までに、大腸CT検査を受けたことがありますか？　　　　　　　　　　はい・いいえ
　　※「はい」の方 → ・その時に具合が悪くなった、症状が出たなどありますか？　はい・いいえ
　　　　　　　　　　・症状（　　　　　　　　　　　　　　　　　　　　　　　　）
2．ヨードまたはヨード製剤（造影剤含む）にアレルギーや過敏症はありますか？　はい・いいえ
3．肛門・直腸に何か症状はありますか？　　　はい（内容＿＿＿＿＿＿＿＿）・いいえ
4．おなかの症状で気になることはありますか？　はい（内容＿＿＿＿＿＿＿＿）・いいえ
5．現在治療中の病気はありますか？　　　　　　　　　　　　　　　　　　　はい・いいえ
　　※「はい」の方 → ・病名　　　（　　　　　　　　　　　　　　　　　　　　）
　　　　　　　　　　　　　　　　（　　　　　　　　　　　　　　　　　　　　）
　　　　　　　　　　・使用している薬品名（　　　　　　　　　　　　　　　　　）
　　　　　　　　　　　　　　　　　　　　（　　　　　　　　　　　　　　　　　）
6．甲状腺の疾患または検査のために、ヨードの摂取制限がありますか？　　　はい・いいえ
7．（女性の方のみ）妊娠の可能性はありますか？　　　　　　　　　　　　　はい・いいえ
8．身長・体重をご記入ください　　　　（　　　　　　cm　　　　　kg）

大腸CT検査同意書

○○○○○病院　院長　殿

私は、大腸CT検査について、「大腸CT説明書」を読み理解し、検査を受けることに同意しました。
また、検査中に緊急処置を必要とした場合、医師が必要と認める処置を行うことについても同意します。

　　　年　　月　　日　　説明医師氏名＿＿＿＿＿＿＿＿＿＿＿＿＿＿

　　　年　　月　　日　　受診者氏名＿＿＿＿＿＿＿＿＿＿＿＿＿＿

※同意書に署名後でも、検査を受けるまでは検査の同意を撤回することができます。
　　　　　その際には検査担当者によくご相談ください。

（永田浩一）

読者特典

サンプルデータのダウンロードについて

大腸CTの受診者同意書フォーマットなど、明日からの臨床ですぐに役立つサンプルデータが、下記のサイトからダウンロードできます。ぜひ、本書とともにご活用ください。

専用URL
http://www.e-radfan.com/tokuten/46423/

パスワード
daichoct

◆CONTENTS◆

RECIPE 010
・迷走神経反射が生じた場合の張り紙

RECIPE 021
通常用量腸管洗浄剤、下剤前処置
説明書サンプル
・PEG-C法の説明書サンプル
・MP-C法の説明書サンプル

RECIPE 025
低用量腸管洗浄剤、下剤前処置
説明書サンプル
・低用量PEG-CM法の説明書サンプル
・高張MP-C法の説明書サンプル

RECIPE 029
腸管洗浄剤、下剤を使用しない前処置
説明書サンプル
・Dry変法の説明書サンプル

RECIPE 047
・身長・体重を入力するとBMIが自動表示され、DLPを入力すると実効線量の概算が表示される記録簿サンプル

RECIPE 081
・受診者への報告書サンプル

RECIPE 099
・大腸CT説明書サンプル

RECIPE 100
・大腸CT検査を受けられる方へ　問診票・同意書サンプル

【読者特典データご使用上の注意】

・サンプルデータはすべて、データファイル制作者が著作権を有します。
・データファイルは個人の責任においてご利用くださいますようお願いいたします。データファイルを使用することによって生じた偶発的または間接的な損害について、出版社ならびにデータファイル制作者は、いかなる責任も負うものではありません。
・データファイル使用方法など、技術サポートは提供しておりません。

索引

数字

2D測定法 ……………………………………112
2体位比較読影 ……………………………110
3D測定法 ……………………………………112

欧文

ACR（American College of Radiology）……93, 98, 120
AEC ………………………………12, 86, 96, 98
C-RADS（CT Colonography Reporting and Data System）……112, 118, 120, 123, 160, 162, 170
CAD（Computer-Aided Detection：コンピュータ支援診断）……………………55, 114, 117
CT-AEC設定の目安 ………………………87
CT enema ……………………………104, 187, 188
CTDI …………………………………………94
CTエンテログラフィー …………………200
DLP ……………………………………………94
DLP-実効線量換算係数 …………………95
Dry変法 ……………………………………54, 56
Dry法 ………………………………………54, 56
Dual energy撮影 …………………………85
E-RADS ……………………………………118
ESGAR（European Society of Gastrointestinal and Abdominal Radiology）……93, 108, 110, 112, 120, 160
FBP（Filtered Back Projection）…………100
HIS ……………………………………………13
IIa病変 ……………………………………111
Integrated 3D-CT像 ………………………187
Ip病変 ……………………………111, 126, 132
Is病変 ………………………………………111
JANCT（Japanese National CT Colonography Trial）……………………………………63, 79
LST（laterally spreading tumor：側方発育型腫瘍）…………………………………24, 144
MP-C法 ……………………………………59
MP-C溶液 ………………………………60, 176
Multi detector CT …………………………12
Multiphase fusion像 ………………………194
PACS …………………………………………12
PEG-CM法 ………………………………48, 63
PEG-C法 …………………………44, 59, 138
PEG-C溶液 ………44, 45, 50, 51, 59, 60, 176
PEG溶液 …………………………………37, 42
Primary 2D reading ………105, 108, 126, 134
Primary 3D reading …………105, 106, 126
RIS ……………………………………………13
Tagitol V® ……………………………………40
UMIN6665（大腸3D-CTの検査精度に関する多施設共同試験）……………………48, 63, 79
Virtual Dissection …………………………116
Virtual Gross Pathology ……………116, 134
X線強度 ……………………………………83

あ行

圧迫像 ………………………………………150
アロマ ………………………………………34

イオン性ヨード造影剤 ……… 40, 42, 44, 48,
　　　　　　　　　　　　50, 54, 55, 56
医療被ばく ……………………………… 27
インフォームドコンセント ………… 27, 105
液状残渣 ……………………………… 114
エニマCO2 …………………………… 79
遠隔転移 ……………………………… 191
遠隔転移診断 ………………………… 182
折り返し観察 ………………………… 152
音楽 ……………………………… 34, 35

か行

ガストログラフイン® … 40, 42, 44, 48, 50, 54,
55, 56, 60, 174
ガスモチン® …………………………… 50
画像再構成 …………………………… 100
仮想展開画像 ………………………… 116
合併症 …………………………… 25, 72
カテゴリー分類 ……………………… 161
下部直腸病変 ………………………… 152
管電圧 ………………………………… 83
管電流 ………………………………… 86
偽病変 ………………………………… 111
吸収線量情報 ………………………… 94
禁忌 …………………………………… 22
空気清浄機 …………………………… 34
クッションサイン ………………… 146, 148
グルカゴン …………………………… 61
検査間隔 ……………………………… 170
検査食 ………………………………… 62
検査報告書 …………………………… 122
広基性病変 …………………………… 111
高張MP-C法 ……………………… 48, 50
高度狭窄例 ……………………… 172, 173
固形残渣 ……………………………… 114

さ行

再構成関数 …………………………… 88
在宅前処置 …………………………… 48
撮影時間 ……………………………… 90
撮影体位 ……………………………… 75
撮影範囲 ……………………………… 90
撮影方法 ……………………………… 184
残渣 …………………………… 128, 130
実効線量 …………………………… 94, 98
自動送気装置 ……………………… 15, 68, 72
自動注入法 …………………………… 14
支配血管 ……………………………… 192
術前検査 ………………………… 180, 183
術前大腸CT ………………………… 39
術前ナビゲーション ………………… 193
手動送気 ……………………………… 68
手動注入法 ……………………… 14, 70
消化管先進画像診断研究会（GAIA）……… 121
照明 …………………………………… 35
深達度診断 …………………………… 188
水没・埋没病変 ……………………… 136
スライス厚 …………………………… 88
精度検証 ………………… 23, 38, 43, 120
精密検査 ………………… 18, 61, 62, 196
接遇 …………………………………… 33
切除範囲 ……………………………… 192
穿孔 …………………………… 25, 72
前処置 …………………………… 38, 59, 182
送気圧 ………………………………… 72
送気量 ………………………………… 73
相対的禁忌 …………………………… 20
側臥位 ………………………………… 75

た行

大腸CTの欠点 ……………………… 30
大腸CTの利点 ……………………… 28

大腸カプセル内視鏡検査 ……………………196
大腸がん検診 ……………………………18, 198
大腸がん検診の適応年齢 ……………………19
大腸癌取扱い規約 ……………………124, 190
大腸癌の術式 ……………………………186
大腸脂肪腫 ………………………………146
大腸展開像 ……………………………116, 134
大腸内視鏡 …………………122, 196, 199
大腸ポリープ ………………………………11
大腸リンパ管腫 ……………………………148
タイミングチェッカー ………………………59
タギング …………36, 38, 40, 48, 54, 128, 130
炭酸ガス …………………………………68, 70
炭酸ガスバッグ ……………………………14
逐次近似（応用）再構成 ………………98, 101
注腸X線検査 …………………………199
注腸類似像 ……………………………104, 188
腸管外臓器 ……………………………105, 150
腸管外病変 ………………………………118
腸管拡張 …………………………………110
腸管拡張不良 ………………………………78
腸管洗浄剤 ………………………………37
腸管洗浄剤、下剤を使用しない前処置 ……54, 55, 56
腸管嚢胞様気腫症（pneumatosis cystoides intestinalis：PCI）………………………158
超低線量撮影 ……………………………98, 126
直腸カテーテル ……………………………15, 66
鎮痙剤 …………………………………15, 61, 77
追加前処置 ……………………………60, 130, 176
通常用量腸管洗浄剤、下剤前処置 …42, 43, 44
低線量撮影 ……………………………92, 96, 126
低用量PEG-CM法 ……………………50, 59, 139
低用量腸管洗浄剤、下剤前処置 ………48, 49
転移診断 …………………………………190
電子クレンジング（electronic cleansing）……114, 117, 138
等張MP-C法 ………………………………44

糖尿病患者 ………………………………64
読影トレーニング ……………………114, 120
読影レポート ……………………………162

な行

内痔核 ……………………………………156
内視鏡挿入困難例 ……………172, 174, 176
内視鏡類似像 ……………………………104
内服薬の中止 ……………………………64
肉眼型分類 ………………………………124
ニフレック® …………………………37, 44, 50, 60

は行

排便スコア ………………………………59
バウヒン弁 ………………………………140
バリウム …………………………………40
バリウムエネマバック ……………………14, 68
パリ分類 …………………………23, 124, 142
非イオン性ヨード造影剤 ………41, 48, 54, 56
ビジクリア® ………………………………37
ヒダ裏病変 ………………………………152
ヒダの上にある病変 ………………………134
病変測定 …………………………………112
病変の特徴 ………………………………126
表面型病変 ……………………………23, 142
便潜血検査 ………………………………199
ビームピッチ（ヘリカルピッチ）……………88
部位診断 ……………………………182, 186
腹腔鏡下大腸手術 ……………………180, 193
ブチルスコポラミン臭化物 ……………61, 77
フライスルー ……………104, 106, 134, 152
ブラウン変法 ……………………………62
プロトCO2L ………………………………81
ポリープ ……………………………111, 122
ポリープ病変の検出感度 ……………………75

ま行

マグコロールP® ……………37, 42, 44, 50, 60
迷走神経反射 ………………………………25
モビプレップ® ………………………………37

や、ら、わ行

有茎性病変 …………………………………111
ヨード造影剤の経内視鏡散布 ……………174
ラキソベロン® ……………………………50, 56
隆起性病変 …………………………………132
リンパ節転移 ………………………………190
ルームエア ………………………………68, 70
ワークステーション（WS） ………12, 104, 116,
126, 200

Mini Quiz **Answer**

Case01（65ページ）の解答　大腸脂肪腫

内視鏡類似像で立ちあがりがなだらかな隆起を認めます。横断像で内部CT値を確認すると黒く均一であることから、内部が脂肪だとわかります。超低線量撮影のためCT値や均一さの判断に迷う場合には、皮下脂肪などと比較すると容易です。

Recipe 72も参照してください。

Case02（69ページ）の解答　バウヒン弁

内視鏡類似像で回盲部に位置する隆起を認めます。MPR像で内部CT値は脂肪濃度を含む領域のように見えますが、超低線量撮影されているため均一な黒なのか迷う場合もあるでしょう。周囲の内臓脂肪と比較すると、ほぼ同等ですので脂肪と判断できます。さらに、終末回腸との連続性も確認できることからバウヒン弁と判断します。

Recipe 69も参照してください。

Case03（76ページ）の解答　右側臥位で撮影する

横行結腸や上行結腸の拡張は良好ですので、チューブトラブルではありません。下行結腸は拡張不足になりやすい部位です。二体位目は下行結腸が上になるように右側臥位で撮影をします。体位変換後に愛護的に腹部のマッサージを行うことも有効です。この対応で二体位目は良好な拡張が得られました。

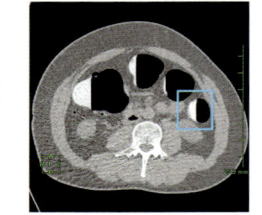

Recipe 39も参照してください。

Case04（123ページ）の解答　大腸ポリープ

腹臥位の内視鏡類似像でポリープ様隆起を認めますが、背臥位では水没しているため観察できません。横断像では、体位変換によって移動していないこと、内部が均一で軟部組織のCT値を示していることから病変と診断できます。超低線量撮影のため難易度高めです。内視鏡（右図）で上行結腸の7mmの腺腫が確認されました。

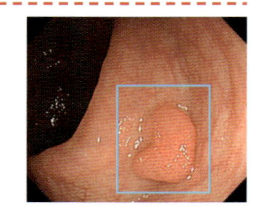

Recipe 63も参照してください。

Case05（177ページ）の解答　固形残渣

内視鏡類似像でポリープ様隆起を認めますが、横断像で指摘領域が白くタギングされており、病変ではなく経口造影剤と混合した残渣であることが分かります。

Recipe 64も参照してください。

（永田浩一）

低被ばく書の決定版
～各界のトップの研究者やリーダーたち18名が語る～

低線量被ばく KEY BOOK
～正しい知識で深く理解する！～

編著：中川恵一（東京大学医学部附属病院）

好評発売中！

低線量被ばくは危険なのか？
外部被ばくよりも内部被ばくが危険って本当？
子どもに対する低線量被ばくの影響は？

・・・いま知りたい、"被ばく"の問題について、エキスパート達が詳細に解説！

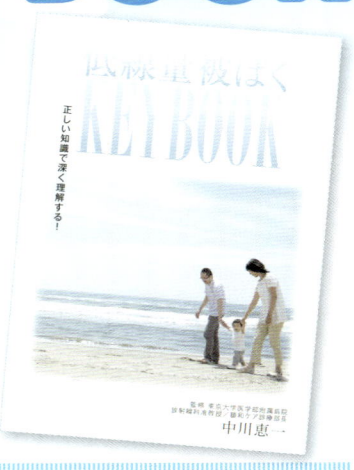

掲載内容予定

■ 第一部　福島第一原発後の日本で考える、放射線の問題（仮題）
　中川恵一（東京大学医学部附属病院）

■ 第二部　原爆から現在まで、放射線をめぐる問題（仮題）
- 原爆被爆者の後障害
　大久保利晃（放射線影響研究所）
- チェルノブイリ原発事故による健康影響
　高村　昇（長崎大学大学院）
- ICRPの放射線防護体系―LNTモデルと実効線量―
　佐々木康人（医療法人日高病院腫瘍センター）
- LNTモデルがもたらす誤解
　長瀧重信（放射線影響協会）
- 見直された国民線量
　鈴木敏和（放射線医学総合研究所）
- 低線量被ばくは本当に許容できないのか？
　鈴木　元（国際医療福祉大学クリニック）
- 低線量率長期被ばくについて考える
　伴　信彦（東京医療保健大学）
- 胎児・こどもに対する放射線の影響
　島田義也（放射線医学総合研究所）ほか
- 内部被ばくは外部被ばくより本当に怖いのか？
　鈴木　元（国際医療福祉大学クリニック）
- 浜通り地域での内部被ばくの現状
　―検査結果の意味するところとその限界
　坪倉正治（東京大学医科学研究所、南相馬市立総合病院）
- 食品の放射能汚染推移と規制の問題点
　松永和紀（科学ライター）
- 被ばくをめぐる報道のウソ
　小島正美（毎日新聞）
- 福島第一原発事故による放射線のリスクコミュニケーション
　～これまでとこれから～
　神田玲子（放射線医学総合研究所）
- 飯舘村のこれまでと"までいな"復興計画
　菅野典雄（福島県飯舘村長）
- 震災がれき受け入れ表明と"鎮守の森"構想
　樋渡啓祐（佐賀県武雄市長）
- 当院におけるTBI後の二次発がん
　大森万美（東京大学医学部附属病院）ほか
- 乳腺温存療法における照射範囲外の低線量評価と二次発がん
　作美　聡（東京大学医学部附属病院）ほか
- CT検査による医療被ばくの現在・過去・未来について
　森下康之（東芝メディカルシステムズ）ほか

定価：本体2,667円＋税
ISBN978-4-86291-088-2

お求めは全国の大型書店にて。または下記HPからお申し込みください！
〒171-0022　東京都豊島区南池袋3-18-43　内山ビル3F

メディカルアイ
TEL.03-5956-5737　FAX.03-5951-8682
ホームページ：Rad Fan ONLINE
http://www.e-radfan.com

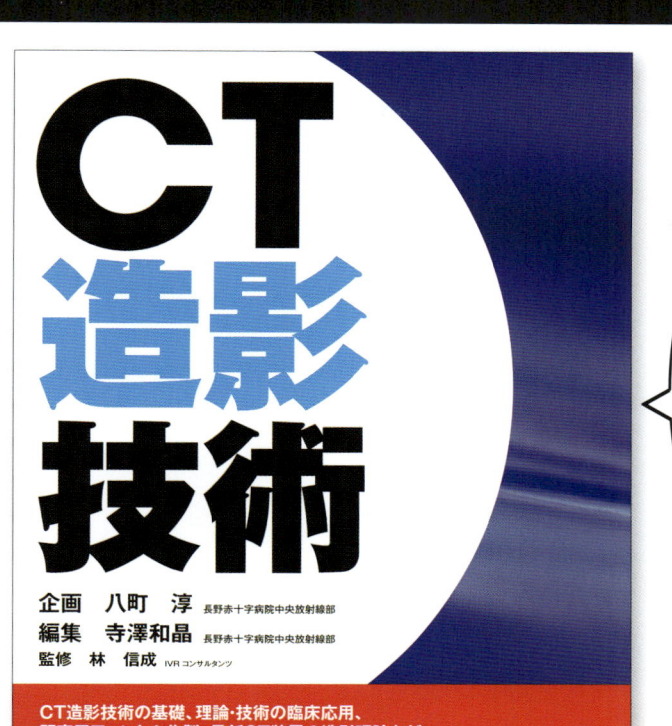

CT造影技術

八町 淳先生の集大成!!

大好評につき学会・書店で売り切れ続出！
放射線科医、診療放射線技師の皆様からご支持を頂いた、造影CT検査の全てをまとめた必携の1冊！

企画　八町　淳（長野赤十字病院中央放射線部）
編集　寺澤和晶（長野赤十字病院中央放射線部）
監修　林　信成　IVRコンサルタンツ

CT造影技術の基礎、理論・技術の臨床応用、研究用ファントム作製、最新CT装置の造影理論など長野赤十字病院における検討を中心に、考えるヒントをまとめた1冊

造影CT検査の全てがここにある

MEDICAL EYE

企画／八町　淳（長野赤十字病院）
編集／寺澤和晶（長野赤十字病院）
監修／林　信成（IVRコンサルタンツ）
定価／本体4,286円＋税
B5版／296P
ISBN978-4-86291-099-8

Chapter 1
造影理論
1-1：TDC　1-2：造影剤使用量　1-3：TDCの補正

Chapter 2
注入技術
2-1：造影剤注入方法　2-2：タイミングの補正

Chapter 3
理論・技術の臨床応用
3-1：頭頸部　3-2：体幹部　3-3：心臓　3-4：その他

Chapter 4
造影効果とdual energy

Chapter 5
肝臓質的検査の現状

Chapter 6
造影研究を進めるためのファントム作成

本のお求めは全国の大型書店、または弊社WEBサイトから！
電子書籍版も販売中!!

メディカルアイ
〒171-0022 東京都豊島区南池袋3-18-43 内山ビル3F
TEL.03-5956-5737　FAX.03-5951-8682
http://www.e-radfan.com/

これ1冊でわかる！
大腸CT プロフェッショナル
100のレシピ

2015年9月25日　第1版第1刷発行

監　修 … 杉本英治
編　集 … 永田浩一
発行者 … 黒沢次郎
発行所 … 株式会社 メディカルアイ
　　　　　〒171-0002 東京都豊島区南池袋3-18-43
　　　　　内山ビル3F
　　　　　TEL：03-5956-5737　FAX：03-5951-8682
装　丁 … 浅沼英次
本文レイアウト … 株式会社ホワイト企画
印刷・製本 … シナノ印刷株式会社

本書の内容の一部あるいは全部を無断で複写複製（コピー）することは、法律で定められた場合を除き、著作者および出版社の権利の侵害となります。複写複製する場合はあらかじめ小社まで許諾を求めてください。
©Published by Medical Eye Co.,Tokyo
Printed in Japan
ISBN 978-4-86291-131-5 C3347 \¥4500E